Heinrich Breitenstein

21 Jahre in Indien

Aus dem Tagebuche eines Militärarztes

Heinrich Breitenstein

21 Jahre in Indien
Aus dem Tagebuche eines Militärarztes

ISBN/EAN: 9783743412309

Hergestellt in Europa, USA, Kanada, Australien, Japan

Cover: Foto ©Andreas Hilbeck / pixelio.de

Manufactured and distributed by brebook publishing software (www.brebook.com)

Heinrich Breitenstein

21 Jahre in Indien

21 Jahre in Indien.

Aus dem Tagebuche eines Militärarztes.

Dritter Theil: Sumatra.

Von

Dr. H. Breitenstein.

Mit 1 Titelbild und 26 Abbildungen.

Leipzig.
Th. Grieben's Verlag (L. Fernau).
1902.

Vorrede.

Wie der erste Theil dieses Buches fand auch der zweite Theil (unter dem Namen »Java«) eine sehr freundliche Aufnahme; aus Deutschland, Oesterreich, Bosnien, Holland, England und Russland kamen mir günstige Recensionen meines Buches zu. In Indien selbst wird es jedoch, wie ich höre, wenig gekauft und wenig gelesen — »weil ich zu viel in diesem Buche gelobt habe«.

Als vor ungefähr einem Jahre auf dem holländischen Markte ein Buch erschien, welches alles tadelte, was auf Java lebt und sich regt, welches in den schärfsten Worten den Europäer auf Java als den Auswurf der Menschheit bezeichnete und schilderte, der nur einen Gott habe — das Geld, der nur eine Tugend kenne — das Geld, und der darum cynisch, roh, ordinär, gemüths-, geist- und herzlos sei, nur einen Genuss kenne und suche — den Besitz des Geldes —, dieses Buch wurde in Indien viel gelesen und stark gekauft.

Vielleicht wird sich der dritte und letzte Theil meines Werkes auch in Indien, d. h. auf den Inseln des indischen Archipels, eines grossen Leserkreises erfreuen; ich habe darin nämlich leider Weniges zu loben, desto mehr zu tadeln.

Viele Worte des Lobes finde ich für den Boden Sumatras, seinen Reichthum u. s. w., dagegen nur wenige für die Europäer auf dieser meerumsäumten Insel.

Ihre Politik ist bis jetzt die eines kleinlichen, engherzigen und geizigen Spiessbürgers gewesen. Ihre neuen Goldminen sind von einem unpraktischen Bergrechte geschützt, welches dem Wucher, der Spiellust und selbst dem Schwindel Thür und Thor öffnet.

Im Westen der grossen Wasserscheide jagt der Büttel der holländischen Regierung den armen, bedauernswerthen (?) malaiischen Bauer zu Robottdiensten in die Caffeegärten, weil die holländische Regierung 24 fl. an jedem Pikol Caffee verdienen will.

Im Osten dieser Insel verzehrt das Sumpffieber den chinesischen Kuli, weil der holländische Pflanzer mit seinem Deckblatte den Havanatabak vom Weltmarkte verdrängen will.

·Im Herzen Sumatras hausen noch Menschenfresser! und im Norden dieser Insel sind noch zahlreiche Völkerstämme, von welchen die Holländer kaum mehr als den Namen kennen.

Zwischen den himmelanstrebenden Gipfeln der Bergriesen Ophir, Telaman u. s. w. wohnen in ganzer Sittenreinheit die Epigonen der »Padri«, welche in ihrem siegreichen Zuge gehemmt wurden von den Holländern im Bunde mit Menschenfressern des Tobahsees!

Kurzsichtige Minister haben die schönste Perle der Krone Hollands in schmutziges, altes und verrostetes Eisen gefasst und dem Volke die Phrase zugerufen: Java ist die Königsinsel unseres grossen Kaiserreiches »Insulinde«; Gott gab ihr grosse Schutzmauern, die da heissen: Sumatra, Borneo und die Molukken. Java ist die Quelle unseres Reichthums, Java ist der Sitz unserer Macht und darum wollen wir nur Java hegen und pflegen.

Sumatra, Borneo und die Molukken sind aber keine dürre, leblose und unfruchtbare Mauer; sie haben einen fetten und humusreichen Boden; die Flora und Fauna ist hier wie dort üppig; Millionen Menschen rufen hier wie dort um Schutz für ihr Leben, für ihre Büffel und für ihre Töchter gegen ihre eigenen Fürsten, welche als Despoten des Landes Mark aussaugen.

Wohlan! Holland! raffe dich auf! Hebe auch die Schätze der Insel Sumatra und schaffe allen seinen Bewohnern ein menschenwürdiges Dasein!

Du sollst, denn du kannst!

Dieser Kassandraruf zieht wie ein rother Faden durch diesen dritten Theil meines Werkes: »21 Jahre in Indien«, obwohl ich mich bemüht habe, den ursprünglichen Charakter des Buches beizubehalten, d. h. zu erzählen, was ich auf der Insel Sumatra erlebt, zu beschreiben, was ich gesehen, und zu schildern — was ich dort gelitten habe.

Um einem oft geäusserten Wunsche der Kritik gerecht zu werden, habe ich in diesem dritten Theile meines Buches die Tropenfauna und Flora sowie die Ethnographie eines malaiischen Volksstammes nach den Mittheilungen bekannter Fachleute besprochen und in einem Anhange einige Tropenkrankheiten beschrieben. In einem zweiten Anhange brachte ich einige malaiische Melodien, in europäische Noten gesetzt — eine Arbeit, welche mit ausserordentlichen Schwierigkeiten verbunden war und von dem bekannten Recensenten Otto Knaap (Amsterdam) für mich in liebenswürdiger Bereitwilligkeit gemacht wurde.

Das Milieu meiner Mittheilungen sind Land und Leute des meerumspülten Sumatra, welches ich nicht nur in »Wort«, sondern auch in »Bild« vorführen will.

Ungefähr 400 Photographien standen mir zu diesem Zweck zur Verfügung, welche theilweise meiner Sammlung und theilweise Freunden meines Werkes angehören. Aus naheliegenden Ursachen musste ich mich auf die Wahl einer kleinen Anzahl beschränken, und so hoffe ich, dass die gewählten 26 Illustrationen hinreichen werden, den Text, wenn auch nicht zu vervollständigen, so doch zu ergänzen.

Gern schliesse ich mit einem Wort des Dankes an die Verlagsfirma Th. Grieben's Verlag in Leipzig, welche dieses Buch mit künstlerisch ausgestatteten Bildern versehen hat, und an jene Herren, welche mir ihre Sammlung von Photographien zur Verfügung gestellt haben, und zwar:

für Fig. 3 dem Herrn Geh. Rath Dr. Max Bartels in Berlin;
„ „ 4 u. 23 dem Herrn Oberingenieur Yzerman in Amsterdam;
„ „ 22, 24 u. 25 dem Herrn Oberingenieur Delprat in Java;
„ „ 2 u. 5 dem Herrn Regierungsrath F. Heger, Vorstand des ethnographischen Museums in Wien;
„ „ 1 dem Herrn Dr. Schmelz in Leiden;
„ „ 6, 7, 8, 9, 10 u. 11 dem Herrn Dr. Axel Preyer, z. Z. in Cairo.
Figuren 12, 13, 14, 15, 16, 17, 21, 26 und Titelbild sind meiner Sammlung entnommen.

Karlsbad, im Wonnemonat 1902.

Dr. H. Breitenstein.

Inhaltsverzeichniss.

		Seite
	Vorwort	III
1. Capitel.	Abstammung des Namens Sumatra — Ausbruch des Vulcans Krakatau — Sumatra von Java getrennt — In Telók Betóng — Malaiische Küche — Manila-Cigarren — Ein arabischer Don Juan — Eine Allee aus lebendem Bambus — Eine unzufriedene Europäerin — Cholera auf einem Dampfer — Ein den weiblichen Bedienten gefährlicher Affe — In's Innere der Provinz — Verdächtige Impfung — 500 „Mulis" — Ein liebenswürdiger Affe — Seequallen ein Leckerbissen — Ein einträgliches Geschäft — Kröpfe	1
2. Capitel.	Deutsche Soldaten — Ein Mörder (?) — Im Werbedepot — Ein Eremit — Elektrische Diagnosen — Ein Erdbeben — Schutzbrillen — Sandalen — Punka — Eine Menagerie — Chemisch reines Trinkwasser in den Lianen — Mein Name wird ominös — Telegraph und Elephant — Der Arzt in den Colonien — Eine wohlthätige Fee — Meine Abreise von Telók Betóng — Grösse von Sumatra	25
3. Capitel.	Provinz Palembang — Fauna von Sumatra — Ein Orang-Utan-Riese — Farbenpracht der Fische — Gold auf Sumatra — Urbewohner des Landes — Die Hauptstadt Palembang — Schwimmende Häuser	50
4. Capitel.	Rheumatismus — Singapore — Spitäler in Singapore — Ein arabischer Geldwechsler — Chinesische Kaufleute — Die Provinz Riauw und Vasallenstaaten — Matriarchat — Menangkabauer — Nieskrampf	62
5. Capitel.	Die Provinz „Ostküste von Sumatra" — Zinninseln — Ein misslungener Freihafen — Ein englischer Abenteurer — Petroleum auf Sumatra — Menschenfresser — Die Hauptstadt Medan — Im Urwalde — Entwaldung — Die Commandeuse — Ein schlechter Garnisonsplatz — Ein Vorurtheil — Eine Faciesbildung — Hospitalbrand — Amok-Laufen — Krebsfälle . .	72
6. Capitel.	Flora von Mittel-Sumatra	103
7. Capitel.	Nach Atjeh — Eine neue Kohlenstation — Uléĕ Lhöĕ — Die Strandpalme — In Kuta-radja — Auch eine Frauenfrage — Eine Tropenkrankheit	111

		Seite
8. Capitel.	Eine sogenannte Friedensgarnison — Campierpfähle — Ein Deserteur (?) — Ein freigebiger Compagniecommandant — Eine Kirmes — Ein Klewang-Anfall — Im Kugelregen — Geringschätzung der Militärärzte — Chinesen in Atjeh — Kleider und Schmuck der Atjeer — Musikinstrumente der Atjeer — Atjeische Prüderie	138
9. Capitel.	Der heilige Krieg — Habsüchtige Priester (= Ulamas) — Abstammung der Atjeer — Abstammung der Niasser von einem Hunde — Schwanzmenschen — Die Kunst bei den Atjeern — Die Dichtkunst der Atjeer — Derwische — Abschied von Lambaro — Mit meiner Frau im Kugelregen — Ein heikler Auftrag — „Gross-Atjeh"	159
10. Capitel.	Auf einem alten Dampfer — Die Insel Nias — Niasser — Niasser und Dajaker — Ein gefährliches Landen — Oel glättet die stürmischen Wogen — Schmutzige Fiaker — Ein Haudegen — Die Engländer in Padang — Vortheile eines hölzernen Hauses — Padang ist ein grosser Garten — Malaiische Silberarbeiten — Das Zodiakallicht — „Der Culturzwang" — „Das Gouvernement der Westküste Sumatras" — Der Padrikrieg	173
Schluss.	Wieder auf dem alten Dampfer — Die Residentie Benkulen — Katholische Missionäre — Schluss	196
Anhang.	Knöchelfieber — Die Lâtahkrankheit — Indische Spruw — Tropenhygiene	199
II. Anhang.	Malaiische Musik	212
Sach- und Namen-Register	. . . .	220

Corrigenda.

Seite. 163, Zeile 13 von oben statt „atavistische Schwänze" nur zu lesen: „Schwänze".

Es haben nämlich Bartels, Schäfer, Virchow, Breitenstein u. s. w. diese fraglichen Gebilde nur für Monstra oder krankhafte Neubildungen erklärt und sie nicht wie Haeckel, Alsberg, Wiedersheim und andere philosophirende Naturforscher zu atavistischen Beweisen des thierischen Ursprunges des Menschen erhoben.

Beinahe alle bisher beschriebenen Fälle von „Schwänzen bei Menschen" sind übrigens — keine Schwänze stricte dictu.

Verzeichniss der Abbildungen.

Seite des Textes

Aussenblatt*): Ein Atjeer.
Titelblatt: Photographie des Verfassers.
Fig. 1: Eine Muli 19
      (Tochter eines Häuptlings in der Provinz Lampong.)
Fig. 2: Ein Haus und eine Reis-Scheuer aus dem Padangschen Oberlande 42
Fig. 3: Ein Mädchen aus dem unabhängigen Korintji 57
Fig. 4: An den Ufern des Musistromes (= Fluss Palembang) 58
Fig. 5: Ein Mädchen aus Semáng (Malacca) 69
Fig. 6: Endstation Stabat der schmalspurigen Eisenbahn in Deli . . . 76
Fig. 7: Ein Engpass im Gebiete der Battaker 77
Fig. 8: Ein battakscher Kampong 77
Fig. 9: Ein Tiger in der Falle 80
Fig. 10: Roden des Urwaldes 81
Fig. 11: Ein Bach im Urwalde 103
Fig. 12: Uleë Lhoë, Hafen von Atjeh 114
Fig. 13: Pfarrhaus in Kuta-radja 117
Fig. 14: Eine Gerichtsverhandlung in Kuta-radja 122
Fig. 15: Die neue Moschee in Kuta-radja 123
Fig. 16: Meine Wohnung in Lambaro 140 147
Fig. 17: Im hohen Schilderhaus 142
Fig. 18: Ein atjecisches Ehepaar 153
Fig. 19: Atjeer, welche einen Drachen fliegen lassen wollen . . . 157
Fig. 20: Ein Haröbab-Orchester 157 166
Fig. 21: Ein atjeeischer Pflug 114 160
Fig. 22: Niasser auf dem Marsche 176
Fig. 23: Ein Kampong auf und an den Ufern eines Flusses 181
Fig. 24: Ein Gruppe in Pedir gefangener malaiischer Frauen 184
Fig. 25: Bewohner der Pageh-Inseln 196
Fig. 26: Angklung, ein malaiisches Musikinstrument 219

*) Nach Zeichnungen in dem classischen Werke „de Atjehers" von dem berühmten holländischen Gelehrten Snouck Hurgronje.

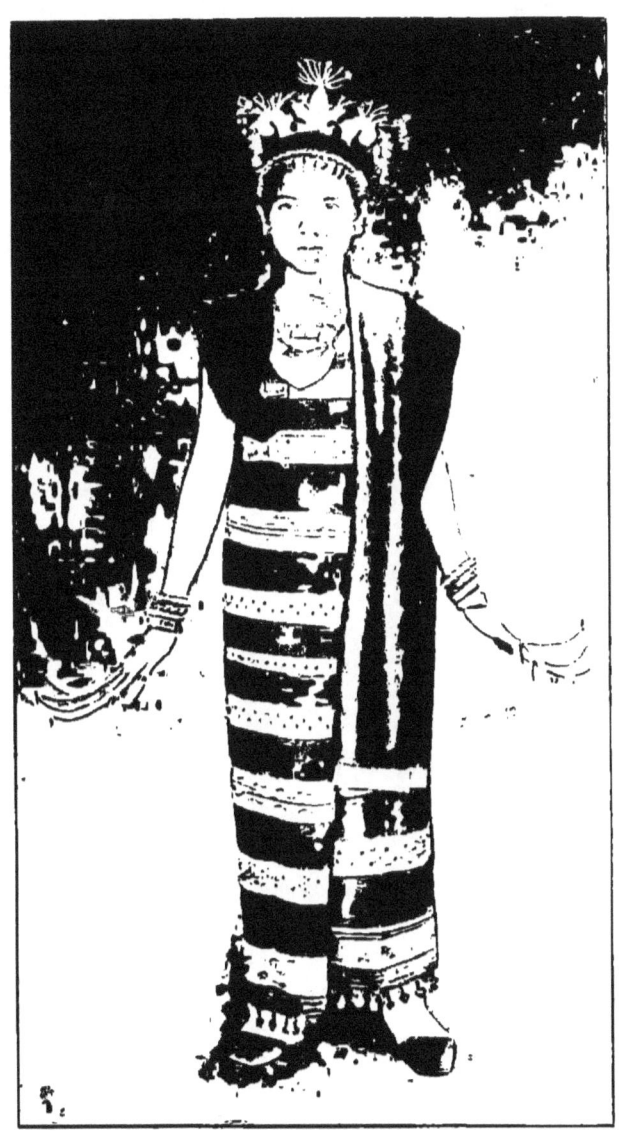

Fig. 1. Eine Muli.
Tochter eines Häuptlings in der Provinz Lampong.
(Vide Seite 19.)

1. Capitel.

Abstammung des Namens Sumatra — Ausbruch des Vulcans Krakatau — Sumatra von Java getrennt — In Telók Betóng — Malaiische Küche — Manila-Cigarren — Ein arabischer Don Juan — Eine Allee aus lebendem Bambus — Eine unzufriedene Europäerin — Cholera auf einem Dampfer — Ein den weiblichen Bedienten gefährlicher Affe — In's Innere der Provinz — Verdächtige Impfung — 500 „Mulis" — Ein liebenswürdiger Affe — Seequallen ein Leckerbissen — Ein einträgliches Geschäft — Kröpfe.

Den 4. April 1882 wurde ich von Batavia, wo ich mich als Oberarzt der holländisch-indischen Armee in Garnison befand, nach Telók (= Golf) Betóng, der Hauptstadt der »Residentie« (= Provinz) »Lampong'sche Distrikten« im Süden der Insel Sumatra [1]) transferirt; am 15. April trat ich meine Reise mit einem Dampfer der damaligen »indischen Dampfschifffahrts-Gesellschaft« Morgens um 6 Uhr an und fuhr zwischen den »Tausend Inseln« hinaus in die Javasee, um schon in wenigen Stunden die Sundastrasse und die Insel Sumatra vor mir zu sehen, welche (nach Salomon Müller) bereits im Jahr 860 den chinesischen Seeleuten unter dem Namen Fantsoêr bekannt gewesen sein soll.

Die Sundastrasse, jener schmale Seeweg, welcher Sumatra von Java trennt und zugleich die beiden verbindet, ist nicht viel älter als der Wasserweg zwischen Java und Madura und als der zwischen Java und Bali. Die javanischen Ueberlieferungen verlegen die Abtrennung dieser drei Inseln in's 13. Jahrhundert, und geologische

---

[1]) Der Name „Sumatra" soll zuerst von den Arabern im 12. Jahrhundert dieser Insel gegeben worden sein. Eine arabische Barke landete nämlich in diesem Jahrhundert an der nordöstlichen Küste, in der Nähe des Diamantencaps an der Mündung des Flüsschens „Djambu—Ajer", und fand landeinwärts einen Kampong, welchen die Eingeborenen Samudra nannten; die arabischen Seeleute veränderten diesen Namen in Schamatra und übertrugen ihn auf die ganze Insel. Jede andere Erklärung dieses Wortes wird, wenn man sie von den Eingeborenen abstammen lässt, gewiss unrichtig sein; in der Beschränktheit ihres geographischen Wissens und ihres socialen Lebens kennen die Eingeborenen nur den Namen ihres Kampongs, ihres Stammes und ihrer Nachbarn.

Verhältnisse scheinen diese sagenhafte Theilung des »Landes« (Tanah M.) Java in vier Inseln zu bestätigen.

Schon drei Jahre vor dem fürchterlichen Ausbruch des Krakatau constatirte der Ingenieur Verbeek in der Tiefe der Sundastrasse einen grossen Spalt in der Nähe dieser Insel, und als im Jahre 1883 aus den Tiefen dieser schmalen Strasse 18 km³ Asche bis zu einer Höhe von 15 000 Meter geschleudert wurden, so dass man in Spanien und in Holland den Regen damit gemischt fand und die feinsten Theile selbst den ganzen Aequator umkreisten, da entrollte sich vor unserm Auge ein Stück der Geschichte des Werdens und des Bildens der Erde.

Jene Reihe von Vulcanen, welche im grossen Bogen von Kamtschatka aus über Japan, die Philippinen, Molukken und kleinen Sundainseln, Java, Sumatra bis an den Meerbusen von Bengalen (Barren-Inseln, 303 Meter hoch) den Süden Asiens umkreisen, sie sind die grossen Poren, aus welchen die gefesselten feurigen Massen des Erd-Innern sich bald mit mächtiger Gewalt, bald ruhig und gelassen auf die Oberfläche der Erde wälzen und hier zerstören und dort wieder aufbauen.

In den Tagen vom 26. bis 28. August 1883 erbebte die Strasse von Sunda von der Wuth des Vulcanes Krakatau; doch nur die kleine Insel, der »Polnische Hut«, verschwand von der Oberfläche der Erde: die Insel Krakatau verlor ²/₃ ihrer Grösse (von 33½ auf 10½ ☐ km); aber die »Verlassene Insel«, welche früher 3.7 ☐ km gross war, hatte im Jahre 1883 eine Höhe von 11.8 ☐ km und die »Lange Insel« hat von 2.9 ☐ km bis 3.2 ☐ km zugenommen.[1]

---

[1] Zur Zeit des zweiten Ausbruches des Krakatau lebte ich an der Ostküste von Sumatra, und ich kann daher aus Autopsie von diesem schaurigen Ereignisse nichts mittheilen. Mein Nachfolger in Telók Betóng theilte mir im Jahre 1884 einige Details aus diesem Drama mit, während der Ingenieur R. D. M. Verbeek die zweite Quelle ist, welcher ich folgende historische und geologische Einzelheiten verdanke. Im Jahre 1680 hat der Krakatau in gleicher Weise gewüthet; seit dieser Zeit war er nur der Mittelpunkt zahlreicher Erdbeben. Im Mai 1883 erfüllten fürchterliche Detonationen die Luft, welche bis Palembang einerseits und Benkulen andererseits, also ungefähr 270 km weit gehört wurden. Ich selbst befand mich damals als Patient im Spitale zu Weltevreden. Vis-à-vis der Officiersabtheilung standen damals die Bureaux des Spitalchefs und des Verwalters. Wenn der Herr Verbeek mittheilt, dass an diesem Tage kein Erdbeben stattgefunden habe und dass es nur starke Luftschwingungen gewesen seien, welche die Explosion im Mai begleiteten, dann verstehe ich nicht, warum

Geologisch ist gewiss obige Sage verbürgt, dass in früheren Jahrhunderten Java mit Sumatra durch eine Brücke verbunden war, wenn auch mancher Zoologe daran zweifeln möchte; die Fauna dieser Insel stimmt ja mehr mit jener von Borneo als mit der von Java überein; der Orang-Utan z. B. kommt nicht auf Java, aber auf Borneo und Sumatra vor, und auch die Flora[1]) zeigt grössere Aehnlichkeit mit der Vegetation von Malacca (Vide »Quer durch Sumatra« von Yzermann) als mit jener von Java. Die geologischen Verhältnisse sind jedoch, ich möchte sagen, von erdrückender Beweiskraft, dass Java und Sumatra in früheren Zeiten ein zusammenhängendes Ganzes gebildet haben. Die Botaniker und Zoologen werden übrigens allein aus der geographischen Verbreitung der Pflanzen und Thiere nicht leicht auf die Zusammengehörigkeit einzelner Inseln sich eine Schlussfolgerung erlauben, weil es zahlreiche Factoren gibt, welche auf diese Frage Einfluss nehmen. Wie oft haben z. B. ja Wind und Wasser einzelne Thier- und Pflanzenformen in weit abgelegene Theile der Erde geführt?

Die Sundastrasse ist in ihrem nördlichen Anfange nicht breit. Die Entfernung der Schweinsecke (Varkenshoek) von dem Hafenplatz Anjer auf Java beträgt nicht mehr als 27 km, während die

das erwähnte Gebäude mit den Bureaux, wie ich es mit eigenen Augen sah, pendelartige Bewegungen machte und gleichzeitig in Pasuruan, 831 km vom Krakatau entfernt, Sprünge in Mauern entstanden. Ich sah aber auch Fensterblenden sich hin- und herbewegen und brachte sie mit den Detonationen in Verbindung. Ob Luftschwingungen allein so stark sein können, dass solche Erscheinungen auftreten, weiss ich nicht. Ich selbst sah damals den Stoff der Fensterblenden wellenartig sich hin- und herbewegen; beim Ausbruch des Krakatau im August desselben Jahres wurde die Detonation bis nach Ceylon, der Westküste von Australien und bis nach Manilla fortgepflanzt; das sind allerdings Entfernungen, welche gewaltige, bis jetzt kaum bekannte Luftschwingungen voraussetzen lassen. — (Den 10. October fand wiederum ein kleiner Ausbruch statt, ohne dass er allgemein bekannt wurde.) Aber auch die Wogen erreichten schaurige Dimensionen. Bei Telók Betóng stiegen die Wellen 22 Meter und bei der Insel „Quer in den Weg" 35 Meter hoch und pflanzten sich bis Ceylon, Aden, ja selbst bis Frankreich fort!

Bis zum 27. August 1883 bestand die Insel resp. der Berg Krakatau aus drei Spitzen, von welchen der Perbuwatan und Danan an diesem Tage in die Tiefen des Erdspaltes sanken, während vom Rakata nur noch eine steile Wand von 800 Meter erhalten blieb. 35000 Menschen fielen damals dem wüthenden Elemente zum Opfer.

[1]) Siehe das betreffende Capitel.

Ausfahrt in den indischen Ocean ungefähr 100 km breit ist. Die Südküste Sumatras hat die Form eines schief liegenden M, und die zwei Meerbusen führen die Namen Lampongsbai (die östliche) und Semangka oder Kaisersbai (die westliche).

Ich habe die Küste der Lampongsbai vor dem Ausbruch des Krakatau und fünf Jahre nach dieser gewaltigen Eruption gesehen, ohne bei oberflächlicher Beobachtung einen Unterschied in der Configuration der Küste constatiren zu können. Das Erd- und Seebeben, sowie die ungeheueren Lavamassen haben dabei beinahe die ganze Südküste Sumatras heimgesucht. Während nur einzelne Theile der östlichen Küste der Semangkabai und die Mitte der Westküste der Lampongsbai von den verheerenden Elementen verschont blieben, ist der übrige Theil oft bis auf eine Entfernung von 4—5 km eine Beute der stürmischen Elemente geworden. Aber bei näherem Zusehen findet man zahlreiche Ueberbleibsel jener traurigen Zeit. Als ich im Jahre 1888 Telók Betóng für einige Stunden besuchte, da merkte ich freilich die grosse Veränderung, welche im Jahre 1883 das Erd- und Seebeben veranlasst hatte; 3 km entfernt von der Küste lag z. B. am Ufer des kleinen Lampongflusses das Wrack des »Berouw«, jenes Dampfers der »indischen Gouvernementsmarine«, welcher am 27. August 1883 von den rasenden Elementen in's Innere des Landes geschleudert wurde und dort liegen blieb. Der Kapitän hatte sich vor dieser Zeit an's Land geflüchtet und — kam ums Leben. Der »erste Officier«, welcher an Bord geblieben war und alle Luken und Fenster geschlossen hatte, kroch unversehrt aus dem Schiffe, welches von den zurückströmenden Wellen nicht mitgeführt wurde.

Ein einförmiges, geradezu langweiliges Bild bot diese Stadt, als ich sie 1882 zum ersten Male betrat. In einer Entfernung von ungefähr 1000 Meter blieb der Dampfer stehen und ein Schiffsboot brachte mich an's Ufer, welches ausschliesslich aus Riffkorallen bestand.

Bei der Ebbe konnte ich späterhin mich sehr oft an dem schönen formenreichen Bilde erfreuen, welches der von den hellen Strahlen der Tropensonne erleuchtete Meeresgrund dem Beobachter darbot. Die Labyrinthkoralle (Maeandrina), die Schwammkoralle (Madrepora verrucosa), die Lochkoralle (Porites furcatus), die Orgelkoralle (Tubepora musica) und die Astraca pallida erhielt ich in so grossen Stücken, dass ich bei der Transferirung im September desselben Jahres drei grosse Kisten gefüllt mit diesen Korallen mitnehmen konnte. Auch zahlreiche Seeigel und Seesterne erhielt ich damals, deren innern Mantel ich noch heute besitze und den jeder Naturfreund ob seines zierlichen Baues bewundern muss (z. B. Echinus esculentus).

Am Ufer stand die Stadt mit 2825 Seelen, und zwei kleine Strassen führten dahin. Die südliche bestand nur aus chinesischen Häusern und Toko's und mündete in die grosse Hauptstrasse, welche zur rechten Hand an einen Hügel grenzte. Auf diesem stand das Gebäude des Residenten und das Fort. Die chinesische Strasse hatte jenseits des grossen Weges eine Fortsetzung, in welcher das Haus meines Amtsvorgängers und ein Hôtel standen.

Da der Dampfer nur einige Stunden vor Anker liegen sollte, um dann die Reise nach Padang (Westküste) und Atjeh (Nordküste) fortzusetzen und Dr. L., den ich ablösen sollte, in diesen wenigen Stunden nicht den Dienst übergeben, seine Koffer und Kisten einpacken und Auction von seinen Möbeln halten konnte, so musste Dr. L. auf die Ankunft des nächsten Dampfers warten und zwar jenes, welcher die Rückreise von Padang via Telók Betóng nehmen sollte. Ich blieb vorläufig im Hôtel wohnen, und nach der Auction seiner Möbel miethete ich sein Haus von dem Eigenthümer um 40 Fl. monatlich.

Es war ein hölzernes Haus, welches auf einem ziemlich grossen Grundstücke stand. Es folgte dem allgemein in Indien üblichen Typus. Eine vordere und eine hintere Veranda fassten zwei Zimmer zwischen sich, wovon das eine mein Bureau wurde und das andere zum Schlafen diente; einige Meter davon entfernt standen die Bedientenzimmer, Küche, Badezimmer, Abort, Stall und Wagenremise und zwar aus Bambus-Matten.

Wenn in früheren Jahren nur wenig Luxus in der Einrichtung eines Wohnhauses getrieben wurde, so war die Küche geradezu unglaublich primitiv eingerichtet. In allem und jedem verrieth sie die Gewohnheiten der eingeborenen Küchenprinzessinnen und trug nur in der Höhe des Herdes den Gewohnheiten einer europäischen Hausfrau Rechnung. Die malaiische Küche ist in der Regel ein kahler Raum, umgeben mit Bambus-Matten, auf welchem ein Dach ohne Plafond ruht. Durch den Rauch des Holzes, welcher bei der Dachventilation hinausströmt, sind die Wände schwarz gefärbt. Auf dem Boden stehen zerstreut einige Dapur, das sind aus Lehm gebrannte Formen, auf welche Pfannen oder Töpfe gestellt und mit Holz erwärmt werden. Hockend bearbeitet auf dem Boden die Köchin die Speisen. In europäischen Küchen befindet sich jedoch auf einen Meter hohen Mauern ein Dapur im Grossen mit vier bis fünf Oeffnungen, auf welche die Töpfe und Pfannen gestellt und mit Holzfeuer erwärmt werden.

Der Totaleindruck einer solchen Küche ist sehr ungünstig. Die durch Rauch schwarzgefärbten Bambus-Wände harmoniren mit der schmutzig-weissen Farbe der Dapurs und mit dem Schmutz und Abfällen, welche sich rings um das Wasserreservoir aufhäufen, das sich in jeder Küche befindet. Ich darf aber nicht das ordinäre Tischchen vergessen, auf welchem die zahlreichen Schüsselchen der »Rysttafel« zubereitet werden. Auf diesem liegen zahlreiche Kochlöffel, geschnitzt aus der trockenen Schale der Cocosnuss, viele Futterschwingen in verschiedenen Grössen zur Aufnahme von den diversen Gemüsesorten, einige kleine Töpfchen für Pfeffer, Gewürznelken, Muskatnüsse, Salz u. s. w. und ein kleiner Mörser aus Stein, in welchem diese gestampft oder zerrieben werden. Zur Bereitung des Reises findet man überall den Kukusan und Lumpang mit dem Tumbug. In diesem wird der Gábah, d. i. der Reis, mit seiner braunen Schale so lange gestampft, bis er zum Bras, d. h. Reis ohne Schale (= Dedág), geworden ist. Der Dedág wird gerne den Pferden, Kühen und dem Geflügel in's Futter gemengt; sobald auch der Tumbug zum ersten Male in den Lumpang fällt, eilen alle Hühner, Enten und Gänse herbei, um den herausfallenden Dedág aufzupicken. Der Kukusan ist ein aus Bambus oder Rottang geflochtener Kegel, in welchem der Bras eingedämpft (nicht gekocht) wird. In einem grossen Topf, welcher die bekannte Form eines Papierkorbes hat, wird nämlich das Wasser gekocht, und dann wird der Kukusan mit dem Reis den Dämpfen des siedenden Wassers ausgesetzt, welche durch die Lücken des Kegels dringen. Der Reis ist jedoch vorher in einem gewöhnlichen Topfe in Wasser so weit gekocht worden, dass die Körner halb weich geworden sind.

Die Dapurs wurden immer mit Holz gefeuert, es sei denn, dass die Köchin Speisen verfertigen wollte, welche von allen Seiten, wie in unseren Röhren, erwärmt werden mussten. In diesem Falle nahm sie eine Pfanne, welche mit einer etwas kleineren Pfanne zugedeckt wurde. Auf den Deckel wurde glühende Holzkohle gelegt, welche mit dem Fächer glühend gehalten wurde, der zu den unentbehrlichsten Instrumenten einer malaiischen Köchin gehört. Der Kochlöffel in der rechten und der Fächer in der linken Hand sind ja die Insignien, welche im ganzen indischen Archipel das Amt einer Kókki (M. = Köchin) verkünden.

Ich kam nur selten in die Küche; hier war die Domäne meiner Haushälterin, welche eine Christin von der Insel Ambon war. Nur kurze Zeit habe ich diese eingeborene Frau in meinen Diensten halten können, weil sie trotz des christlichen Glaubens um kein Haar besser als alle ihre mohamedanischen Collegiunen war.

Eines Tages nämlich theilte mir der Kutscher mit, dass während meiner Abwesenheit ein arabischer junger Mann im ganzen Hause den Herrn spiele.

Einige Tage vorher hatte mir ein junger Araber spitzige Manila-Cigarren zum Kaufe angeboten. Dies war mir damals aufgefallen, weil diese Cigarren in Telók Betóng überhaupt nicht verkauft wurden und ich mir von Batavia eine Kiste mit 500 Stück hatte kommen lassen.

Zu jener Zeit waren diese Cigarren wirklich ein sehr gutes aromatisches Kraut; die kegelförmigen, an beiden Enden abgeschnittenen Cigarren wurden beinahe ausschliesslich von den Europäern geraucht; sie kosteten 6 Ct. = 10 Pf. Seit dieser Zeit hat aus drei Ursachen der Import dieser Cigarren bedeutend abgenommen. Zunächst entstand in Semarang (Java) eine Fabrik von diesen Cigarren. Ein Herr Glaser liess aus Manila 60 Mädchen kommen und fabricirte von javanischem Tabak seine Cigarren in derselben Form. Die Qualität der in Europa käuflichen Manila-Cigarren ist thatsächlich zurückgegangen, weil, wie mir von mehreren Fabrikanten mitgetheilt wurde, auch das Tabakblatt von Manila schlechter geworden sei. Nebstdem hat der Import von Cigarren von Holland durch die Einführung der Postpackete ungeheuere Ausdehnung genommen. Ich selbst habe in den letzten zehn Jahren von holländischen Cigarrenfabrikanten regelmässig in Postpacketen meine Cigarren bezogen; Zoll und Fracht erhöhten den Preis der Cigarre nur um 1 Ct.

Als mir der Kutscher mittheilte, dass ein junger Araber in meiner Abwesenheit sich ganz ungenirt in meinem Hause bewege, da trat ein fürchterlicher (?) Argwohn in mir auf. Sollte meine Haushälterin sich nicht nur einen Geliebten halten, welcher zur gewissen Stunde des Tages in meinem Hause die Rolle des Hausherrn spiele, nicht nur meine Cigarren rauche, sondern sie auch stehle und die Frechheit habe, mir dieselben Cigarren zum Kaufe anzubieten? Als ich nach Hause kam, liess ich mir zunächst den Vorrath an Cigarren von meiner Haushälterin in's Schlafzimmer bringen, um wenn möglich aus der Zahl derselben eine Bestätigung oder eine Entkräftigung dieses Argwohnes zu erhalten. Die Rechnung stimmte nicht.

Ich ging nach der Küche, und da sass auf dem Boden derselbe junge Araber, seine Rysttafel zu gebrauchen, welcher mir die »Punt-Manila« vor einigen Wochen zum Kaufe angeboten hatte! Der arabische Don Juan wollte sich zunächst als den Verwandten meiner Haushälterin ausgeben; ich gab ihm jedoch keine Antwort und zeigte ihm den Ausgang des Gartens, und zwei Stunden später nahm meine Haushälterin denselben Weg. Wohlweislich unterliess ich es, die Polizei davon zu verständigen, weil — wer den Schaden hat, hat auch den Spott. Thatsächlich hatte diese ganze Affaire einen starken Beigeschmack des Komischen.

Ich glaube nicht, dass auf ganz Java eine provinziale Hauptstadt existirt, welche ein so kleines europäisches Publikum beherbergte als Telók Betóng. Ein Resident, ein militärischer Kommandant im Range eines Hauptmanns mit zwei Leutnants, ein Secretär, welcher gleichzeitig die Agenda eines Notars führte, zwei Postbeamte, ein Architekt und meine Wenigkeit waren nicht nur die Notablen des Ortes, sondern auch die einzigen Europäer. Damals besass die ganze Provinz keine einzige europäische Unternehmung[1]; der Pfeffer war der einzige Export-Artikel, und hin und wieder kam Herr X. von der grossen gleichnamigen Exportfirma auf Batavia zu uns, um den Ankauf der Pfefferernte zu besorgen. Nicht einmal eine europäische Schule befand sich in der ganzen Provinz. Der Detailhandel war in den Händen der Chinesen, welche nicht aus Amoy stammen, von wo der grosse Strom der Auswanderer nach Java geht. Sie hatten nämlich chinesische Frauen bei sich, welche keine andere Sprache als die chinesische verstanden und die wohlbekannten verkrüppelten Füsse zeigten. (Aus Amoy ist nämlich das Auswandern der Frauen verboten und

---

[1] Auch die seit einigen Jahren bestehende „Lampong Cultuur Maatschappy" wurde im April 1902 fallirt erklärt, konnte jedoch die Annullirung der Fallissements rechtzeitig anstreben.

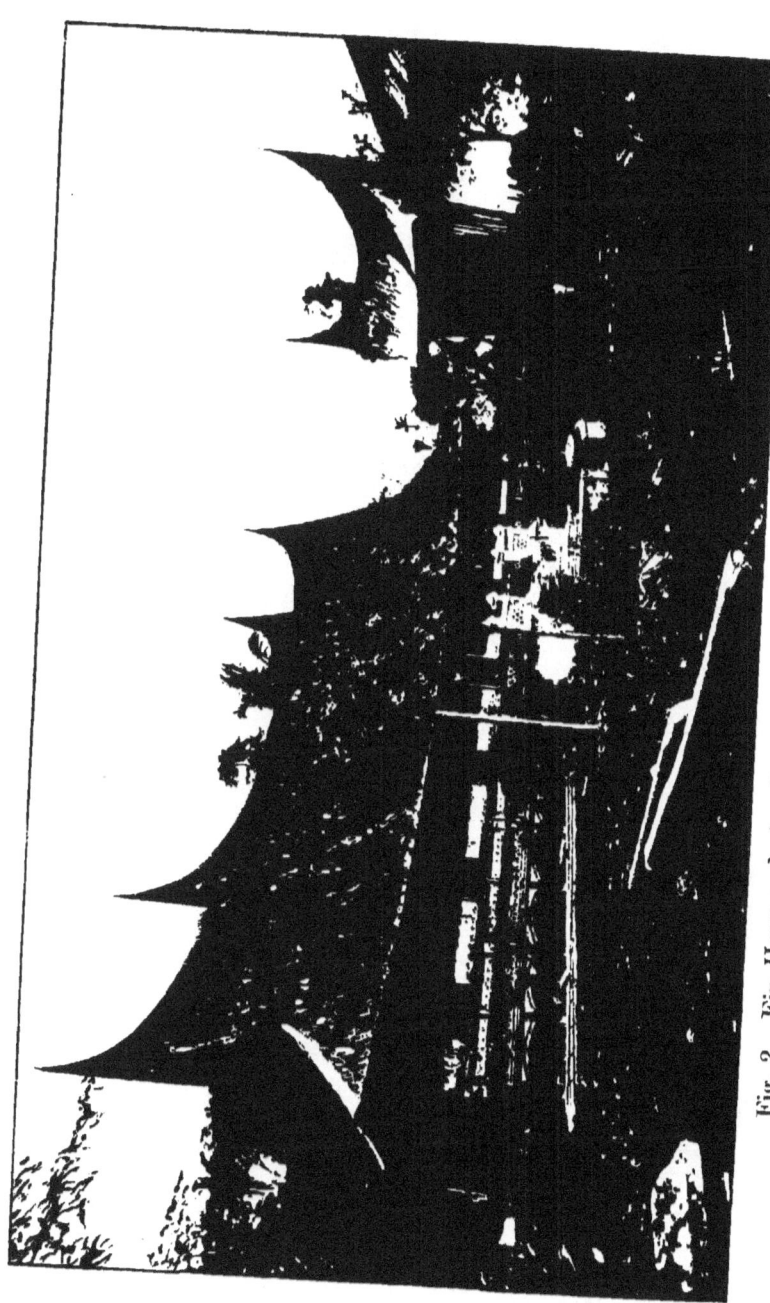

Fig. 2. Ein Haus und eine Reis-Scheuer aus dem Padangschen Oberlande.
(Vide Seite 42.)

dieses die Ursache, dass man auf Java nur halbchinesische Frauen sieht und die Frauen auf Sumatra den Typus der echten Chinesen zeigen.)

Natürlich befanden sich im Innern der Insel noch einige europäische Beamte.[1]) Diese konnten jedoch wegen der grossen Entfernung und der mangelhaften Verkehrswege nur selten nach der Hauptstadt kommen.

Eine Ausnahme hiervon machte der Controleur von Tanjong Karang, welches Dorf $4^1/_2$ km von der Hauptstadt entfernt war. Der Weg dahin war im Jahre 1882 in so schlechtem Zustande, dass es Ueberwindung kostete, den Controleur N. und seine Frau zu besuchen. Man ging in der Regel mit einem dos-à-dos dahin, weil kein anderer Wagen in der ganzen Hauptstadt und in der ganzen Provinz sich befand, d. h. bis auf jenen Mylord, welchen ich von Batavia mitgebracht hatte.

Nachdem ich allen Europäern in Telók Betóng meine Antrittsvisite gemacht hatte, musste ich natürlich auch nach Tanjong Karang fahren.

Hier sah ich zum ersten und auch zum letzten Male eine Allee aus lebendem Bambus. Natürlich hatte ich früher und später nur zu oft Gelegenheit, Bambus im Urwalde zu sehen, umgeben von Kräutern, Sträuchern und kleinen Bäumen; aber hier stand das Haus des Controleurs am Ende einer gut erhaltenen und gut gepflegten Strasse, welche nur von Bambusgruppen eingesäumt war. Sie, d. h. die Bambusgruppen, standen so nahe bei einander, dass die ganze Allee von ihrem Laub überdeckt war und einen herrlichen schattenreichen Spielplatz für die Kinder des Controleurs bildete.

Um $^1/_2 6$ Uhr Abends war ich von Telók Betóng abgefahren, und als ich das Haus des Gastherrn betrat, war die Sonne bereits hinter dem Horizont in die Tiefen des Weltalls getaucht. Ich wurde in der »Binnengallery« des Hauses empfangen und hinter mir wurde sofort die Thüre geschlossen. Aber auch die Fenster dieses Saales waren nicht geöffnet und blieben geschlossen, selbst als es bereits dunkel geworden war, weil — sich zwei Siamangs (Hylobates Syndactylus) im Hause frei bewegten und die offenen

---

[1]) Gegenwärtig wird die Provinz in sechs „Abtheilungen" eingetheilt mit je einem „Controleur" zum Vorstande; sie ist 533.3 ☐Meilen gross und hatte (in 1897) 137501 Einwohner, also 258 auf die ☐Meile. Darunter befanden sich 178 Europäer, 602 Chinesen und 66 Araber.

Fenster zu ihren Spaziergängen in's Freie benutzen hätten können! Telók Betóng liegt 5° 20′ s. B., hat also eine reine Tropentemperatur, und trotzdem liess der Herr X. den ganzen Tag und den ganzen Abend sein Haus geschlossen, um seinen Affen die Flucht in's Freie unmöglich zu machen! Es waren wohlerzogene Hausgenossen, welche uns im Gespräche nicht störten. Beide waren bereits erwachsen (ungefähr 90 cm hoch) und beunruhigten mich in keiner Weise, weil ich einige Jahre vorher die grauen Gibbons (Hylobates concolor) besass und wusste, wie anhängliche und unschuldige Thiere die jungen Gibbons sind.

Ihre Zutraulichkeit kann natürlich manchmal auch lästig werden. Eines Tages hatte der Herr X. den Secretär der Residentie zu Gaste. Einer der beiden Siamangs griff mit seinen Händen in den Teller des Gastes, um sich ein Stückchen Fleisch anzueignen. Der Herr Y. fand diesen unappetitlichen Eingriff in seine Rechte geradezu unschicklich und gab dem Affen einen Schlag auf seine diebische Hand. Die Hausfrau war darüber so entrüstet, dass sie vom Tische aufstand, den Affen zu sich rief und ihn zur Beruhigung küsste!

Mir ging es noch schlechter als dem Herrn Y.

Während dieses Besuches kamen auch die Kinder des Herrn X. zu mir, und bei einem derselben fiel mir ein rother Rand der untern Augenlider auf. Ich glaubte den Gastherrn darauf aufmerksam machen zu müssen. Erschrocken bat er mich, die Augen näher zu untersuchen. Wegen der spärlichen Beleuchtung schob ich meine Diagnose für den nächsten Morgen auf, und als ich um 11 Uhr bei ihm erschien, fand ich eine granulöse Augenentzündung. Bei der Besprechung der Vorsichtsmassregeln, welche gegen die Uebertragung auf die Augen seines Brüderchens genommen werden sollten, erwähnte ich entre autre auch der frischen Luft, welche im Hause herrschen müsse, und dass zu allen Stunden des Tages und Abends, in welchen die Sonne nicht direct die Vorgallerie bescheine, Thüren und Fenster offen stehen müssten, d. h. in unserm Falle, da diese nach Norden lag, schon eine halbe Stunde vor Sonnenuntergang. »Dies geschieht doch immer,« erwiderte hierauf Frau X. Als ich darauf lächelnd bemerkte, mit Ausnahme von gestern, wo ich bei geschlossenen Thüren und Fenstern empfangen wurde, rief sie erzürnt aus: »Dies ist eine Lüge!« Ohne natürlich darauf nur ein einziges Wort zu erwidern, stand ich auf und fuhr nach Telók

Betóng zurück. Den andern Tag kam der Herr X. mit seinem Söhnchen nach der Hauptstadt mit der Bitte, das Auge seines Söhnchens in Behandlung zu nehmen, und versprach mir, alle meine hygienischen Massregeln genau zu befolgen. Ich theilte ihm aber mit, dass ich niemals mehr sein Haus betreten werde, und als er mit Thränen in den Augen an meine Humanität appellirte, blieb ich unerschütterlich, weil es doch nur eine Geldfrage war. Herr X. könnte ja sein Söhnchen mit seiner Mutter nach Batavia schicken, wo er selbst das Bene haben könne, von einem Specialisten sein Söhnchen behandeln zu lassen.

Ich glaubte unerbittlich bleiben zu müssen, weil Frau X. überhaupt eine hohe Kunst besass, sich unangenehm zu machen. Sie hatte vor ihrer Reise nach Indien eine allzuhohe Auffassung von der Stellung ihres Mannes. Die Eingeborenen trugen aus Gewohnheit und aus Politik diesem Factor Rechnung. Diese Dame forderte dasselbe devote Entgegenkommen aber auch von den europäischen Mitbewohnern von Telók Betóng.

Im Allgemeinen ist der Holländer in Indien sehr ceremoniell, und gewiss haben (vor meiner Ankunft in Telók Betóng) die Officiere und die übrigen Beamten auch dieser Dame gegenüber der Etiquette Genüge geleistet. Als diese aber als »Europäerin« wenigstens dieselbe »hormat« (= Ehrenbezeigung) forderte, als der Frau des Residenten gegeben wurde, welche nur eine Nonna (= Halbeuropäerin) sei, wurde ein Misston in das Zusammenleben dieser kleinen europäischen Gemeinde gebracht und diese Dame — begann alles »Indische« zu verurtheilen. Alles war in ihren Augen schlecht und gemein. Das »indische« Essen, die »indische« Toilette, die »indischen« Officiere und die »indischen« Aerzte, die »indischen« Früchte und die »indischen« Frauen u. s. w. Solche Aeusserungen brachten sie natürlich noch mehr in den Gegensatz zu ihren Colleginnen, und zuletzt stand sie ganz isolirt. Offenbar war der oben erwähnte scharfe Ausdruck »Lüge« nur der Ausbruch einer erbitterten Stimmung.

Dieser Fall steht nicht vereinzelt da. Wie der Herr X. vor seiner Heirat ein verführerisches Bild von seiner Stellung in Indien seiner Braut mit mehr oder weniger Recht entwarf und seine Frau sich enttäuscht sah, als sie in's Innere einer Insel sich versetzt sah, wo ihr das gesellschaftliche Leben gar nichts bot, so geht es vielen andern. Die Enttäuschung verleitet diese Menschen zu ungerechtem Urtheil über indische Zustände.

Der Herr B. Veth, wenn ich nicht irre, der Sohn jenes Professors Veth, welcher ein dickleibiges Buch über Java geschrieben hat, voll Liebe und Entzücken für das reizende Java, hat vor einigen Monaten seine Eindrücke über das Leben in niederländisch Indien veröffentlicht. Beinahe möchte man aus diesem Buche das Echo aller jener verunglückten Existenzen hören, welche in Indien ihre Ideale und Erwartungen nicht realisirt sahen. Es ist aber so wenig objectiv gehalten und übertreibt die Schattenseiten des Lebens in den Tropen in so hohem Maasse, dass er überhaupt nichts Gutes aus dem Leben in N. Indien mitzutheilen weiss. Nach 12 jährigem Aufenthalt auf den Inseln des indischen Archipels kehrte er nach Holland zurück und ergötzte sich beim Landen in Genua an dem Lachen eines Matrosen, das in Indien überhaupt der Europäer nicht kenne?!! Wie ein dicker rother Leitfaden zieht durch das ganze Buch die Mittheilung von dem ekelhaften gemüth-, sitten- und geistlosen Leben der Europäer, ohne auch nur ein einziges Mal Beweise dafür zu bringen.

Am 15. Juni erschien im Hafen von Telók Betóng der Dampfer der indischen Dampfschifffahrts-Gesellschaft mit der gelben Flagge auf der Spitze des Hauptmastes. Die Hafenwacht verständigte davon sofort den »Hafenmeister«, und dieser wiederum schickte einen officiellen Bericht an den Resident und liess mich dieses durch ein »Leitje« wissen, um die etwaigen Befehle des Resident sofort ausführen zu können. Es war 4 Uhr Nachmittags, und sofort nahm ich mein Bad und kleidete mich an. Nach den herrschenden Quarantainevorschriften — die gelbe Flagge annoncirte nämlich die Anwesenheit von ansteckenden Krankheitsfällen auf dem Schiffe — darf niemand das ankommende Schiff betreten oder verlassen, bevor der Quarantaine-Doctor auf das Schiff gegangen ist und mit dem Schiffskapitän die nothwendigen Maassregeln besprochen und genommen hat. Kaum hatte sich der Anker des Schiffes in den Grund gebohrt, so bestieg ich das Deck und sah auf seinem vorderen Theil einen sterbenden Mann, der nach den Mittheilungen des Kapitäns und eines an Bord sich befindenden Militärarztes an Cholera gelitten hatte. Ob dies die richtige Diagnose gewesen sei, war in dem gegebenen Falle ohne Bedeutung. Es war kein Passagier für

Telók Betóng an Bord; die Postsäcke und die Waaren, welche ausgeladen werden sollten, waren mit den Entleerungen der Patienten nicht in Berührung gekommen; ich schlug also vor, die Waaren auf das Land bringen zu lassen, niemandem zu gestatten, das Schiff zu betreten und das Schiff sofort seinen Weg fortsetzen zu lassen. Wie ich später hörte, waren bis zur Ankunft in Atjeh (Norden Sumatras) im ganzen vier Cholera-Fälle vorgekommen.

Im Juni des Jahres 1882 herrschte die Cholera auf Batavia nicht mehr epidemisch. Sporadische Fälle kommen zu jeder Zeit und überall auf Java vor.

Früher machte man sich diesbezüglich die Diagnose sehr leicht und behauptete einfach: Die sporadischen Cholerafälle sind keine Cholera gewesen; es hat eben eine Verwechslung stattgefunden mit einer Vergiftung von Arsenik oder mit jener perniciösen Form der Malaria, welche unter dem Namen »febris perniciosa Cholerica« beinahe dasselbe Krankheitsbild als die Cholera asiatica zeigt. Es giebt isolirt stehende Fälle von Cholera, gerade wie ich vereinzelte Fälle von Pocken beobachtet habe, und gerade wie in letzter Zeit vereinzelte Fälle von Pest in Europa vorgekommen sind. Dass diese vereinzelten Fälle kein epidemisches Auftreten veranlassten, ist bis jetzt ebensowenig einwandsfrei erklärt worden, als warum in Europa zeitweilig die Cholera kein Schlachtopfer fordert.

Mit dem unglücklichen Patienten, welcher sterbend auf dem Deck lag, habe ich mich nicht beschäftigt, weil ein Militärarzt an Bord war und die indische Dampfschifffahrts-Gesellschaft den Arzt immer reichlich honorirte, wenn er, auf der Reise begriffen, den Matrosen ärztliche Hülfe leistete [1]), und desto mehr glaubte ich mich jedoch mit diesem jungen Oberarzt beschäftigen zu müssen, der offenbar zum ersten Male in seinem Leben einem Cholerafalle gegenüberstand und ein Opfer der Choleraphobie [2]) geworden war. Durch Cognac glaubte er seinen aufgeregten Zustand, seine Praecordialangst und seine Furcht bemeistern zu können. Rathlos lief er auf dem Deck auf und ab und frug mich wiederholt, was er doch in diesem Falle zu thun habe. Was die Schiffshygiene

---

[1]) Diese Dampfer sind auch gegenwärtig nicht verpflichtet, einen Arzt an Bord zu haben; von und nach Europa darf jedoch kein Schiff abreisen, ohne durch einen diplomirten Doctor zu jeder Zeit ärztliche Hülfe den Passagieren bieten zu können.

[2]) Vide II. Theil, Seite 181.

betreffe, konnte ich ihm unter den gegebenen Verhältnissen nichts Besseres anrathen, als die Desinfection des Schiffes dem Kapitän zu überlassen, der ein erfahrener Mann und nebstdem auch diesbezüglich mit Instructionen und Arzneien versehen sei; wenn jedoch seine ärztliche Hülfe verlangt werde, könne und möge er sie den Patienten leisten, ohne zu fürchten, selbst ein Opfer der Cholera zu werden. Er könne ja jede Berührung mit den Excrementen vermeiden, und wenn durch Zufall dies doch geschehen würde, schütze ihn die sofortige Reinigung vor einer Infection. Was den prophylaktischen Gebrauch des Cognacs betreffe, müsse ich ihm aus der Erfahrung mittheilen, dass nur kleine Dosen, z. B. 20—30 Gramm einen Werth hätten, weil sie die Peristaltik des Magens anregen, dass jedoch grosse Dosen, welche er bereits genommen zu haben scheine, schädlich seien, weil sie die Acidität des Magens abstumpfen. Nun, mit diesem wohlgemeinten Rath ging es mir schlecht. »Ich bin ein Holländer,« erwiderte er hierauf, »und ich trinke wie viel ich will, und ich lasse mir von niemand etwas vorschreiben.« Ich versicherte ihn, dass ich keinesfalls beabsichtigte, ihn in seiner persönlichen Freiheit zu beschränken, und verliess das Schiff. Wie mir einige Wochen später der Schiffskapitän mittheilte, hatte dieser Arzt, der jetzt nicht mehr unter den Lebenden weilt, sofort nach meiner Abfahrt von dem Schiffe den Schiffskapitän gebeten, ihn durch sein Boot an's Land bringen zu lassen, weil er mich zum Duelle fordern müsste.

Erst in der Mitte des Monates Juli bekam ich Gelegenheit, auch das Innere des Landes kennen zu lernen, und ich machte um so lieber davon Gebrauch, als ich bis nun nicht weiter als bis Tanjong Karang, d. i. 5 km hinter der Hauptstadt, gekommen war. Der Resident sollte eine Inspectionsreise nach dem nördlichen Grenzbezirk Tulang Bavang mit der Hauptstadt Menggala machen und lud mich ein mitzugehen, weil noch niemals der dortige Vaccinateur controlirt wurde. Er würde mir zu diesem Zwecke den im Hafen liegenden Gouvernementsdampfer »Berouw« zur Verfügung stellen. Er selbst wolle und müsse den Landweg nehmen, um gleichzeitig sich von dem Zustande der Wege und der zwischen der Residenzhauptstadt und Menggala gelegenen Bezirke überzeugen zu können. Natürlich musste zunächst der Landescommandirende, welcher den Rang eines Hauptmannes bekleidete, um die Erlaubniss angegangen werden, und dieser wiederum gab die Zustimmung für den Fall, als ich selbst den allgemeinen Gesundheitszustand der Truppen für günstig erklären könne und nach menschlicher Berechnung kein dringendes ärztliches Eingreifen in den nächsten Tagen meine Anwesenheit unerlässlich mache.

Wenn auch· die gesetzlichen Bestimmungen für einen solchen Fall gesorgt haben und bestimmen, dass der Platzcommandant im Verhinderungsfalle des Garnisondoctors den täglichen Krankenrapport halten solle, und wenn auch im Marodenzimmer [1]·sich nur drei Patienten mit Hautkrankheiten befanden, so verliess ich doch nur mit einiger Unruhe für einige Tage meinen Standplatz. Ich besass nämlich damals einen kleinen Siamang, welcher bereits domesticirt war und sich mit meinem Bedienten bereits befreundet hatte; nebstdem hatte ich kurz vorher einen Lampongaffen [2]! erhalten, welcher gelernt hatte, die Cocosnüsse von dem hohen Palmenbaume auf Verlangen herunterzuwerfen. Dies war eines der grössten Exemplare mit grossen Schlagzähnen. Wenn er seine Unzufriedenheit durch Aufheben der Oberlippe zeigte, flösste er geradezu Schreck und Furcht ein. Er hatte um den Bauch einen Riemen und war mit diesem durch einen Strick an einer Stange befestigt, auf welcher eine Kiste seinen Käfig bildete. Hin und wieder geschah es, dass er sich der Fesseln zu entledigen wusste. Dann eilte er jedesmal nach der Küche und bedrohte die weiblichen Bedienten. Jedesmal war es mir gelungen, sie rechtzeitig vor seinen scharfen Zähnen zu schützen. Wenn sie auch immer einen fürchterlichen Lärm schlugen, sobald der Affe in der Küche erschien und zwar geradezu mit einem drohenden Gesichtsausdrucke, so deuteten sie den Angriff in ganz anderer Weise als ich. Sie liessen mich glauben, dass dieser Angriff ihren körperlichen Reizen gelte — es war ein Männchen — und dass sie sich nur aus diesem Grunde durch Schreien und Lärmen ihn vom Leibe halten wollten. Dies wollte mir niemals einleuchten, und darum fürchtete ich, dass in meiner Abwesenheit dieser wilde Kumpan ein Unglück anrichten könnte.

Eine grössere Beunruhigung verursachte mir natürlich der Gedanke an die Möglichkeit, dass in meiner Abwesenheit entweder die Cholera ausbreche oder jemand sich den Fuss breche u. s. w.

---

[1] = Ziekenzaal 2. Klasse.
[2] Vide I. Theil, Seite 97.

Sehr bald hatte Hauptmann X. meine diesbezüglichen Befürchtungen entkräftet und zwar mit den richtigen Grundsätzen, dass man im praktischen Leben nicht mit allen »möglichen« Fällen rechnen dürfe, sondern dass man nur die »wahrscheinlichen« Ereignisse im Auge halten müsse.

Die »Residentie« (= Provinz) Lampong hat zwei grosse Strassen und zahlreiche Pfade; die eine grosse Strasse geht beinahe in einer geraden Linie von der Hauptstadt bis nach Menggala, dem Ziele unserer Reise, und ist ungefähr 120 km lang. Bis zum Gunung Sugi, also ungefähr 55 km lang, geht dieser Weg über Berg und Thal und zieht sich in dem zweiten Theil auf der Ebene dahin. Diesen Weg nahm der Resident und zwar in einem dos-à-dos, welcher von einem und stellenweise von zwei Pferden gezogen wurde. In seiner Begleitung befand sich der Architekt und ein Polizeidiener.

Ich selbst erhielt in einem officiellen Brief das Ersuchen des Residenten, im Vaccine-Distrikte Menggala die Impfresultate des dortigen Vaccinateurs aufzunehmen und zu diesem Zwecke mit dem Regierungsdampfer »Berouw« am 14. Juli mich dahin zu begeben. Der Controleur des Bezirks habe bereits Befehl erhalten, mir bei der Inspection jedwede Hülfe zu leisten, d. h. zu sorgen, dass mir eine grosse Zahl von Eingeimpften vorgeführt werde und zwar so viel als möglich aus der jüngsten Zeit. Schönes Wetter begleitete uns auf der Fahrt längst der westlichen Küste der Halbinsel vor Katimbang, welche ein Jahr später so fürchterlich durch den Ausbruch des Krakatau gelitten hatte.[1]) Bald bekamen wir die Spitze des Radja Basa (1341 Meter hoch) zu Gesicht, zogen bei der Schweinsecke und zwischen den Zutpheninseln hinaus in die Javasee. (Auch die Ostküste dieser Halbinsel wurde von dem wüthenden Elemente des Krakatau schwer heimgesucht; bis zur Nähe der Nordinsel wurde die Küste rasirt.) Wenn wir auch im Hintergrunde die Gebirge der Westküste vor uns vorbeiziehen sahen, so war doch die ganze Küste vom Vorgebirge Tua = Schweinsecke bis zur Mündung[2]) des Menggalastromes flach und zum grössten Theil sumpfig. Die Sumpfvegetation begleitete uns bis an's Ziel der Fahrt. Den folgenden

---

[1]) Der Controleur B., welcher sich vor dem Lavastrom flüchten wollte und sein Kind auf dem Arm trug, erlitt ausgebreitete Brandwunden.

[2]) Bei 4° 20′ s B.

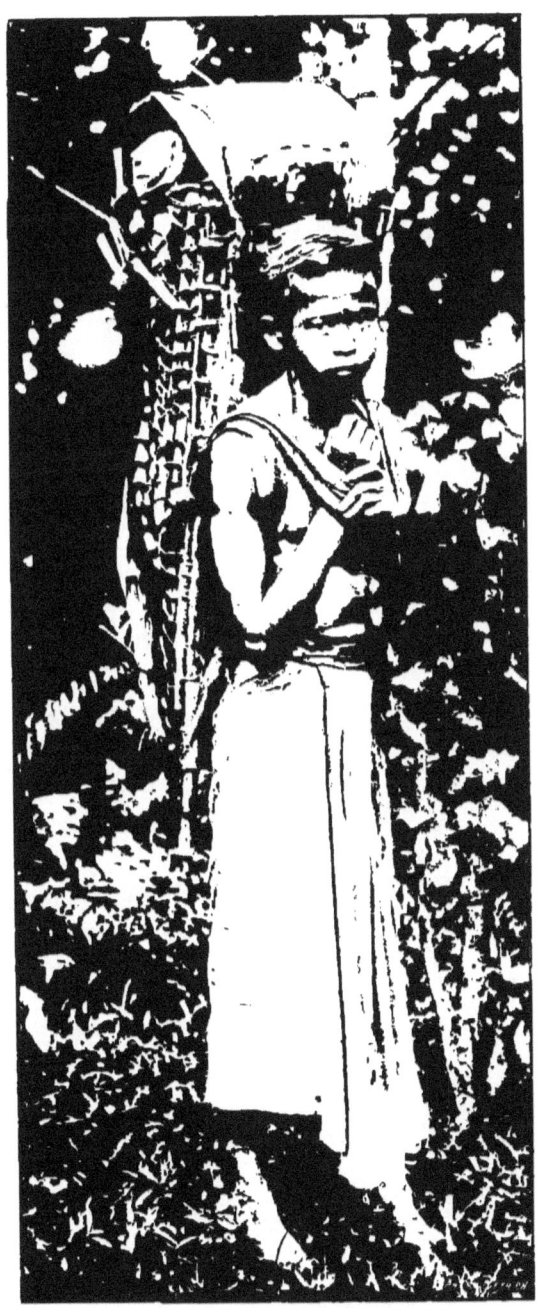

Fig. 3. Ein Mädchen aus dem unabhängigen Korintji.
(Vide Seite 57.)

Vormittag kurz vor 12 Uhr, also nach einer Fahrt von $29^1/_2$ Stunden, liessen wir in Menggala den Anker fallen. Sofort begab ich mich zum Controleur X., welcher mir Gastfreundschaft anbot. Auf der Reise hatte ich gehört, dass der Schiffskapitän von dem »Berouw« und der Controleur nicht gut aufeinander zu sprechen wären. Dieses Factum nahm keinen Einfluss auf meinen Entschluss, von dem gastfreundlichen Anerbieten keinen Gebrauch zu machen. Einerseits war ich auf dem Schiffe gut geborgen, wofür übrigens der Schiffskapitän der Regierung 7 fl. pro Tag in Rechnung brachte, anderseits hatten, wie mir der Herr X. selbst mittheilte, schon zahlreiche Gäste sich bei ihm eingefunden, und ich zögerte also, mehr als nöthig zu incommodiren. Das gespannte Verhältniss zwischen diesen zwei Herren sollte sich bald auch in publico zeigen. Zunächst erfuhren wir, dass der Resident noch nicht angekommen sei und dass bei dem Wedono ungefähr 500 Mädchen versammelt seien, welche späterhin das Fest der »Mulis« aufführen sollten; unterdessen könnte ich die Arbeit der Vaccinateurs controliren.

Die Wohnung des Controleurs war 1 km von der des Wedono entfernt. Ich ging also in Begleitung zweier Schiffsofficiere auf den Marsch. Der Vaccinateur erwartete mich mit seinen Rapporten in der »Pendoppo« des Häuptlings. Sein jeweiliger Standplatz wird von dem Residenten im Einvernehmen mit dem »Inspector des civilärztlichen Dienstes« in Batavia geregelt. Der Resident jeder Provinz lässt nämlich von seiner Provinz eine Impfungskarte anlegen, welche so eingerichtet ist, dass der Vaccinateur jeden Tag der Woche in einem andern Kampong sich aufhält. Die rings um dieses Centrum gelegenen Dörfer schicken ihre neu zu impfenden Kinder dahin und der Vaccinateur wählt aus den in der vorigen Woche mit gutem Erfolg eingeimpften Kindern 2—3 Kinder aus, welche gegen eine Vergütung der Reisekosten u. s. w. im benachbarten Centrum abgeimpft werden. Wie ich schon im Theile »Borneo« Seite 189 mittheilte, ist im Allgemeinen der Vaccinateur oder, wie er malaiisch officiell genannt wird, der »Mantri Djadjar« the right man on the right place; die Unkosten der Vaccination sind nicht hoch und der Segen der Vaccination hat bis nun nicht nur ganz Java, sondern auch einen grossen Theil Sumatras von der Geissel schwerer Blatternepidemien befreit.

Mit den Rapporten in der Hand besichtigte ich zunächst alle kleinen Kinder, welche vor 8 und vor 14 Tagen zum ersten Male eingeimpft waren. Beinahe kein einziger Fall befriedigte mich; ich sah nur grössere oder kleinere Geschwüre, welche ich unter andern Umständen geradezu für specifisch hätte halten müssen; selbst jene Impfstiche, welche erst 8 Tage alt waren, waren weder Knötchen noch Bläschen, wie ich es nach der Dauer der Impfung erwartete. Hierauf kamen die 500 Mulis = die Töchter der Häuptlinge zur Inspection; jede hatte 2—3 Narben auf der äusseren Seite jedes Oberarmes. Die Narben waren aber so gross und stark strahlenförmig, dass sie mich zur Frage zwangen, ob sie wohl noch wüssten, wie lange es gedauert hatte, bevor die Impfpusteln geheilt waren; nur einige dieser Mädchen wussten es noch, weil sie erst im reiferen Alter zum ersten Male eingeimpft waren. »Einige Wochen« und »einige Monate« waren die stereotypen Antworten. Diese lange Dauer der Heilung correspondirte mit den Geschwüren, welche ich bei der jüngsten Impfung gesehen hatte, und ich beschloss, wenn auch nicht auf ganz wissenschaftlicher Basis, radicale Abhülfe zu schaffen. Unterdessen war nämlich der Resident angekommen. Ich ging in die Pendoppo, um ihn zu begrüssen und ihm von dem Ergebniss meiner Inspection Bericht zu erstatten. Das Programm der weiteren Festlichkeiten sollte und konnte keine Störung erfahren; ich selbst sollte ja den folgenden Tag wieder nach Telók Betóng zurückkehren; ich hatte also weder Zeit noch Gelegenheit, mich mit dieser Sache an diesem Tage noch zu beschäftigen, um eine richtige Diagnose dieser Geschwüre aussprechen zu können.

Als aber der Resident mich frug, welche Vorschläge ich einreichen würde, wenn nach einer kunstgerechten Untersuchung die ungünstigste Diagnose dieser Geschwüre gestellt werden müsste, gab ich 3 Punkte an. 1. Sollte die weitere Abimpfung von Kindern vorläufig eingestellt werden. 2. Sollte sofort um Zusendung neuen Vaccinestoffes von Batavia ersucht werden. 3. Sollte der Vaccinateur die Zwischenzeit in der Hauptstadt sich aufhalten und unter meiner Aufsicht die Vaccination der Kinder vornehmen, um auch die Anforderungen der Reinlichkeit und Antisepsis kennen zu lernen. Zu meiner Ueberraschung erklärte der Resident meine Vorschläge für angenommen und ertheilte sofort die diesbezüglichen Befehle. Einige Tage später berichtete ich hierüber an den Sanitätschef in Batavia, welcher mir den Dank der Regierung für meine energischen Maassregeln aussprach.

Während meiner Unterredung mit dem Residenten, an der

natürlich sich auch der Controleur betheiligt hatte, waren vor der Pendoppo die 500 Mulis mit ihren Vätern angetreten, um uns nach dem Festplatze zu begleiten, welcher sich bei dem Hause des Controleurs befand. Den Zug eröffneten die Häuptlinge; sie waren ohne Schuhe, trugen weisse Hosen, hatten um die· Hüfte einen kurzen Sarong geschlungen, ihr Oberkörper war mit einem kurzen Sammtröckchen bekleidet, welches zahlreiche aus Gold gestickte Blumen hatte, und ihr Kopfhaar war nach malaiischer Sitte in ein ebenso kostbares Kopftuch eingewickelt. Die Mulis waren wie indische Bajaderen reichlich geschmückt, und wie mir ein arabischer Priester mittheilte, betrug der Preis des Schmuckes oft 2000 fl. Der Rand des Sarongs war von den meisten mit Ryksdaaldern benäht (à 2,50 fl. = $4^1/_4$ Mark) und der Salindang von einzelnen hatte am vordern Rande eine Reihe von Goldstücken im Werthe von je 10 fl. = $16^1/_2$ Mark. Die Nägel ihrer Hand staken in langen spitz zulaufenden Köchern aus Silber; über die Brüste schlang sich ein goldener Gürtel und auf dem Kopfe trugen sie eine mit Goldblech belegte Krone (Fig. 1). Es machte auf mich einen eigenthümlichen Eindruck, hinter einer Schaar von kleinen (1,15 Meter hohen) braunen Mädchen zu schreiten, welche durch ihre entblössten braunen Schultern und Rücken, ich weiss nicht mehr durch welche Ideenverbindung es geschah, an eine Heerde fetter Schafe erinnerte.

Als wir auf dem Festschauplatze ankamen, spielte sich eine jener kleinlichen Reibereien ab, welche ceteris paribus in allen Colonien der Welt mit der Anwesenheit junger Beamten verbunden sind. An und für sich sind es ja keine staatenbewegenden Ereignisse oder Principienfragen, welche das Aufeinanderstossen der verschiedenen Würdenträger veranlassen; sie schaffen aber Zwist und Verbitterung, deren Folgen manchmal selbst »politische Fehler« genannt werden müssten. Doch ad rem.

Der Boden war mit Matten bedeckt und zwei Faulenzerstühle und zwei gewöhnliche Sessel waren für die »Autoritäten« reservirt. Der Resident bot mir den Sitz zu seiner Rechten an. Leider habe ich den tiefen (?) Grund dieser Selbstverleugnung des Residenten nicht verstanden und mich dadurch der seltenen Gelegenheit beraubt, das ganze Fest der Mulis sehen zu können. Nachdem ich mehr, als es sich thatsächlich vertheidigen liess, gegen diese unverdiente Ehre protestirte, setzte sich endlich der Resident nieder, und ich nahm zu seiner linken Seite Platz. Hierauf erschien die angesehenste

Muli mit einem Päckchen Cigaretten in der Hand und einer brennenden im Munde. Während sie eine Cigarette an der letzteren anzündete, offerirte sie diese dem Residenten, ging bei mir vorbei und offerirte dem Controleur von Menggala und seinem Gaste, seinem Collegen von Seputi, ebenfalls eine brennende Cigarette. Als eine zweite und eine dritte Muli dasselbe wiederholten, bestand in mir kein Zweifel, dass dieser Vorgang programmgemäss sich abspielte und dass der Resident aus diesem Grunde mir den Ehrenplatz angewiesen hatte. Diese Ehrenbezeigung sollte nur den Beamten als den Vertretern der Regierung erwiesen werden. Ich frug also den Controleur, ob auf seine Anordnung die Mulis an mir vorbeigingen, ohne auch mir eine Cigarette anzubieten; ja, rief er stolz aus, denn diese Hormat (= Ehrenbezeigung) kann doch nicht auch einem Maschinisten geboten werden. (Der Schiffscapitän stand mit seinen Officieren hinter uns.) Diese Bestätigung meiner Vermuthung, dass nur den Beamten von den Eingeborenen »Hormat« geleistet werden sollte, entrüstete mich so, dass ich aufstand und dem Residenten mittheilte, dass Kopfschmerzen mich verhinderten, weiter an dem Feste theilzunehmen, und den hinter mir stehenden Schiffscapitän ersuchte, mit mir auf das Schiff zurückzukehren. Ich war damals 32 Jahre alt, also zu jung, um mit Gleichmuth eine absichtliche Zurücksetzung gegenüber einem jungen Mann von 22 bis 23 Jahren aufzunehmen; ich war aber auch schon zu alt, um die Ursache dieser Zurücksetzung in mir zu suchen, und heute drängt sich die Frage in mir auf, ob denn der modus vivendi der jungen Beamten gar so tadelnswerth sei. Den Eingeborenen gegenüber sind sie die Vertreter der Regierung, dies wird niemand bezweifeln; dass sich in der Brust eines 22- bis 25jährigen jungen Mannes das Selbstvertrauen unter dem Einflusse der Verhältnisse zu einer Ueberhebung steigere, möge man ihnen ruhig gewähren. Diese Beamten haben ja, wenn sie nicht verheirathet sind, im Innern des Landes eine isolirte und auch an vielen Gefahren exponirte Stellung. Für viele Jahre sind sie den Wohlthaten eines civilisirten und gesellschaftlichen Lebens entrückt. Die eingeborenen Häuptlinge, mit denen sie verkehren, üben aus Gewohnheit und vielleicht noch mehr aus Opportunitätsrücksichten die grösstmögliche Schmeichelei und Unterwürfigkeit diesen Beamten gegenüber. Dies ist eine Entschädigung für die Entbehrungen, denen diese jungen Männer ausgesetzt sind. (Wie oft haben sie monatelang kein Stückchen Brot gesehen?) Ich kann ja aus eigener Erfahrung bestätigen, dass sie späterhin diesen Grössenwahn ablegen, und mit sehr viel Vergnügen erinnere ich mich noch heute der zahlreichen angenehmen, liebenswürdigen Männer, welche sich in den höheren Regionen der indischen Beamtenwelt befinden. Ich habe z. B. 1½ Jahr später im Innern Sumatras um 11 Uhr meine Antrittsvisite bei dem Controleur gemacht, welcher zufällig die Häuptlinge seines Bezirkes um sich versammelt hatte. Ich war damals schon Regimentsarzt, also im Range viel höher als er; ich war vielleicht um 12 Jahre älter, und doch erhob er sich nicht von seinem Sessel, als ich eintrat, drehte nicht einmal den Kopf um, sondern lud mich mit einer seitlichen Bewegung der Hand ein, mich zu setzen. Späterhin lernte ich ihn als einen gebildeten und thatsächlich höflichen Mann kennen. Eines Tages glaubte ich, ihn bei einem Gläschen Wein über diesen eigenthümlichen Empfang in ruhiger Weise interpelliren zu müssen. Ja, sagte er, dies ist richtig; aber ich war »im Dienste«. Nun, alte Männer können auch unangenehme Seiten haben; lassen wir den jungen Leuten den Stolz als schönes Vorrecht ihrer Jugend!

Noch heute bedauere ich es, dass ich durch diesen Zwischenfall der seltenen Gelegenheit mich selbst beraubt habe, einem solchen Feste der Eingeborenen Sumatras bis zu seinem Ende beiwohnen zu können. Abends machte ich mit den Officieren des »Berouws« eine Visite bei dem Schreiber des Controleurs, welcher der zweite und letzte Europäer des Ortes war, betheiligte mich an dem Souper, welches der Controleur zu Ehren seiner Gäste gab, und den nächsten Tag verliessen wir zu Schiff Menggala, während der Resident wiederum über Land seine Rückreise antrat. Circa 11 Uhr des zweiten Tages kamen wir in Telók Betóng an. Am Ufer stand mein Bedienter mit dem kleinen Siamang auf dem Arm. Ein lauter Freudenschrei, U—U, durchdrang die Lüfte, als der kleine Affe mich auf dem Schiffe erblickte; er sprang auf den Boden und lief unruhig auf dem Ufer auf und ab und hielt seine langen Arme über seinem Kopfe beinahe in einem Halbkreis gebogen.

Mit einem Kahn musste ich mich an's Ufer bringen lassen, weil damals noch keine Pier bestand. Kaum hatte ich dieses betreten, so stiess mein kleiner Hausfreund wieder einen Freudenschrei aus, sprang auf meinen Arm und legte seinen Kopf gegen meine Wange.

Zu Hause angekommen, fand ich einen Araber auf mich

warten, welcher mir einen kleinen Elephanten, einen jungen männlichen Siamang und einige Seeigel und Seesterne zum Kaufe anbot. Für den Elephanten verlangte er 50 fl. Dieser Betrag war nicht zu hoch; ich konnte mich aber nicht entschliessen, den kleinen Elephanten zu kaufen, weil ich wusste, in kurzer Zeit diese Garnison verlassen und nach Batavia gehen zu müssen, wo ich zur Erlangung des höhern Ranges ein Examen ablegen sollte. Der Transport eines solchen kleinen Hausthieres ist immer mit Schwierigkeiten verbunden. Da ich mit aller Wahrscheinlichkeit nach dem Examen von Batavia wieder nach irgend einem anderen Theile des indischen Archipels transferirt werden würde, hätte der kleine Elephant mir sehr grosse Auslagen durch die Transportkosten verursacht. Der Araber theilte mir nebstdem mit, dass er mit Reis und Gras gefüttert werden müsse. In Batavia muss nicht nur der Reis, sondern auch das Gras gekauft werden; ein kleiner Elephant hat einen sehr regen und grossen Appetit; ich hätte also täglich für sein Futter ungefähr 1 fl. bezahlen müssen, während ein paar Pferde nur um 30 Ct. täglich an Reis und Gras verzehren.

Ich kaufte von dem Araber also nur für meinen kleinen Hausfreund seinen Kameraden, die Seeigel, Seesterne und eine grosse Zahl von Muscheln. Auch hatte er in einer Petroleumbüchse (von 18 Liter) in Seewasser zahlreiche Quallen, welche, wie er mir erzählte, von den Küstenbewohnern gegessen würden, von dessen Richtigkeit ich mich einige Tage später überzeugen konnte. Austern sind ja auch für den europäischen Gaumen eine Leckerei; warum sollten diese Quallen den Lampongern nicht behagen?

Meine Reise in's Innere dieser Provinz hatte keinen grossen Erfolg. Die Zeit war zu kurz, um in das Leben, die Sitten und Gebräuche der einheimischen Bevölkerung einen richtigen Einblick zu bekommen, und thatsächlich sind meine Aufzeichnungen, welche ich damals machte, nichts mehr als Aphorismen, welche ich den Mittheilungen der Häuptlinge verdanke und welche von dem Controleur bestätigt wurden.

Die Lampongsche Sprache ist ein Dialekt, welcher mehr mit der sundanesischen als mit der eigentlichen malaiischen Sprache Mitten Sumatras verwandt zu sein scheint; ich war dieses Dialektes nicht mächtig und sprach mit den Häuptlingen den sogenannten

Kasernen-malaiischen Jargon, mit welchem man ja auf allen Inseln des indischen Archipels in der Regel auskommt.

Es überraschte mich zu hören, dass sie ein Alphabet besitzen (eine Abart des Sanskrit), und dass nicht nur die Häuptlinge, sondern auch der grösste Theil der Bevölkerung lesen und schreiben können; aber noch mehr Verwunderung zeigten die Häuptlinge, als sie von mir hörten, dass es europäische Völker gäbe, unter welchen sich 30 bis 40 % Analphabeten befänden. Zum Schreiben benutzten sie früher Lontarblätter, Bambus und Bast; gegenwärtig sind natürlich Papier und Stahlfeder allgemein im Gebrauch.

Ihre literarischen Producte bestehen in Klageliedern (hiwang), in grossen Erzählungen (sarambay), in Liebesliedern (wajak) und in Märchen, während einige Zwerghirscherzählungen nur mündlich sich fortpflanzen.

Ihre Häuser stehen auf Pfählen, sind mit pittoresken Figuren in Holz geschnitten oder gemalt versehen und bestehen bei dem »kleinen Mann« aus Bambusmatten und bei den Häuptlingen aus Brettern.

Ich glaube nicht, dass irgend ein Volk in Europa einen so zahlreichen Adel besitzt, als er in dieser Provinz Sumatras gefunden wird. Schon im 15. Jahrhundert sollen die Lamponger Unterthanen des Sultans von Bantam (West-Java) gewesen sein, und seit dieser Zeit haben ihre Fürsten aus der Eitelkeit der Lamponger ein einträgliches Geschäft gemacht; als im Jahre 1752 die »Lampongschen Distrikte« die Lehnsherrschaft der »indischen Compagnie« anerkannten, im Jahr 1808 unter Daendels dem Sultan von Bantam abgenommen wurden und erst im Jahre 1856 durch einen Sieg über die Häuptlinge Hadji Wacha, Wak Mas und Raden Intan in den ruhigen Besitz des holländischen Staates kamen, kannte kein Lamponger ein grösseres Glück, als ein Pangkat (= Rang oder Titel) zu besitzen, den er um theueres Geld von dem Sultan und mit kostbaren Festmählern erstehen konnte. Solche adelige Titel waren: Pangeran, Raden, Dalem, Temanggung, Sutan, Ngabéhi Mas für Männer und Anggin, Mas Inten, Owoq, Dalem Ratu für verheirathete Frauen.

Zu den adeligen Insignien gehören die Papadun, die Sesako und die Lawang Kori. Die Papadun ist ein hölzerner, mit Gold und Silber beschlagener Divan, und die Sesako eine Rückenlehne aus demselben Material. Die Lawang Kori ist eine Ehrenpforte bei dem Hause, welche häufig und zwar bei allen festlichen Gelegenheiten benützt wird, während die beiden andern nur bei dem Festmahle gebraucht werden, welches zu Ehren der Erhebung in den Adelstand[1]) gegeben wird. Originell ist die Titi Kaki djalma. Viele Frauen bemühen sich nämlich, das Recht zu erhalten, mit den Füssen auf den Rücken eines Mannes sich zu stützen, wenn sie auf einen Tragestuhl in die Sesat (= Gemeindehaus) getragen werden und dort aussteigen. Andere »Stiftsdamen« dürfen kupferne oder silberne Krüge, Schüsseln, welche auf einer Matte stehen, bei ihren festlichen Gängen auf dem Boden vor sich ziehen lassen. Natürlich sind die Farbe und der Schmuck des Pajung (Sonnenschirm), welcher über ihrem Haupte getragen wird, ebenso deutliche Zeichen ihres Adels als bei den Häuptlingen auf Java.

Auf diese kleine ethnographische Skizze beschränkt sich mein Wissen von den Sitten und Gebräuchen der Lamponger.

Warum ich damals nur wenige Kröpfe gesehen habe, obwohl oft behauptet wird, dass in dieser Gegend und in dem benachbarten Palembang 16—80 % (?!) der Bevölkerung diese Geschwulst am Halse besitzen sollen, ist mir nicht bekannt. Sollte gerade in diesem Districte die unterste Grenze dieser statistischen Behauptung sich befinden?

---

[1]) Gegenwärtig tritt die holländische Regierung diesem einträglichen Geschäfte der Häuptlinge (= Demang) entgegen, weil die Ausgaben für den Titel und die damit verbundenen Feste oft den Candidaten zu ruiniren drohen.

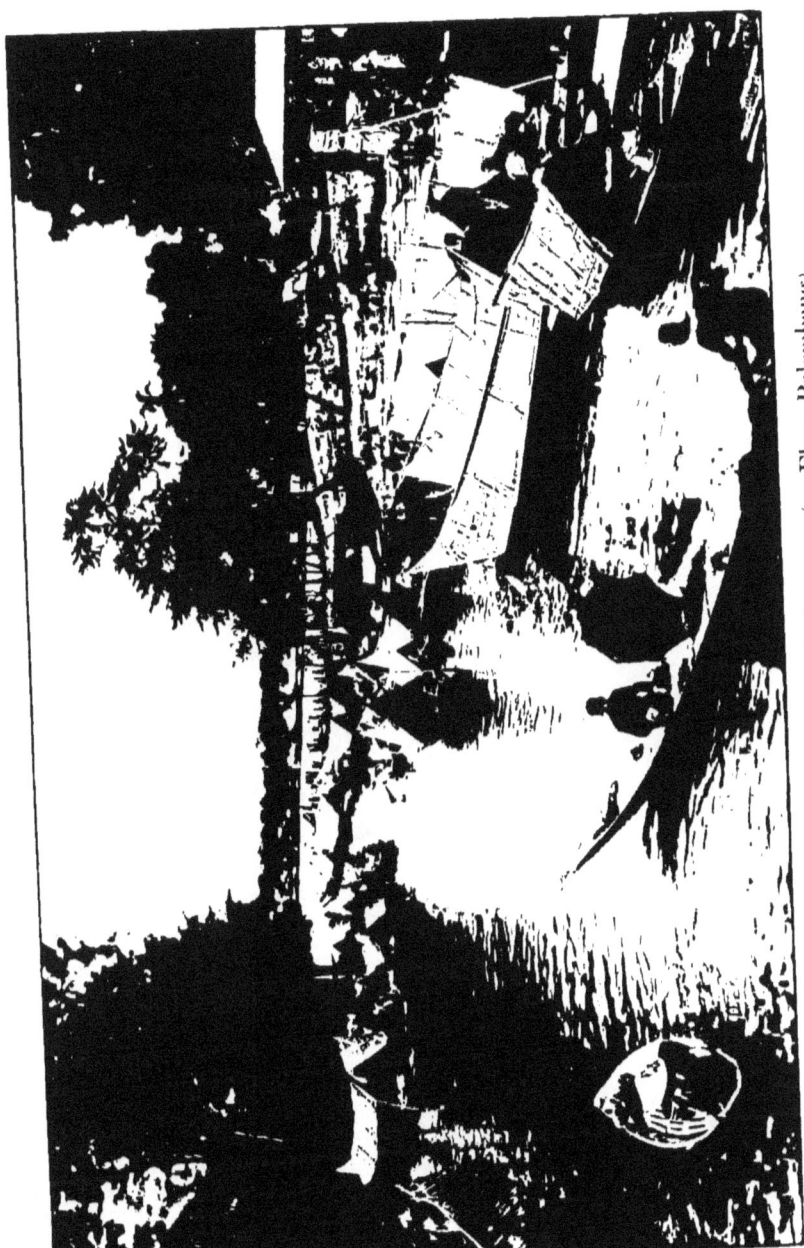

Fig. 4. An den Ufern des Musistromes (= Fluss Palembang).
(Vide Seite 68.)

2. Capitel.

Deutsche Soldaten — Ein Mörder (?) — Im Werbedepot — Ein Eremit — Elektrische Diagnosen — Ein Erdbeben — Schutzbrillen — Sandalen — Punka — Eine Menagerie — Chemisch reines Trinkwasser in den Lianen — Mein Name wird ominös — Telegraph und Elephant — Der Arzt in den Colonien — Eine wohlthätige Fee — Meine Abreise von Telók Betóng — Grösse von Sumatra.

Die holländisch-indische Armee war vielleicht ein Jahrzehnt lang geradezu eine Fremdenlegion zu nennen. Das »fremde Element« war oft so stark vertreten, dass z. B. die Schweizer allein in Semarang eine Meuterei in Scene setzen konnten, welche 24 Stunden lang die ganze Stadt in Furcht und Sorge versetzte. Ich selbst hatte wirklich interessante Begegnungen mit deutschen und österreichischen Soldaten, Unterofficieren und Officieren.[1]) Auch in Telók Betóng befand sich ein Sergeant in Garnison, der durch seine allgemeine Bildung hoch über das Niveau seiner Kameraden hervorragte. Ich nahm keinen Anstand, ihn bei mir zu empfangen und mit ihm zu verkehren, obwohl ich zwei Jahre vorher (und auch späterhin) wirklich unangenehme Erfahrungen mit den »Landsleuten« gemacht hatte. (Meine Naturalisirung zum Holländer war jedoch durch diese unangenehmen Erfahrungen weder beeinflusst noch bedingt.)

Vor 25 bis 30 Jahren strömten zahlreiche junge Leute nach Harderwyk, dem Werbedepot der colonialen Armee, und viele von ihnen fanden nicht nur eine gesicherte Existenz, sondern kamen nach Verlassen des militärischen Dienstes auch zu Wohlstand und selbst zu Reichthum. In der holländischen Armee erfreuten sich die deutschen Soldaten einer besonderen Werthschätzung, und ausnahmslos hörte ich von allen holländischen Officieren, die ich darüber inter-

---

[1]) Seit einigen Jahren ist es den „Fremdlingen" wenn auch nicht unmöglich, so doch so schwierig gemacht worden, den Officiersrang zu erlangen, dass bei meinem Abschiede aus dem indischen Dienste die Zahl der „fremden" Officiere auf ein Minimum gesunken war.

pellirte, diese als die besten Elemente der Armee bezeichnen; ich verstehe also nicht, wie Carthaus ein so düsteres Bild von dem Leben eines deutschen Soldaten in dieser Armee entwerfen konnte. (Vide: »Aus dem Reiche von Insulinde« von Dr. Emil Carthaus, VII. Capitel.) Ja noch mehr. Ich hatte Gelegenheit, einen Corporal zu sprechen, welcher s. Z. in der Fremdenlegion von Frankreich und zwar in Tonkin gedient hatte. Die Behandlung durch die Officiere und die ganze Verpflegung, deren sich der »Fremde« in der holländischen Armee erfreue, könne nicht einmal mit der in der französischen Armee verglichen werden, sagte mir dieser Corporal. Unter den Holländern fühle er sich heimisch und führe ein sorgloses Leben, während er in Tonkin oft den Tag verflucht habe, an welchem er sich in die Fremdenlegion Frankreichs aufnehmen liess.

Diese kurzen Mittheilungen über die »Fremden« in der holländischen Armee mögen die Einleitung zu dem folgenden Capitel sein, ohne dass ich nur andeutungsweise verrathen will, wie viel davon Wahrheit und wie viel davon Dichtung sei. Das Thatsächliche ist dem Lebenslaufe mehrerer Collegen entnommen.

Auf dem Wege zwischen Telók Betóng und Tanjong Karang stand ein Haus, welches sich in vieler Hinsicht von dem gewöhnlichen Typus der indischen Wohnung unterschied: es wurde von einem hochbetagten Greise bewohnt, von welchem die seltsamsten Dinge erzählt wurden. In seiner Jugend soll er als Mediciner in Deutschland die tollsten Streiche ausgeführt haben: auf dem Mensurboden war er geradezu gefürchtet. Eines Tages fiel sein Gegner, am linken Arme verletzt, zu Boden, und in seiner Wuth sah unser jetziger Eremit nicht das an dem Arme strömende Blut. Er stiess dem Verwundeten den Stahl in's Herz und mit einem Aufschrei der Entrüstung schleuderte ihn sein eigener Secundant in die Ecke des Saales. Während der anwesende Arzt ohne Erfolg sich mit dem unglücklichen Gegner beschäftigte, traten die vier Secundanten sofort zu einer Berathung zusammen. Der »Mörder« stand unterdessen regungslos an der Mauer angelehnt. Nach wenigen Minuten erschien jeder der vier Secundanten vor ihm, spuckte vor ihm aus, und zuletzt kam der behandelnde Arzt, führte ihn zu der Leiche seines Gegners und zeigte ihm die Wunde am linken Arm. »Sie Schuft« waren die einzigen Worte, welche er sprach, und spuckte ebenfalls vor ihm aus. Sofort ging Dr. X. nach Haus, packte seinen Koffer ein und verliess die Universitätsstadt L. Ohne Aufenthalt reiste er bis Harderwyk, um sich dort als gemeiner Soldat in die indische Armee einreihen zu lassen. Ein junger Mann, der damals mit dem Postwagen nach Harderwyk kam und nach dem Werbedepot frug, war zwar keine auffallende Erscheinung, aber eine herrliche Beute für die damals in Hülle und Fülle lauernden Werber, vulgo Hyänen genannt. Vor einer Taverne hielt der Wagen still und unser Aesculapius fiel natürlich sofort in das Netz eines solchen »Blutsaugers«. Ein ausgedienter Corporal trug ihm den Koffer in die mit Rauch und Qualm gefüllte Schankstube und bot sich als Führer in Harderwyk an. Dr. X. liess für sich und seinen Cicerone ein Gläschen Schnaps geben und erfuhr von dem Wirthe, dass sein Führer 6 Jahre in Indien gedient habe und daher alle möglichen Auskünfte über das Leben in den Tropen geben könne. Unaufgefordert theilte er auch mit, dass er Documente, wie Heimathschein, Reisepass oder Taufschein, in hinreichender Menge in Vorrath habe:

»Auf der Rückreise nach Europa sterben an Bord einzelne Soldaten, um die kein Hahn kräht; seine Kameraden nehmen ihm dann die Briefe, etwaiges Geld und die Documente ab. Sind es ehrliche Menschen, senden sie das Geld und die Briefe an die ihnen etwa bekannte Adresse. Heimathscheine u. s. w. der Verstorbenen kaufe ich ihnen ab. Es kommen häufig junge Leute nach Harderwyk ohne irgend ein Document, weil sie in aller Eile ihre Heimath verlassen haben; besonders von unseren deutschen Brüdern müssen viele junge Leute flüchten, weil sie zu viel Ehrenschulden hatten, oder weil sie einen andern Studenten im Duell getödtet haben, oder weil sie von einem ihrer kleinen Fürsten mit zu wenig Respect gesprochen haben; diese Leute haben dadurch Ursache, so bald als möglich Europa zu verlassen; ihre »Papiere« haben sie vergessen mitzunehmen; ohne »Papiere« werden sie beim Werbedepot nicht einmal zugelassen. Also bin i c h nur in der Lage, ihnen aus ihrer Verlegenheit zu helfen und verkaufe ihnen irgend einen der Heimathscheine, welche ich stets in Vorrath habe; darauf ist alles echt; die Unterschrift des Bürgermeisters ist echt, der Stempel des Gemeindeamtes ist echt; Alles ist echt. Hier gegenüber steht ein Wirthshaus, welches ebenfalls solche »Papiere« verkauft. Darauf ist Alles falsch: der Stempel, die Unterschriften des Bürgermeisters und des Notars, welcher die Unterschrift legalisirte. Was ist die Folge? Wenn ein Soldat Unterofficier geworden ist und er beabsichtigt,

Officier zu werden, so werden auf Grund seines Heimathscheines Erkundigungen eingezogen und dann ist er blamirt. Seine Heimath kennt in der Regel nicht einmal den Namen.«

Bei diesen Worten des Gastwirthes zog ein schmerzhaftes Lächeln um die Lippen unseres Flüchtlings, der plötzlich seinen Koffer ergriff, ihn öffnete und daraus einen Heimathschein nahm und den Wirth ersuchte, diesen gegen einen andern einzutauschen; er sei selbst bereit, 10 Fl. darauf zu zahlen. Das Geschäft wurde geschlossen, und unter dem Namen Johann Schmidt, Bäckergeselle aus Berlin, meldete er sich den andern Tag beim Werbedepot an. Obwohl damals die Assentirung der Recruten in Harderwyk sehr oberflächlich geschah, fiel der »Bäckergesell« Johann Schmidt durch seinen zarten Körperbau und durch seine wohlgepflegten Hände auf, so dass der anwesende Oberarzt sich über diesen »feinen« Bäckergesellen lustig machte. »Nun,« rief Johann Schmidt unvorsichtig aus, »ich bin kein homo quadratus, aber Sie, Herr College, sind es ja auch nicht; Sie brauchen also mich nicht zur Zielscheibe Ihrer Witze zu machen.«

Der Oberarzt gab darauf keine Antwort und erklärte ihn »geeignet für den Dienst in den Tropen«. Johann Schmidt, so wollen wir ihn auch weiterhin nennen, ging missmuthig zurück in die Taverne und malte sich alle schrecklichen Folgen seiner unvorsichtigen Aeusserung aus; er sah sich bereits wegen Fälschung seines Heimathscheines gerichtlich verfolgt, bestraft und in seine Heimath abgeschoben, wo er wegen feigen Mordes an einem wehrlosen, zu Boden gesunkenen Verwundeten justificirt werden sollte. Trübsinnig sass er auf der hölzernen Bank der Taverne und wies alle aufmunternden Worte seiner Schicksalsgenossen ab; Nachmittags sollten sie beeidet werden und ihr Handgeld bekommen; sie hatten also unbeschränkten Credit und seine neuen Kameraden machten davon ausgiebig Gebrauch; anstatt des Schnapses füllten französischer Rothwein und weisse Rheinweine die schmutzigen Gläser; die kleinen stinkenden Tabakspfeifchen wurden weggeworfen und Cigarren von nicht besserer Qualität, aber um das Dreifache überzahlt, angezündet. Junge und alte, hässliche und hübsche Mädchen mischten sich unter die halbbetrunkenen Recruten, und ihre Zoten waren das Echo der Flüche und Verwünschungen, mit welchen die »Colonialen« ihrer Vergangenheit und ihrer Heimath gedachten.

Plötzlich erschien an der Thüre ein Corporal und rief mit lauter Stimme: »Wo ist Johann Schmidt, Bäckergeselle aus Berlin?« Als keine Antwort erfolgte und der Corporal sich schon entfernen wollte, brachte ihn der Wirth zu unserm neuen Recruten Johann Schmidt, welcher vertieft in seine Träumereien nicht wusste, dass er nun für immer und ewig Johann Schmidt aus Berlin sei und bleiben werde. Von dem Corporal aufgefordert, zum Oberarzt X. zu kommen, begab er sich dahin. Zu seiner grössten Ueberraschung wurde er von seinem Collegen mit theilnahmsvollen Worten empfangen und selbst eingeladen, mit ihm ein Gläschen Bitter zu trinken. Nachdem er bei der Assentirung sein Incognito unwillkürlich gelüftet hatte, zögerte er jetzt keinen Augenblick, die volle Wahrheit zu erzählen. Da der Oberarzt die Gewissheit gewann, dass er thatsächlich bereits Medicinae Doctor geworden war und selbst bedeutendes medicinisches Wissen verrieth, gewann das Mitleid Oberhand, und er beschloss, diesen jungen Mann zu retten. Er liess sich von Dr. X. den Namen und die Adresse des Arztes mittheilen, welcher bei dem unglücklichen Duell Hülfe geleistet hatte, und ersuchte den Recruten, 14 Tage ruhig und anständig in Harderwyk zu leben; es würde wahrscheinlich noch einige Wochen dauern, bis er sich einschiffen werde können, und während dieser Zeit werde er doch als Recrut in Harderwyk militärische Dienste leisten müssen, resp. abgerichtet werden. Während der nächsten drei Wochen wurde er nur in dienstlichen Angelegenheiten hin und wieder zum Oberarzt gesendet, welcher ihn stets mit Herablassung, aber ohne jedes andere Zeichen von Wohlwollen empfing; schon hatte er von seinem Sergeanten die Nachricht erhalten, dass die ganze Compagnie in einigen Tagen sich auf einem grossen Dreimaster einschiffen werde, und hatte bereits die Abschiedsbriefe an seine noch lebenden Eltern geschrieben, als er eines Tages den Befehl erhielt, unter Geleite von vier Mann nach Utrecht zu gehen. Sofort nach seiner Ankunft wurde er zum Platzcommandant beschieden, welcher ihm mittheilte, dass der Oberarzt in Harderwyk sich seiner in jeder Hinsicht angenommen habe; alle seine Mittheilungen über sein Vorleben wären für richtig gefunden worden, und die holländische Regierung sei bereit, ihn unter gewissen Bedingungen als Militärarzt in Dienst zu nehmen; vor allem anderen müsse er jedoch den Herrn Johann Schmidt fragen, ob er beschwören könne und wolle, dass er thatsächlich nichts von der Wunde seines Duellgegners gewusst habe, und dass er nicht mit Ueberlegung dem zu Boden gesunkenen Feind das Schwert in die Brust gestossen habe. Als er sich dazu bereit erklärte, wurde er vor eine viergliedrige ärztliche Commission gebracht, vor welcher er diesen Eid ablegte, und da »sein Diplom als Doctor der Medicin in Verlust gerathen war«, stellten sie einige medicinische Fragen an ihn, welche ihnen die Ueberzeugung verschaffen sollten, dass keine Personenverwechslung stattgefunden habe. Nach sechs Wochen schiffte er sich als »Officier van Gezondheid« 3. Kl. mit einem Dreimaster ein und kam nach einer Reise von 105 Tagen glücklich in Batavia an. Mit Fleiss und Eifer widmete er sich seinem Berufe; besonders das »nervöse« Leben in den Tropen reizte seine Forschungssucht. Trotz der mangelhaften Technik der damaligen Zeit versäumte er keine Gelegenheit, von verstorbenen Soldaten oder Sträflingen (dwangarbeiders) einige Stücke von Nerven der Schenkel oder Arme sich herauszuschneiden und mit seinem primitiven Mikroskope zu untersuchen: wenn bei den zahlreichen Expeditionen, an welchen er theilnehmen musste, den verwundeten Soldaten ein Arm oder ein Finger oder der Fuss amputirt werden musste, fand er trotz aller schwerer Arbeit immer noch Zeit, von der amputirten Extremität alle grösseren Nerven heraus zu präpariren und sie in Weingeist oder Aether zu bewahren, um durch Zupfpräparate die groben Veränderungen in den Nerven zu studiren; bald aber genügte ihm dieses nicht mehr, und er verlegte sich auf das Studium der functionellen Störungen der Nerven in den Tropen. Diese erforderten grössere Apparate und — lebendes Material. Soweit jene in den grossen Spitälern von Java vorräthig waren, wie z. B. eine grosse elektrische Batterie, sah er davon ab, sie aus Europa kommen zu lassen, weil sie bei seinen häufigen Transferirungen nur ein Lastposten gewesen wären; doch im Jahre 186 . nahm er seinen Abschied, zog sich in die Einöde des Innern Sumatras zurück, baute sich nach eigenen Plänen ein Haus und schaffte sich alle Apparate an, welche zur Untersuchung der Functionen der Nerven unentbehrlich waren.

Der Abschied aus dem Militärverbande geschah unter so eigenthümlichen Verhältnissen, wie er mir erzählte, dass ich es nicht unterlassen kann, sie mitzutheilen. Er befand sich im grossen Militärspitale zu S. und erhielt eines Tages den Befehl, in Vertretung des Garnison-Doctors entre autre auch das Militär-Gefängniss zu besuchen; in der letzten Zelle lag ein zum Tode verurtheilter Mörder. Dieser litt an Dysenterie. Bevor er die Zelle verliess, ersuchte ihn der Patient, ihm mehr zu essen zu geben, als er bis jetzt erhielt. Dr. Schmidt wollte zunächst seinen Stuhlgang inspiciren, der vor der Thüre in einem grossen Topf sich befand, um darauf seine diesbezügliche Entscheidung zu basiren. Der Patient schien dies nicht verstanden zu haben, sprang aus dem Bette und wollte dem Doctor zu Leibe; die Krankenwärter sprangen dazwischen, und unbehindert konnte er die Zelle verlassen. Als er dieses seinem Chef mittheilte, liess dieser ihm die Wahl, officiell darüber an den Platzcommandanten zu berichten oder zu schweigen; in dem einen Falle würde der Verurtheilte gewiss nicht begnadigt werden, während in dem zweiten Falle dies sehr wahrscheinlich sei, weil der damalige Gouverneur-General nur sehr selten das Todesurtheil eines europäischen Verbrechers bestätigte. Gleichzeitig nahm der Chef den Kopfzettel des Patienten zur Hand und las, ohne etwas zu ahnen, den ursprünglichen eigenen Namen des Dr. J. Schmidt vor. Wie vom Blitz getroffen, stürzte er zu Boden. Nachdem er sich erholt hatte, nahm er aus Gesundheitsrücksichten den Abschied aus dem Dienst und beschloss, die letzten Jahre seines Lebens zurückgezogen von allem Verkehr mit den Menschen nur für die Wissenschaft zu leben. Niemals gab er sich die Mühe — seine Eltern waren ja bereits gestorben —, seinen heimathlichen Behörden von dem Tausche seines Heimathscheines und von der Personenverwechselung mit dem Mörder Aufklärung zu geben.

Ohne ihn von meiner Ankunft verständigt zu haben, überschritt ich den kleinen (0,4 Meter hohen) Zaun, welcher den Garten von dem Wege trennte. Ein gewaltiger Trompetenstoss eines alten Elephanten begrüsste uns, ohne dass wir ihn sahen, und ein junger näherte sich uns neugierig; er war noch keine $1\frac{1}{2}$ Meter hoch und blieb in einiger Entfernung vor uns stehen. Gleichzeitig sahen wir aus einem Hause im Hintergrund einen alten Mann ein Fernglas auf uns richten und einen malaiischen Diener auf uns zukommen, der zunächst den kleinen Elephanten mit einem Stock nach hinten trieb und uns hierauf um unsere Namen und um den Zweck unseres Besuches frug. Auf dem »Leitje« (= Schiefertafel[1]) schrieb ich, dass ich als College und Landsmann bei seinem Hause nicht vorbeifahren könne, ohne mich ihm vorgestellt zu haben.

---

[1] Vide II. Band, Seite 205.

Sofort erschien ein alter Mann, den ich wenigstens 80 Jahre alt
schätzte; sein Rücken war gekrümmt, ein weisser kurz geschnittener
Bart und dichtes weisses Haar zierten seinen Kopf; weiche Züge
verriethen einen sanften milden Charakter; gekleidet war er in
chinesische Toilette, d. h. er hatte eine dunkle leinene Pluderhose
(Nachthose) und eine weisse Kabaja an; seine Füsse trugen keine
Schuhe, sondern braune Sandalen, welche mit einem breiten ge-
stickten Riemen von dem Rücken des Fusses getragen wurden.
Eine indische Katze [1]) folgte ihm in einiger Entfernung. In etwas
gebrochenem Deutsch frug er mich um mein Begehren, da er nicht
voraussetzen könne, dass ein so junger Arzt, als ich sei, nur durch
Neugierde getrieben ihn aufzusuchen käme; was die Landsmannschaft
beträfe, habe er gar keine Ursache, sich noch als Deutschen auszugeben, weil er seit vielen Jahren nicht nur jede Verbindung mit
seiner Heimath abgebrochen habe, sondern auch bis auf gewisse
medicinische Fragen jedes Interesse dafür verloren habe. Als ich
ihm jedoch mittheilte, dass ich in Telók Betóng von seinen
Forschungen gehört habe, dass mich die moderne Lehre von dem
Entstehen der Krankheit nicht ganz befriedige, und dass ich deshalb
nicht aus Neugierde, sondern im Verlangen, etwas zu lernen, zu
ihm käme, da zuckte ein Freudenstrahl durch seine Augen. Was,
rief er aus und zog mich beim Arme in sein Haus, ohne
meinen Begleiter nur eines Wortes oder eines Blickes zu würdigen,
Was! Sie junger Arzt schwören nicht auf die Unfehlbarkeit der
Bacteriologie!? Nun kommen Sie herein zu mir! Vorgestern bin
ich aus dem dos-à-dos gefallen; wie Sie sehen, ist das Gelenk
meiner rechten Hand geschwollen; ich bitte Sie, untersuchen Sie
mich und sagen Sie mir, ob das Köpfchen einer der beiden
Knochen oder vielleicht beide gebrochen seien? Doch nein! ich
will Ihnen sofort meine Untersuchungsmethode zeigen. Hier steht
eine elektrische Batterie; ich steche nun zwei feine Nadeln in
meinen gesunden Arm und verbinde sie mit 24 Elementen; wie Sie
sehen, bekomme ich jetzt eine Ablenkung der Magnetnadel auf
dem Widerstandsmesser bis zu 250; dasselbe geschieht, wenn ich
auf meinem kranken Arm oberhalb der verletzten Stelle die Nadeln
einsteche. Wenn ich aber — achten Sie jetzt gut auf die Grösse des

---

[1]) Die indische Katze ist durch die eigenthümliche Form der Schwanz-
spitze charakterisirt. Der Schwanz endigt nämlich in einem Knoten und besitzt
weniger Wirbel als die gewöhnliche, über die ganze Welt verbreitete Hauskatze.

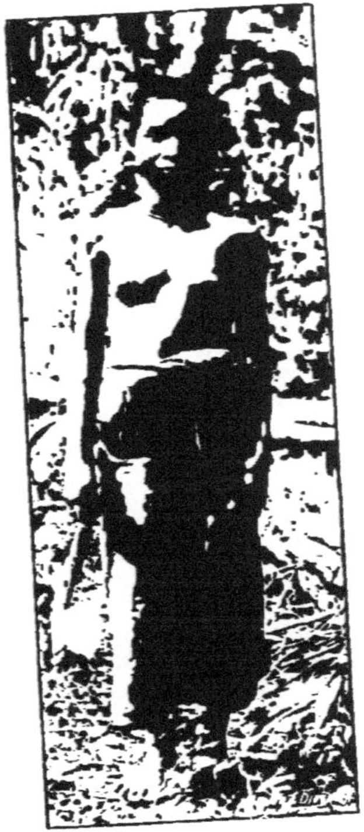

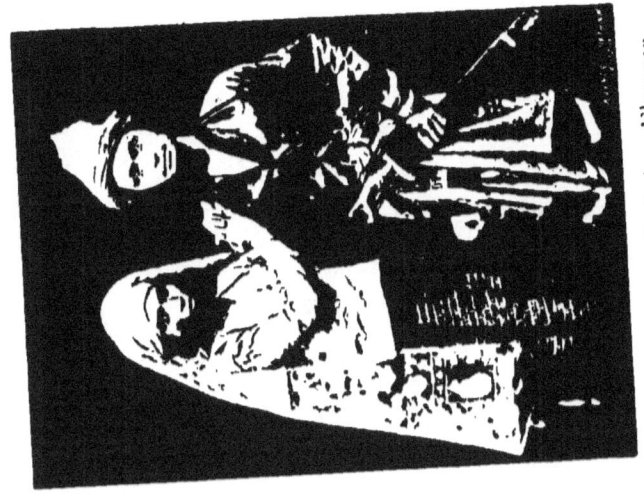

Fig. 18. Ein atjeesisches Ehepaar.
(Vide Seite 153.)

Fig. 5. Ein Mädchen aus Semang (Malacca).
(Vide Seite 30.)

Widerstandes — die eine Nadel in den geschwollenen Theil einführe, zeigt der Widerstandsmesser 350°. Natürlich werden Sie mir einwenden, dass dieses eine Folge des Ergusses in das Gewebe sei; Sie irren sich aber darin sehr stark; durchfeuchtete Gewebe sind bessere Leiter der Elektricität als trockene und — mein Kutscher Kromo war mit mir aus dem Wagen gestürzt und hat sich das linke Schienbein gebrochen; die Schwellung ist bei ihm bereits geschwunden und die Fractur des Schienbeines lässt sich noch heute sehr leicht und bequem constatiren. Ich bitte Sie, Herr College! untersuchen Sie gefälligst jetzt diesen Patienten in der von mir angegebenen Weise, und Sie werden beinahe denselben Unterschied als bei mir in der Widerstandsgrösse finden. Hab ich nun nicht das Recht, in dieser Abweichung der Magnetnadel ein unfehlbares diagnostisches Verfahren zu sehen? Vor einigen Wochen litt mein malaiischer Nachbar an einer rechtsseitigen Lungenentzündung; am 9. Tag wich das Fieber, das Husten wurde schwächer u. s. w. Am 12. Tag stieg die Temperatur wieder auf 39,5°, er klagte wieder über heftige Schmerzen, er begann zu deliriren u. s. w.

Ich bin ein alter Mann; ich höre nicht mehr gut; ich konnte ihn also nicht auscultiren; überhaupt war ich niemals in der modernen Untersuchungsmethode der Lungen bewandert; ich musste mir meine Diagnose auf anderen Erscheinungen aufbauen; diesmal griff ich zu meiner elektrischen Nadel und constatirte, dass der obere Lappen der linken Lunge angegriffen war. Die Vergrösserung der Leber, des Herzens und der Milz constatire ich leichter als die grössten Professoren in Europa. Die Veränderungen der Muskeln und Nerven, wie sie besonders in der Beri-Beri auffallend zu Tage treten, werden durch meine Nadeln so leicht nachgewiesen, dass ich selbst die leichtesten Formen und die ersten Anfänge dieser Krankheit diagnosticiren kann; und Sie, Herr College!« Ohne meine Antwort abzuwarten, führte er mich zu allen seinen Apparaten, welche vor 18 Jahren thatsächlich die modernsten genannt werden mussten. Nebstdem war ein Tisch mit zahlreichen medicinischen Wochenschriften in der deutschen, holländischen und französischen Sprache bedeckt, und sein Bücherschrank [1] zeigte eine grosse Auswahl der

---

[1] In den Tropen sind Bücherschränke die besten Bewahrorte für Bücher. In Bücherkästen häufen sich sehr leicht Schimmel und der Bücherwurm an; Luft und Licht sind in Indien auch für Bücher die besten Conservirungsmittel. Die Schränke müssen aber frei stehen, d. h. nicht gegen die Mauer lehnen.

diesbezüglichen Werke. Hierauf führte er mich in die Veranda, wo sich ein Apparat zur Bestimmung der elektrischen Spannung in der Luft befand; der Galvanometer befand sich in einer graduirten Röhre und bestand aus einer kleinen Scheibe von der Grösse einer 10 Cent-Münze und ruhte auf einer feinen stählernen Feder. »Sehen Sie,« rief mir Dr. Schmidt zu, »das ist mein Haustyrann. Steht die Scheibe auf 1, dann ist die elektrische Spannung in der Luft gering; dann ziehe ich seidene Unterwäsche an und esse schwere Kost, z. B. die »Rysttafel«; bei einem Stande von 2 nehme ich wollene Leibwäsche und esse gemischte Kost, und bei dem höchsten Stande der elektrischen Spannung (No. 3) nehme ich nur Fleischspeisen. Dieser Apparat ist ein strenger Tyrann; denn er schreibt mir auch vor, was und wieviel ich trinken darf, wann ich zu Fuss oder zu Pferd spazieren oder ob ich mich von meinem Elephanten in einem Wagen ziehen lassen solle. Die geringste Uebertretung seiner Befehle wird sofort bestraft. Eine Erkältung der Lungen, eine . Diarrhoe, ja selbst ein Fieberanfall sind die Strafen, mit welchen er jede Ausserachtlassung seiner Befehle ahndet. Selbst meine Bedienten und alle Eingeborenen meiner Umgebung unterwerfen sich seinen Anordnungen. Die weissen Nachbarn und alle Europäer in Telók Betóng lachen natürlich über meine elektrischen Schrullen, wie sie es nennen, und schwören auf die Fahne der Bacteriologie; wir hatten selbst einen Beamten in der Nähe, der nur gekochtes Wasser trank, seine Kinder, seine Teller und seine Fussböden mit gekochtem Wasser reinigte, und selbst die Pisang, die Mangga und die Durian in gekochtem Wasser abwaschen liess, bevor sie seine Kinder in die Hände nehmen mochten; die Folgen blieben aber nicht aus; die ganze Familie sieht wie Leichen aus; schauen sie jedoch mich, meine Diener und selbst alle Eingeborenen an, welche zu jeder Zeit die jeweilige Spannung der Electricität berücksichtigen und — kein einziger ist krank, kein einziger leidet jemals an Fieber, Beri-Beri, indischem Spruw oder Dysenterie.«

Seine Mittheilungen waren von so zahlreichen Angaben über Ampères, Watts und Widerstandsgrössen begleitet, eine so grosse Reihe von Gelehrten auf dem Gebiete der Elektrophysiologie wurde dabei erwähnt, dass ich sie weder mir merken noch bei meiner Ankunft in Telók Betóng in meinem Tagebuche aufnehmen konnte. Viele Einwände gegen seine Theorien konnte ich nicht machen.

Einerseits beherrschte ich dieses Thema kaum oberflächlich, weil mein diesbezügliches Wissen aus meiner Studienzeit schon lange als Ballast über Bord geworfen war, und zweitens erwartete Dr. Schmidt offenbar keine Widerlegung; seine Mittheilungen stürmten ja wie ein Bergstrom auf mich ein und liessen mich gar nicht zu Worte kommen; offenbar hatte er das Bedürfniss, dieses Thema nach allen Seiten zu besprechen, obwohl ich durch kein einziges Wort ein Verständniss dafür verrieth.

Eben wollte ich von ihm eine Aufklärung über die Construction seines mir unbekannten Elektrometers erbitten, als der alte Elephant eine heftige Unruhe zeigte, die Pferde im Stalle laut wieherten, aus dem nahen Urwalde klagende Laute des Schweinsaffen (Cercopithecus nemestrinus), des Siamangs (Hylobates syndactylus) und das Brüllen eines Tigers zu unseren Ohren drangen, Hunde, Gänse, Hühner, Ziegen und Schweine unruhig um das Haus liefen und der kleine Elephant selbst sich auf die Treppe der Veranda flüchtete. Unwillkürlich oder instinctmässig warfen wir einen Blick auf den Galvanometer; sein Schwimmer flog mit ungeheurer Geschwindigkeit auf und ab. »Wir bekommen Erdbeben,« rief Dr. Schmidt und zog seine Uhr heraus. Nach ungefähr 1 Minute fühlten wir das Haus schwanken, und gleichzeitig erscholl neben uns das Klingeln einer elektrischen Glocke. Ein Seismometer d. h. ein Erdbebenmesser war mit Drähten mit einem elektrischen Glockenapparate verbunden, welcher sich ebenfalls in seinem Arbeitszimmer befand. Wir eilten dahin, um die Richtung des Erdbebens und seine Intensität aufzunehmen. Auf einer kleinen gemauerten Säule stand der Apparat. An einem feinen Seidendraht hing ein kleines metallenes Kügelchen, welches bei unserer Ankunft wie ein Pendel hin und her schwankte; hin und wieder traf es einen der 16 Stifte, welche sich am Rande der Scheibe befanden; in demselben Augenblicke war der Contact mit der elektrischen Glocke hergestellt und das Läuten begann. Die 16 Stifte lagen in der Richtung der Striche einer 16 theiligen Windrose; da das Kügelchen des Pendels stets 2 Stifte traf, welche SWS und NON entsprachen, so constatirten wir dadurch, dass das Erdbeben in der Richtung von Java über Sumatra seinen Weg genommen hatte. Zwischen dem ersten Auftreten der elektrischen Erscheinungen und dem ersten Signal des Seismometers war 1 Minute verstrichen; dieses deutete auf eine kleine Entfernung der Ursprungsquelle des Erdbebens. Dr. Schmidt dachte an einen feuerspeienden

Berg in der Sundastrasse, obzwar, wie ihm (und mir) bekannt war, schon seit dem Jahre 1680 keine vulcanische Eruption in dieser Strasse stattgefunden hatte; ich für meine Person enthielt mich jeder Ansicht, weil mir die Fortpflanzungsgeschwindigkeit der Erdbeben nicht bekannt war und ich noch weniger wusste, wie die verschiedenen Medien, Wasser, alluvialer Boden und tertiäre Schichten diesbezüglich sich verhalten. Das Erdbeben hatte nur einige Secunden gedauert; im Ganzen hatte ich nur zwei Stösse verspürt, und das Pendel des Seismometers kam bald zur Ruhe.

Mein Begleiter hatte sich unterdessen mit dem kleinen Elephanten unterhalten und den Garten besichtigt, welcher das Haus umgab. Während Dr. Schmidt in's Haus ging, um die Zeit, Richtung und Intensität des Erdbebens zu notiren, machten mich meine Freunde auf den eigenthümlichen Stil des Hauses und der Nebengebäude aufmerksam und verurtheilten alles, was sie sahen, weil es nicht den herrschenden Anschauungen entsprach. Ich konnte mich nur theilweise diesem strengen Urtheile anschliessen und behielt mir vor, mein Endurtheil auszusprechen, bis ich von Dr. Schmidt Aufklärungen über alles und jedes erhalten hätte. Leider geschah, was ich befürchtete. Dr. Schmidt motivirte sein ganzes Thun und Lassen mit dem wechselnden Widerstand der Stoffe gegen die Erd- und Luft-Elektricität, und wiederum ergoss sich ein Strom von Ziffern und Namen über mich. Da viele seiner Erklärungen einen wissenschaftlichen Kern hatten, d. h. den allgemein giltigen Anschauungen der Hygiene entsprachen, so mögen sie hier ihren Platz finden, ohne dass ich natürlich seine Motivirung heute noch mittheilen könnte oder wollte. Zunächst trugen alle seine Bedienten, wie er selbst, rauchgraue Brillen und Sandalen. Jene sollten sie nur im Freien gebrauchen und zwar wenn es nicht regnete. Jedermann ist es bekannt, wie während der trockenen Zeit (bei einer Temperatur von ungefähr $37-40^{\circ}$ C.) die heisse Luft in solche Schwingungen versetzt wird, dass man sie selbst sehen kann. Die Brechung des Lichtes ist eine ungeheuere und reizt geradezu das Auge (die Retina). Der Gebrauch einer solchen Brille ist also gewiss anzuempfehlen, wenn sie nicht gleichfalls für schwaches Licht z. B. im Hause oder im schattenreichen Garten gebraucht wird. Ich selbst hatte stets eine solche bei mir, wenn ich in der Mittagsstunde zu meinen Patienten fahren musste.

Was die Sandalen betrifft, darüber sind die Acten noch nicht geschlossen. Der Eingeborene geht am bequemsten blossfüssig; selbst als Soldat oder als Kuli, welcher 30—40 Kilo 20—30 Paal (= 30—45 km) weit tragen muss, wird er gewöhnlich ohne Schuhe oder ohne Sandalen marschiren; gewöhnlich sind die Landstrassen, die Wege der Stadt und des Dorfes ungepflastert und bestehen aus einer Lehm- oder Humusschicht, welche mit Sand oder kleinem Gerölle gemischt ist. Thatsächlich ist das Gehen ohne jede Bedeckung der Sohlen in Indien geradezu ein Genuss. Wer daran zweifelt, möge z. B. um 12 Uhr bei einer europäischen Schule stehen; die Jugend stürmt natürlich wie überall lebenslustig aus dem Schulhause; sobald der Lehrer oder die Lehrerin aus dem Gesichtskreise verschwunden ist, werden von allen Kindern Schuhe und Strümpfe ausgezogen, und blossfüssig eilen sie nach Hause oder balgen sich auf der Wiese. Selbst erwachsene Männer und Frauen werden hin und wieder im Hause oder im Garten vergessen die Pantoffeln zu gebrauchen. Die Haut der Fusssohlen wird durch das Gehen ohne Schuhe so derb, dass sie durch stumpfe Steinchen oder durch die rauhe Oberfläche des Pflasters nicht verletzt wird; Glasscherben, Nägel oder spitze Steine verletzen natürlich den Fuss des Eingeborenen ebenso gut als die Sohle des »Orang baru«, welcher seit seiner ersten Jugend niemals blossfüssig gegangen ist. Die Haut des Eingeborenen wird aber nicht nur derber, sondern verwandelt sich oft auch in eine Schwiele; ich sah sehr oft bei Recruten eine Form derselben, deren Entstehungsweise mir noch heute dunkel ist. Der ganze Ballen und die ganze Ferse war mit einer Schwiele bedeckt, welche durch zahlreiche kleine, bis stecknadelkopfgrosse Grübchen das Aussehen eines Siebes erhielt; der Recrut hatte keine Schmerzen und wurde dadurch nicht im Geringsten im Marschiren beeinflusst. Das Reglement für die Assentirung spricht nur von »unheilbarer Schwielenbildung in solchem Grade, dass dadurch das Marschiren erschwert wird«, und in § 322 von malum perforans pedis = durchbohrende Fussgeschwüre, als Ursachen, um einen Recruten zurückzuweisen; aber dennoch nahm ich solche Recruten nicht an, weil sie einmal angenommen und im Besitze des Handgeldes sich wegen dieses Uebels sehr leicht krank melden können. Relativ ungünstiger ist eine partielle Schwielenbildung der Sohle; in der Regel entstehen durch begrenzte Schwielen in der Umgebung Risse oder Rhagaden in der Haut, welche schmerzhaft sind und selbst das Gehen auf der hölzernen Flur erschweren.

Auch dieses Uebel beobachtete ich häufig bei den eingeborenen Soldaten, und s. Z. ersuchte die Regierung in Europa (!?) die ärztliche Facultät um das Gutachten, ob auch diesen Soldaten Schuhe verabfolgt werden sollten. Auf Grund des Gutachtens, welches vom Generalstabsarzte i. P. Dr. van Gelder abgegeben wurde, blieb es beim Alten, d. h. die eingeborenen[1]) Soldaten erhalten keine Schuhe, es sei denn, dass ein militärärztliches Zeugniss das Tragen von Schuhen (mit Strümpfen) zur Heilung von krankhaften Zuständen der Fusssohle für den betreffenden Patienten nothwendig erkläre.

Ob nun Dr. Schmidt mit Recht oder mit Unrecht seine Diener veranlasste, Sandalen zu tragen, muss ich unerörtert lassen, weil ich zu untersuchen vergass, ob sie Rhagaden oder Geschwüre an der Fusssohle hatten. Natürlich sind Sandalen in den Tropen weniger unangenehm als Schuhe, veranlassen keine Schweissfüsse, missformen nicht die Gestalt der Füsse [2]) und sind auch billiger. Noch muss ich mittheilen, dass einige angesehene Malaien im Bade hölzerne Sandalen gebrauchen. Das sind hölzerne Sohlen mit grossen Hacken und haben in der Nähe der Spitze einen Knauf, welcher zwischen der ersten und zweiten Zehe getragen wird.

Bekanntlich umgeben die indischen Feinde ihre kleinen Forts mit eigenthümlichen Chicanen. Das Terrain ist mit Gras oder Gesträuch bedeckt, und dazwischen befinden sich hölzerne Nägel, welche 10—20 cm aus dem Boden hervorragen. Sie sind scharf zugespitzt und durchbohren manchmal selbst eine dicke Schuhsohle. Noch öfter ist in dem Gesträuche Stachelbambus (Bambu duri) verborgen, welcher nur die blossen Füsse bedroht, während die mit Schuhen bekleideten Soldaten ungefährdet darüber schreiten können. Ich muss annehmen, dass Generalstabsarzt Dr. van Gelder auch mit diesem Factor rechnete, als er sein Gutachten abgab, dass die eingeborenen Soldaten kein (?!) Bedürfniss für Schuhe haben sollten! —

Eine Interpellation über die eigenthümliche Bauart seines Hauses schien Dr. Schmidt erwartet zu haben, denn sofort brachte er ein

---

[1]) Die ambonesischen Soldaten sind Christen und beziehen als solche ebenfalls Schuhe.

[2]) Nur sehr selten wird man bei den Europäern so schön geformte Füsse finden als z. B. bei den malaiischen Frauen, welche weder Schuhe noch Sandalen tragen.

Bündel Zeitschriften, Broschüren und eigene Aufsätze herbei, um seine Behauptungen von dem bedeutenden Unterschiede im elektrischen Widerstande zu unterstützen, welche die einzelnen Baustoffe zeigen sollten.

Das Gebäude, in welchem wir uns bis jetzt befanden, war nur sein Arbeitszimmer und war entsprechend seinen elektrischen Untersuchungen frei von Eisen und anderen metallenen Ornamenten u. s. w. Es bestand beinahe ganz aus Bambus. Selbst die Flur der Veranda und des grossen Saales (von 4×7 m) bestand aus gespaltenem Bambus und war mit Matten bedeckt, welche aus gespaltenem Rottang geflochten waren. Meine Frage, ob durch dieses Material sein Laboratorium nicht leide, beantwortete er mit der Gegenfrage: ob ich für seine Arbeiten ein besseres Arbeitszimmer construiren könnte. Durch die Spalten und Lücken der Matten bestehe ein ewiger Luftstrom, so dass nicht nur jeder Unterschied in der elektrischen Spannung der Luft, sondern auch in der Temperatur derselben entfalle. Dadurch sei es allerdings zur Mittagszeit im Laboratorium ebenso warm als in der Veranda; er sei aber ein alter Mann, dem die hohe Temperatur kein unangenehmes Gefühl verursache, und er bleibe von jenen Fehlern in der Beobachtung der elektrischen Spannung verschont, welche alle Berechnungen zeigen, wenn sie mit diesem Factor nicht rechnen. Wenn bei herrschender Windstille die Luft im Zimmer stagnire, lasse er die »Punka« von einem Kuli in Bewegung setzen, welche über seinem Schreibtisch sich befinde, und zwar nur eine halbe Stunde, während er sich gleichzeitig in der Veranda aufhalte. Dieser Luftstrom werde mit Recht »Zugluft« genannt; sie verursache ihm geradezu Reissen im Kopfe, das dann noch einige Stunden anhalte. Der Rheumatismus der Muskeln und Gelenke entstehe auch nur durch die verschiedene elektrische Spannung in den einzelnen Luftschichten, und wenn in Europa einmal diese Wahrheit in die grosse Menge der gelehrten Aerzte Eingang gefunden haben werde, könnte ein günstiger Erfolg in der Prophylaxe und in der Behandlung des Rheumatismus nicht ausbleiben. Natürlich leidet nicht Jedermann durch die Unterschiede der elektrischen Spannung in den verschiedenen Luftschichten; denn, um nur ein Beispiel anzuführen, der 20jährige Jüngling habe einen viel grösseren Widerstandscoefficienten in den Muskeln und Säften des Körpers als der 80jährige Greis, und darum werde ein junger Mann die Luftbewegung

oder den Zug, welcher durch die Punka veranlasst wird, sogar
angenehm finden. Dies ist die Ursache, welche mich veranlassen
würde, eine Punka für jedes Privathaus, jede Caserne, jede Kirche,
ja selbst für gewisse Säle in Spitälern anzuempfehlen, d. h. wenn
sie ebenfalls aus Bambus gebaut sind. Steinerne Gebäude bedürfen
dessen nicht; wenn diese so gebaut sind, dass die Feuchtigkeit
des Bodens nicht in die Mauern zieht, wenn für hinreichende
Ventilation gesorgt ist, können um 11 Uhr Fenster und Thüren geschlossen werden. Die durch die diversen Oeffnungen einströmende
warme Luft ist leichter als die im Hause befindliche kühle Luft,
und steigt in die Höhe. Natürlich muss sich in einem solchen
steinernen Gebäude eine hinreichend grosse Dachventilation befinden, so dass dieser warme Luftstrom, welcher gleichzeitig die
Verunreinigungen, durch die Ausathmungen und Ausdünstungen der
Menschen und Thiere bedingt, mit sich führt, unbehindert hinaus-
strömen kann. Andererseits muss das Hineinströmen des Regens
unmöglich gemacht werden, wofür die, Ingenieure zahlreiche Vor-
richtungen kennen.

Nach diesen weitläufigen Erörterungen auf dem Gebiete
der Hygiene und der elektrischen Untersuchungsmethoden fasste
mich Dr. Schmidt bei dem Arme und führte mich nach der Rück-
seite des Laboratoriums. Dort zeigte er mir die Wohnungen
seiner Bedienten, den Stall mit seinem grossen Elephanten,
einen Käfig für alle Sorten Affen der Insel Sumatra und sein
Vogelhaus. Ich sah grosse und kleine Exemplare des Kees
(Cercopithecus kynomolgus), des Schweinsaffen (Inuus nemestrinus),
des Siamang (Hylobates syndactylus) und des Orang-Utan (Pythecus
satyrus); es befanden sich darunter hübsche Exemplare von dem
grauen Wau Wau (Hylobates leuciscus), von dem Gibbon mit
weissen Händen (H. Lar) und von dem H. variegatus, und er besass paarweise 6 Sorten von Simpeis (= Semnopithecus) und zwar
den S. obscurus, den S. albocinereus, den S. ferrugineus, den S.
femoralis, den S. pruinorus und den S. Thomasi. In dem Vogel-
hause befanden sich zahlreiche Sorten Hühner, 2 Sorten Enten,
Gänse, Fasanen (Euplocamus sumatrensis), Pelicane, Marabus,
Perlhühner und 4 Sorten Tauben. Auch 2 Pfauen schritten stolz
in dem für sie durch ein Drahtgehege abgeschlossenen Raume auf
und ab. Neben dieser Volière stand ein grosser Käfig mit
einem kleinen Königstiger und in einem kleinen Käfig befand sich

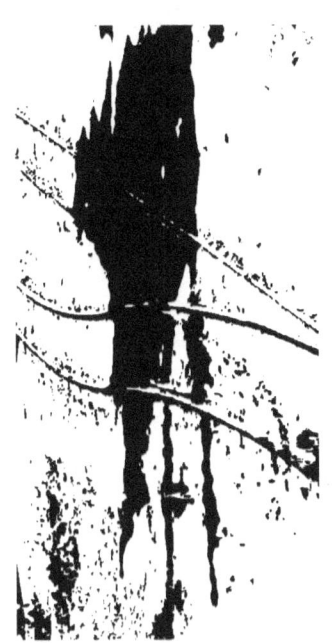

eine Zibethkatze (Viverra tangalunga). Nur kurze Zeit hielt ich mich bei dieser kleinen Menagerie auf und äusserte mein Bedauern, meine Begleiter nicht länger auf mich warten lassen zu dürfen. Lächelnd wies er mit erhobenem Arm nach einem Haine, welcher sich hinter der Menagerie befand, und rief aus: »Die Herren sind wohl versorgt und aufgehoben. Sie können ganz beruhigt sein, Herr Doctor! Hinter diesem kleinen Walde, welcher mir das reinste und beste Trinkwasser liefert, steht meine Burg, und Ihre Begleiter sitzen schon seit einer halben Stunde bei einem Gläschen Bitter und trinken dazu ein Glas frisches, kühles, krystallhelles Wasser, welches ich den Lianen entnehme, die sich von Baum zu Baum dieses kleinen Waldes schlingen. In meiner Burg befindet sich zwar ein Ziehbrunnen; sein Wasser entspricht aber kaum den bescheidensten Anforderungen an ein gutes Trinkwasser, auch wenn es durch einen Filtrirstein[1]) aus Grissée gegangen ist. Die Natur in den Tropen sammelt in ihrem Reichthum diesen kostbaren Schatz, das chemisch reine Wasser in den Lianen in so grosser Menge, dass ich in diesem kleinen künstlich angelegten Urwalde täglich mein Verlangen nach diesem köstlichen Nass für mich und meine Angehörigen in jeder Hinsicht befriedigen kann. Nebstdem besitze ich, wie Sie sofort sehen werden, eine kleine Maschine, welche die Temperatur des Wassers auf 10° C. herabsetzen kann, und auf diese Weise bleibe ich von allen Krankheiten verschont, welche ein unreines und ungesundes Trinkwasser in der Regel entstehen lässt.«

In dem Haine befand sich ein Pfad von ungefähr $1/2$ Paal Länge, den wir darauf betraten, und nach einigen Krümmungen sah ich im Hintergrunde ein kleines Plateau mit einer Burg, welche von einem Wassergraben umgeben war; ein sumatranischer Hund[2]) (Canis sumatranis) begleitete uns, der, wie die Gladakker auf Java, nur halbgezähmt war; eine Wachtel (Turnix pugnax) flog von Baum zu Baum, ohne dass wir den in Europa bekannten Schlag hörten, und am Ende des Pfades befand sich ein Wassergraben, welcher mehr als 5 Meter breit war. Die »Burg« war ein grosses hölzernes Gebäude mit starken Palissaden umgeben; an den vier Ecken befanden sich 10 Meter hohe Thürme, welche je eine Kanone trugen. Uns gegenüber befand sich ein grosses Thor, das, wie ich

---

[1]) Vide I. Theil, Seite 20.
[2]) Bei den Battakern (im Osten Sumatras) werden die Hunde gemästet und als Schlachtvieh auf den Markt gebracht.

später hörte, auf elektrischem Wege sich öffnete, sobald ein Knopf
auf dem letzten Baume des Pfades gedrückt wurde, und gleichzeitig
senkte sich eine Zugbrücke über den Wassergraben. Das Innere
der Burg entsprach im Ganzen und Grossen einem malaiischen
Kampong, und die einzelnen Häuser hatten den Baustyl der
»Padang'sche Oberländer« (Fig. 2). In der Veranda des ersten
Hauses sassen meine Begleiter und unter ihnen ein 14jähriges
schönes europäisches Mädchen und ein Fräulein, welches mir als
die Gouvernante der Nichte des Dr. Schmidt vorgestellt wurde.
Sie war eine Engländerin, welche beim Nennen meines Namens
mit einem Aufschrei zusammenstürzte. Es gelang uns beiden,' sie
bald wieder zur Besinnung zu bringen, und als das nervöse Schluchzen
und Weinen nachgelassen hatte, theilte sie uns die Ursache dieses
unerwarteten Anfalles mit. In London hatte sie als die Tochter
eines angesehenen Kaufmanns eine glückliche Jugend verlebt und
in ihrem 23. Jahre sich mit einem Herrn Breitenstein verlobt, welcher
am Tage ihrer Hochzeit wegen Betrugs, Diebstahls und Bigamie
verhaftet wurde. Um diese Schmach zu vergessen und der Schande
zu entfliehen, welche dieser Scandal auf den Namen ihrer unbe-
scholtenen und ehrenwerthen Eltern geworfen hatte, war sie aus der
Heimath geflüchtet und hatte in dieser Einöde Sumatras den heiss-
geliebten Mann zu vergessen gesucht. Schon Wochen und Monate
lang hatte sich ihr Geist mit diesem Namen nicht mehr beschäftigt,
und so geschah es, dass beim Nennen meines Namens die traurige
Vergangenheit mit ungeschwächter Kraft in ihrem Geiste auftauchte
und sie zu erdrücken drohte. Es gelang mir bald, den ungünstigen
Eindruck, welchen mein Name veranlasst hatte, zu verscheuchen
und in einem gemüthlichen Gespräche die englische Dame wieder
ihre Vergangenheit vergessen zu lassen. Dabei zeigte »die
Nichte« des Hausherrn eine solche Vielseitigkeit des Wissens, dass
wir unserer Verwunderung Worte leihen mussten. Sie sprach die
deutsche, holländische, französische und englische Sprache ebenso
geläufig als die malaiische und lampongsche Sprache, las den
Virgil und die Iliade im Urtexte und widmete sich unter Leitung
ihres »Onkels« dem Studium der höhern Mathematik und Geometrie.
Ein lebhaftes Interesse gewann ich für dieses junge Geschöpf,
welches sich fern von allen Genüssen der modernen Civilisation dem
Studium solcher abstracten Wissenschaften widmete, obwohl sie
kaum den Kinderjahren entwachsen war, und bat meinen alten

Collegen, mir etwas mehr über den Bildungsgang dieses »Wunderkindes« und auch über die etwaige erbliche Disposition ihres Geistes mitzutheilen. Leider berührte ich offenbar damit einen wunden Punkt in seinem Leben. Ohne zu antworten, stand er auf, murmelte die Worte: »Also auch neugierig« und entfernte sich. Einige Minuten später erschien sein Bedienter mit dem Leitje, auf welchem Dr. Schmidt mir mittheilte, dass er wegen heftiger Kopfschmerzen sich zu Bett hätte legen müssen und dass er mir und meinen Reisegenossen eine »gute Reise« wünsche.

Wir verliessen also »die Burg« und kehrten auf demselben Wege, den wir gekommen waren, zur Hauptstrasse zurück, um unsere Reise nach Tanjong Karang zu Pferd fortzusetzen.

Den 7. September 1882 wurde wieder meine Transferirung beschlossen, um mich im grossen Militärspitale zu Batavia zu dem Examen vorbereiten zu lassen, welches mir das Avancement zum Regimentsarzt ermöglichen sollte. Ein paar Tage später erschien diese Transferirung in den Zeitungen, und mein Freund, der österreichische Consul O. Mayer, verständigte mich sofort davon telegraphisch.

Damals ging der Telegraph durch die Sundastrasse nach Telók Betóng und von dort bis nach Padang auf der Westküste der Insel Sumatra; die nördliche Provinz Atjeh und die bedeutenden Plantagen auf der Ostküste Sumatras bedienten sich im Bedarfsfalle des englischen Kabels, welches von der Insel Pénang via Singapore nach Batavia ging. Der Postdirector zu Telók Betóng hat mir die Schwierigkeiten geschildert, welche mit dem Legen des Telegraphen durch den Urwald Sumatras verbunden waren, so dass ich es begreiflich fand, dass der Telegraph damals nicht auch nach dem Osten der Insel gezogen wurde. Einerseits hätten zahlreiche »unabhängige Länder« durchzogen werden müssen, und anderseits die Arbeiten im Urwalde und besonders die etwaigen unvermeidlichen Reparaturen in den »unabhängigen Ländern« und in den Urwäldern so einen Aufwand von Geld, Menschenleben und Zeit gekostet, dass die Regierung davor zurückschrecken musste. Selbst die Arbeiten in den unterworfenen Ländern und in den gelichteten Urwäldern gingen

nur langsam von statten durch die Angriffe der — Elephanten.
Diese Thiere benützten nämlich die eisernen Telegraphenstangen
zum Hautkratzen, wenn es sie juckte. Es wurden soviel Telegraphenstangen von ihnen umgeworfen, dass man die Isolatoren zuletzt auf
lebenden Bäumen anbringen musste. Ob sich die diesbezüglichen
Verhältnisse heute schon gebessert haben, ist mir nicht bekannt.

Als ich mit dem Dampfer vom 15. October officiell von meiner
Transferirung verständigt wurde, musste ich die Frage beantworten,
ob ich von der gesetzlichen Begünstigung Gebrauch machen wolle,
einen Monat einem Militärspital zur Dienstleistung zugetheilt zu werden,
um ein hinreichendes Material zur Uebung und Vorbereitung zum
Examen benützen zu können. Es geschah nämlich damals nur zu
oft, dass junge Militärärzte direct von der Schule und sofort nach
dem letzten Rigorosum nach Indien gingen und nach kurzem Dienste
in irgend einem grossen Spitale nach den Aussenbesitzungen geschickt wurden und zwar in kleinere Forts von 50 bis 100 Mann.
Wenn sie einige Jahre hindurch täglich oft nicht mehr als 2 bis
3 Patienten zu behandeln hatten, kamen sie aus der Uebung der
üblichen Untersuchungsmethode wegen Mangels an passendem Material,
und wenn sie dann nach 6 bis 8 Jahren mangelhafter Praxis zum
Examen zugelassen worden wären, hätte ein Misserfolg unmöglich
ausbleiben können. Diese Verhältnisse veranlassten mich auch, im
II. Bande, Seite 52, das Bedauern auszudrücken, dass diese Examina
abgeschafft wurden; sie waren und würden es heute noch sein, ein
Sporn oder ein moralischer Zwang, das auf der Schule erworbene
theoretische medicinische Wissen in der Praxis zu pflegen und
weiter auszubilden. Ich weiss es, dass seit der letzten Organisation
der medicinischen Studien in Holland wirklich gut unterrichtete und
ausgebildete Mediciner in die Praxis eintreten; aber ich weiss es
auch aus eigener Erfahrung, dass die Schulweisheit sehr bald über
Bord geworfen wird, wenn die Praxis nicht das Material, den Sporn
zur Fortsetzung der Studien giebt. Wenn man z. B. Monate oder
Jahre lang keinen Fall von Lungenkrankheiten zur Behandlung
bekommt, dann verliert man auch die Sicherheit in der Untersuchung
der Lunge durch Percussion und Auscultation, und in der medicinischen Wissenschaft gilt in erster Reihe das Sprichwort: »Stillstehen heisst Zurückgehen«. Ja noch mehr. Wenn die jungen
Aerzte in den Colonien von Zeit zu Zeit in die grossen Spitäler

zur Dienstleistung eingetheilt werden, dann unterhalten sie nicht nur ihr auf der Schule erworbenes theoretisches Wissen, sondern werden auch ärztlich so vielseitig gebildet — als es ihre Collegen in Europa gewiss nicht sind. Der Colonial-Arzt ist ja durch die herrschenden Verhältnisse gezwungen, sich in allen Zweigen des ärztlichen Wissens zu bethätigen, und jene Einseitigkeit, welche oft die europäischen Specialisten zeigen, ist eben in den Colonien nicht denkbar. Wie oft wird in Europa von den bedeutendsten Männern der medicinischen Wissenschaft geklagt, dass durch die Specialisten das einheitliche Ziel der Therapie, den kranken Menschen und nicht irgend eine Krankheit zu behandeln, ausser Acht gelassen wird? Ich darf und kann auch nicht den Specialisten die raison d'être ableugnen; aber für die Colonien sind in allen Fächern praktisch ausgebildete Aerzte in erster Reihe eine Nothwendigkeit und dieses ist nur zu erreichen, wenn dafür gesorgt wird, dass die jungen Aerzte so viel, als eben möglich ist, in grossen Spitälern ihre Arbeit erhalten, und kleineren Garnisonen, welche auch keine grössere Civilpraxis bieten, der Arzt nicht länger als höchstens ein Jahr zugetheilt bleibe.

Ich hatte in Telók Betóng nur ein kleines Material während der 5 Monate, welche ich in dieser Garnison zugebracht habe. Ausser zwei Entbindungen, bei welchen ich assistirte, hatte ich keine anderen Fälle, als einige unbedeutende Malaria-, Darm- und venerische Krankheiten während dieser 5 Monate in Behandlung gehabt, und darum zögerte ich keinen Augenblick, von oben erwähnter Begünstigung Gebrauch zu machen, und bat den Sanitätschef, mich einen Monat lang in einem grossen Spital zu meinem Examen vorbereiten zu dürfen.

Ich kann nicht umhin, das originelle Honorar für meine gynäkologische Hilfe zu erwähnen, welches mir eine der erwähnten Damen damals bezahlte. Es war eine junge Dame, welche ihr erstes Kind bekam. Als der kleine Weltbürger durch einen Schrei seinen Eintritt in diese schöne Welt verkündete, fühlte ich einen Kuss auf der Stirne. Der Mann der jungen Frau stand zur andern Seite des Bettes; ich frug also die junge Frau, ob sie sich mit dem Kusse nicht in der Adresse geirrt habe? »Nein,« erwiderte sie und drückte mir warm die Hand, während sie ihren Mann zärtlich anblickte; »dieser Kuss der Dankbarkeit galt sicher Ihnen, denn

Sie haben mich rasch und sicher von den schweren Geburtsnöthen befreit.« Leider wurde diese dankbare Seele ein Jahr später von der Cholera dahingerafft.

Einer andern Dame, welche ich damals in Behandlung hatte, möchte ich gerne an dieser Stelle ein Denkmal der Dankbarkeit setzen. Es ist die Frau des damaligen Residenten Altheer. Sie ist eine Dame von seltener Herzensgüte, welche nur ein Ziel, nur eine Lebensaufgabe kannte — Gutes zu thun, und wirklich schnöden Undank erntete. Ich meine nicht die zahlreichen kleinen Aufmerksamkeiten, mit welchen sie mich, den ledigen Mann, in meiner Hauswirthschaft überhäufte. Keine Torte wurde in ihrer Küche bereitet, ohne dass auch mir ein Stück gesandt wurde; die ersten Ananas, Rambutan, Mangistan, Manggafrüchte ihres grossen Gartens kamen nicht nur auf ihren Tisch, sondern wurden auch mir gesandt. Als ich meine Haushälterin verabschiedete, weil sie nicht nur ihrem Liebhaber auf meine Kosten volle Verpflegung gab, sondern mir auch meine Cigarren durch ihren Liebhaber zum zweiten Male zum Kaufe anbieten liess, war es wiederum diese brave Dame, welche mir so lange täglich eine ganze »Rysttafel« schickte, bis ich wieder meine eigene Menage führen konnte. Von mir hat allerdings Frau Altheer keinen Undank erfahren; ich bewahre noch heute eine dankbare Erinnerung an die zahlreichen Beweise ihres guten Herzens. Als aber ein Jahr später beim Ausbruch des Krakatau die wüthende See ihre haushohen Wellen über die Stadt Telók Betóng stürzte, flüchteten alle Bewohner hinauf auf den Hügel, auf welchem das Haus des Residenten und das Fort standen. Europäer, Chinesen und Eingeborene fanden ein Asyl bei dem Residenten, und die Herzensgüte seiner Frau feierte Orgien von Wohlthun und Hülfeleistung. Schwere Rauch- und Aschenwolken hingen über dem Hügel, aus denen beinahe ununterbrochen feuerglühende Blitze die dichte unheilschwangere Luft durchzuckten. Zwei lange Tage war ihr Haus von klagenden und weinenden Kindern und Frauen der Europäer und einigen Chinesen bewohnt, während in den Gärten und in allen Nebengebäuden die Eingeborenen ihr lautes Gebet um Erbarmen zum Himmel sandten. Wie ein schützender Engel eilte sie von Zimmer zu Zimmer, vom Garten in's Haus, vom Haus in den Stall und brachte den hungrigen Männern, Frauen und Kindern Essen und Trinken aus ihrer Vorrathskammer, ohne zu bedenken, dass sie selbst morgen nichts mehr zu essen haben würde. Als die Wuth der schäumenden, brausenden und stürmenden See gebrochen war, als der Krakatau in seinem Ergusse der brennenden Feuermasse sich erschöpft hatte und die lebenspendende Sonne ihre hellen Strahlen wieder über Telók Betóng ausbreitete, fassten diese Unglücklichen wieder neue Lebenslust und stiegen hinab in die Stadt, um nach ihrem Vorrath an Reis und Mehl, Hühnern, Kühen und Ziegen zu suchen; alles war verschwunden; die wüthenden Elemente hatten die Stadt rasirt; alles war verschwunden in dem unersättlichen Abgrund des grossen Meeres. Weinend und klagend kehrten sie zurück in ihr Asyl, und der gute Engel des Hauses fand für jeden ein tröstendes Wort, einen Teller Reis oder ein paar Erdäpfel oder ein Stück Fleisch aus Conserven, und das letzte Huhn wurde geschlachtet, um einer jungen Wöchnerin eine kräftige Suppe geben zu können. Den dritten Tag gelang es einem Dampfer, trotz der ungeheueren Masse von schwimmender Lava und Schlamm, von 20 bis 40 Meter!! Tiefe, von Batavia aus dem schwer heimgesuchten Telók Betóng Hülfe zu bringen. Der Resident Altheer nahm die mitgebrachten Lebensmittel in Empfang und vertheilte sie unter die Aermsten der Armen gratis. Die vermögenden Chinesen und Europäer liess er jedoch den gewöhnlichen Marktpreis bezahlen, um den Erlös wiederum dem kleinen Mann, dem armen Bauer, dem kleinen Beamten zukommen zu lassen. Dies gefiel jedoch keineswegs dem langzöpfigen Mongolen; er wollte auch für sein Leiden eine Entschädigung haben, und als ein zweiter Dampfer, welcher ebenfalls Lebensmittel angebracht hatte, nach Batavia zurückkehrte, gingen zwei Chinesen mit, um bei der Regierung ihre Klage über den Resident Altheer und seine Frau einzureichen, dass diese beiden die unglücklichen, armen, ihres Vermögens beraubten Chinesen zwangen, des Hungertodes zu sterben, weil sie die Lebensmittel nicht bezahlen konnten. Von Augenzeugen wurde mitgetheilt, dass einer dieser armen?? Chinesen am Schiffe eine Tausend-Gulden-Banknote wechseln liess. Auf diese Anklage ging ein Sturm der Entrüstung durch die Zeitungen und eine Commission, wozu der Adjutant des Gouverneur-General, Leutnant zur See X., gehörte, ging nach Telók Betóng und hörte von den dortigen Chinesen dieselben Klagen. Der Resident Altheer — wurde pensionirt. Keiner der europäischen Zeugen hatte nämlich gesehen, dass irgend ein Chinese Geld besessen haben sollte!! Ehre diesem Mann und seiner Frau!

Ende September kam mein Nachfolger[1]) an, und da ich vorher davon telegraphisch verständigt worden war, konnte ich rechtzeitig alle Maassregeln nehmen, um sofort nach seiner Ankunft Auction halten zu können und von der Gastfreundschaft Gebrauch machen, welche der militärische Commandant mir anbot. Die Hoffnungen, welche ich auf meinen Nachfolger baute, eine »gute Auction« halten zu können, wurden nur theilweise erfüllt. Er brachte sich nämlich die grossen Möbel, als Tisch und Kasten, mit und sah davon ab, meine Equipage und Pferde zu erstehen, weil Telók Betóng zu klein sei, um sich diesen Luxus zu gestatten. Für die Pferde fand sich ein Käufer; aber der Wagen blieb unverkauft. Meine Equipage war in gutem Zustande; der Transport nach Batavia hätte aber 40 fl. gekostet; ich konnte mit einer gewissen Sicherheit wissen, dass ich nach meinem Examen nicht in Batavia bleiben würde, weil die dortigen Regimentsärzte sich einer gewissen Stabilität erfreuten; sie waren nämlich an der »Doctor-Djawa Schule«[2]) als Docenten angestellt, und es war aus pädagogischen Ursachen ein häufiger Wechsel derselben nicht erwünscht. Doch der Resident half mir aus meiner Verlegenheit: Er legte mir nahe, meine Equipage zu verloosen. Zu diesem Zwecke sollte ich an ihn ein diesbezügliches Gesuch einreichen und 6 pCt. der Totalsumme als Verloosungsgebühr erlegen. So geschah es auch, und eine Stunde vor Ankunft des Dampfers aus Padang geschah im Club die Verloosung; ein Chinese erstand meinen Wagen.

[1]) Als ich im Jahre 1884 mit Urlaub nach Europa ging, begegnete ich ihm in Wien und er theilte mir so manche Scenen aus der Schreckenszeit des 26. und 27. August 1883 mit. Das Erdbeben, das Seebeben, der Aschenregen, die Lavamassen, die Finsterniss und die viele Meter hohen Sturzwellen der See erschütterten Mark und Bein der muthigsten Männer. Sein Haus stand in der Ebene gegenüber dem des Landescommandirenden; in der Veranda befand sich die Compagniecassa, in welcher (reglementswidrig) 1000 fl. des Dr. X. zur Bewahrung sich befanden. Das Seebeben kam so plötzlich und so unvermittelt, die vom Sturm gepeitschten Wellen stürzten so schnell und so unerwartet über die Dächer der Häuser hinweg, welche am Strande standen, auf die grosse Strasse, dass Alle in wilder Flucht auf den Hügel eilten, auf welchem das Haus des Residenten und das Fort sich befanden. Weder Dr. X. noch Hauptmann Y. hatten Zeit, den Inhalt der eisernen Cassa mitzunehmen, welche in den Mauern des Hauses befestigt war. Leider gab Hauptmann Y. zwei Soldaten den Befehl, bei der Compagniecassa Wache zu halten'. Sie wurden von den stürmenden Wogen verschlungen und blieben die einzigen Verluste der Garnison.

[2]) Vide Band I, Seite 168.

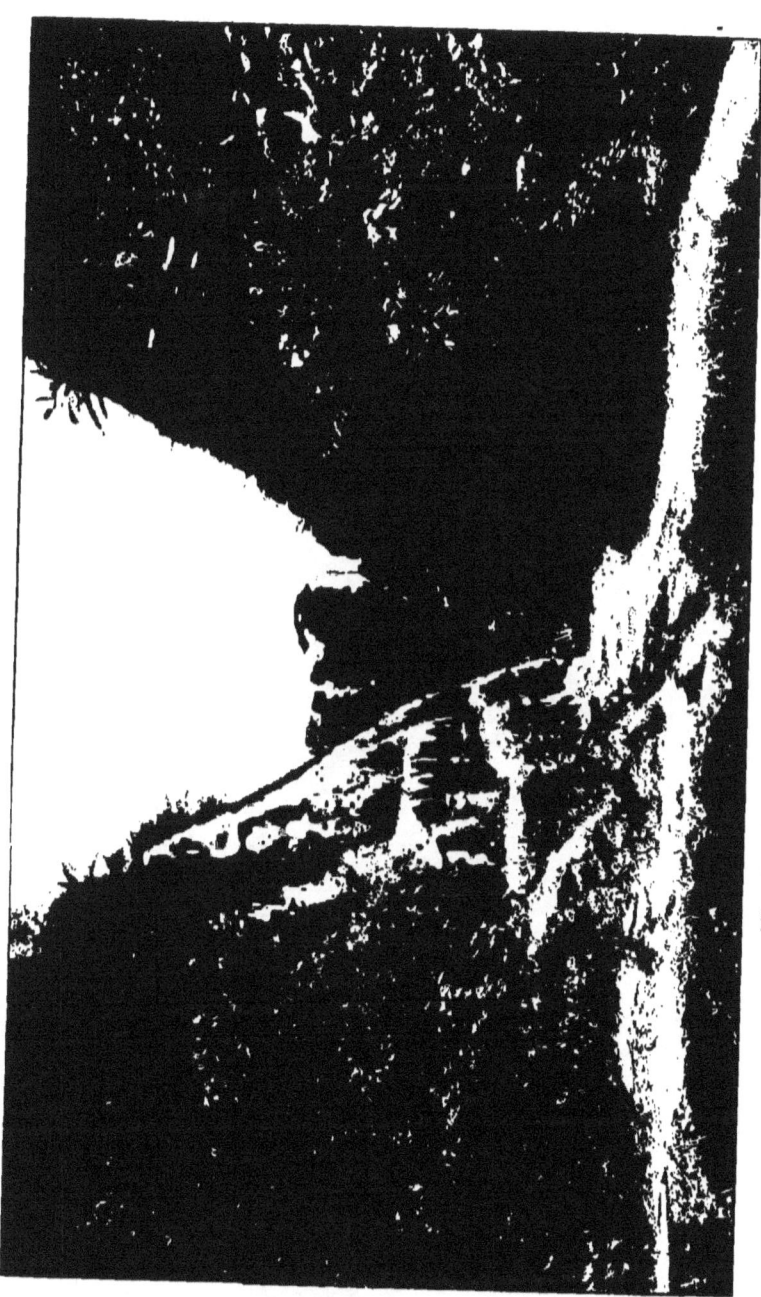

Fig. 7. Ein Engpass im Gebiete des Battaker.
(Vide Seite 77.)

Nur fünf Monate war ich in dieser kleinen Garnisonstadt, und mit Vergnügen erinnere ich mich noch heute an die gemüthlichen und geselligen Stunden, die ich dort verbracht habe. Der militärische Commandant und seine Frau, der Resident und seine Frau und die meisten übrigen Familien hatten »indisches Blut« in sich, und doch waren sie Ehrenmänner, tüchtige Männer, brave Männer, und ihre Frauen waren liebenswürdige, herzensgute und schöne Damen.

Die »Lampongsche Distrikten« war die erste Residentie Sumatras,[1]) welche ich aus Autopsie kennen gelernt habe; aus naheliegenden Gründen will ich in meinen weiteren Mittheilungen die chronologische Reihe verlassen und mich mehr an die Topographie der Insel halten.

An diese Provinz grenzt im Norden die »Residentie Palembang«, welche durch ihre neuen Goldbergwerke in der Gegenwart viel die holländischen Capitalisten beschäftigt.

---

[1]) Die Insel Sumatra ist 6735 $\Box$m gross und hat 3,171,893 (?) Einwohner (im Jahr 1897); ihre grösste Länge beträgt ungefähr 1710 km und ihre grösste Breite 430 km.

3. Capitel.

Provinz Palembang — Fauna von Sumatra — Ein Orang-Utan-Riese — Farbenpracht der Fische — Gold auf Sumatra — Urbewohner des Landes — Die Hauptstadt Palembang — Schwimmende Häuser.

Die Provinz Palembang kann geologisch und klimatologisch als ein Paradigma des Tropenlebens angesehen werden; während ihre östliche Küste reines angespültes Land ist, das zur Zeit der Fluth mit Salzwasser bedeckt ist, so dass dieser Bezirk Banju assin = Salzwasser genannt wird, sind seine Grenzen im Westen die Berge des Barisangebirges mit italienischem Klima. Hier der Sumpf mit seinen fieberbringenden Miasmen, dort das Gebirge mit seinem sanften milden Klima und mit seinem azurblauen Himmel.

Im Allgemeinen ist ja die »Natur« auch auf dieser Insel keine liebevolle Lebensgefährtin des eingewanderten oder dort geborenen Europäers; sie ist eine strenge Herrin, welche ihre Uebermacht den winzigen unbedeutenden Unterthan immer und immer, täglich und stündlich fühlen lässt. Die Majestät der Tropennatur drückt nieder; sie erhebt nicht, weil das Massige, das Ungeheure oft zum Schreckenerregenden wird.

Hier im Sumpfe strömt der Fluss Musi, an dessen Ufer, mehr als 90 km von der Küste entfernt, die Hauptstadt Palembang liegt, welche gewiss zur Zeit ihrer Gründung nur wenige Schritte vom Ufer entfernt war. Hier hausen — um an dieser Stelle nur von der Fauna zu sprechen — die Krokodile und auf den Nipahpalmen Tausende und abermal Tausende Mosquitos; dort auf den sumpfigen Reisfeldern nisten Tausende und Tausende Walang sangit, welche durch ihren intensiven Gestank beinahe ebensoviel berüchtigt sind als durch die Verheerung, welche sie an der reifen Frucht bewerkstelligen. Aber auch tausende Leuchtkäfer schweben nach der Ernte des Reises über dem zeitlich trockenen Felde und feiern ihre Hochzeit im zierlich schwebenden Tanze, und ein reizend beleuchtetes Bild fällt und steigt ununterbrochen beim hellen Funkeln der Sterne auf dem Tropenhimmel. Im Gebirge zieht in grossen Herden der Elephant und im Urwald der Orang-Utan und der wilde Büffel; das Rhinozeros und der feige mörderische Tiger bergen sich in dem hohen Grase der Alang-Alangfelder. In welchen Mengen und Schaaren stellen sich die kriechenden, fliegenden und springenden Insecten ein? Zahlreicher als die erwähnten Walang sangit, Mosquitos und Leuchtkäfer erscheinen die Termiten, die schwarzen und die rothen Ameisen in unseren Wohnungen. Wohl selten sieht man in Europa so grosse Schwärme der Eintagsfliegen durch die Luft ziehen, und wenn die »Larongs« ihre Hochzeit in den Lüften feiern, lässt sich ihre Zahl kaum annäherungsweise beziffern. In der Regel ziehen diese fliegenden Termiten nach dem Regen in einer warmen Tropennacht durch die Luft und umschwärmen jede Lampe; zu Hunderten führen sie ihren Hexentanz um die Lampe herum auf, bis jede einzelne entweder ihre Flügel oder ihren Kopf an dem heissen Lampenglase verbrannt hat. Man stellt unter der Lampe ein weisses Lavoir mit Wasser auf, und in wenigen Minuten ist die Oberfläche des Wassers mit einer 3—4 cm hohen Schicht dieser Leichen bedeckt. Wird dieses nicht gethan, versehen den Gräberdienst die Ameisen, Eidechsen und Frösche. Freilich ist die Zahl der letzteren nicht so gross, um diese Haufen von Larongs zu verzehren — die Flügel bleiben unbenutzt; aber auch die grosse Zahl der Ameisen ist nicht hinreichend, um in einer Nacht den Tisch oder den Boden unter der Lampe von diesen Leichen zu befreien.

Wie viel Sorge und Arbeit schafft die Ameise übrigens der Hausfrau, welche ihre Speisevorräthe vor dem diebischen Ueberfalle dieser kleinen Insecten schützen will; wenn nur einen einzigen Tag oder nur eine einzige Nacht die Zuckerschale oder die Fleischschüssel nicht durch einen Wasserwall beschützt wird, ist sie nach 24 Stunden mit einer Schicht von Ameisen bedeckt, und von dem Rande der Schüssel bis zum Boden zieht sich ein doppelter Heereszug von Ameisen, welche die Beute zu ihrem Neste tragen, oder von welchem sie ausziehen, um die leicht erbeutete Nahrung zu holen.

Auch von den Termiten ist es bekannt, dass sie in ungeheurer

Zahl sich ansiedeln und alles Organische bedrohen; hölzerne Schiffe wie Kästen oder auch Möbel wurden nur zu oft eine Beute dieser vielfressenden Horde. Wie oft stand ich voll Bewunderung vor 2—3 Meter hohen Hügeln, welche in ihrem Innern das Labyrinth eines Termitenhauses bargen, wenn ich die Grösse dieses Thieres berücksichtigte; es ist ja nicht grösser als 1—2 cm.

Wie gross ist die Verheerung, welche die kleinsten Lebewesen, die Pilze und die Bacterien in den Tropen anrichten, und wie gross ist die Zahl der Opfer ihrer zerstörenden Thätigkeit! Auch hierunter leidet die sparsame Hausfrau; wenn sie z. B. keinen Eisschrank hat, kann sie das ganze Jahr hindurch keine einzige Fleischspeise länger als zwei Tage bewahren!

Wenn wir zu den Wirbelthieren zurückkehren, so erwähnt, um mit den Vögeln zu beginnen, Salvadori allein 179 Arten und zwar nur aus Mittel-Sumatra. Darunter sind vielleicht nicht an Zahl, jedoch an Bedeutung für den Haushalt in erster Reihe zu nennen: die Hühner. Sie sind in ganz Sumatra stark verbreitet; jeder Europäer und jeder Eingeborene hält sich eine grössere oder kleinere Zahl Hühner, welche 2—3 mal des Jahres 12—14 Eier legen. Die Zahl der Sorten ist jedoch nicht gross.[1]) Auch von den Enten sind im Allgemeinen nur zwei Sorten auf dieser Insel zu finden: die Bergente und die Manilaente. Die »Bebek« werden am liebsten wegen ihrer Eier gezogen, welche als sogenannte »gesalzene Eier« kaum jemals auf einer »Rysttafel«[2]) fehlen. Einige Vögel kommen nur in grossen Schwärmen vor; dazu gehört z. B. der Reisdieb und der Spatz, welcher im Anfange des 19. Jahrhunderts von dem Autokraten Daendels auf Java eingeführt wurde. Ein interessanter Vogel ist der Beo, dessen ich schon in Band I erwähnt habe. Seine Sprache ist viel deutlicher als die des Papagei und als die des Burung Kaléng, welcher ebenfalls in den Wohnungen der Eingeborenen gern gehalten wird. Die Zahl der Singvögel ist jedoch auf Sumatra sehr klein; sie pfeifen und rufen sehr laut; so z. B. kann man den Piet van Vliet oder den Kuckuk oft auf hunderte von Metern weit hören; aber den Gesang einer Nachtigall oder Lerche wird man kaum jemals auf allen Inseln des indischen Archipels hören. Noch

---

[1]) Die Hühner wurden schon 1000 Jahre a. c. in China gezähmt im Hause gehalten. Auf Sumatra giebt es noch drei Sorten wilde Hühner: Ajam Rimbu, Ajam utan und Ajam Beruga.

[2]) Vide Band I, Seite 68.

muss ich von dem Pfau mittheilen, dass man — Eingeborene und Europäer — ihn in eine gewisse Verbindung mit dem Tiger bringt. Wo ein Pfau sich aufhält, befindet sich auch der Tiger; er soll sich von den Entleerungen des Tigers nähren; ich war nicht in der Lage, die etwaige Richtigkeit dieser Mittheilungen constatiren zu können.

Von den übrigen Wirbelthieren sind für die Insel Sumatra der Elephant, der Siamang und theilweise auch der Orang-Utan charakteristisch. Wie nämlich schon wiederholt von mir mitgetheilt wurde, befindet sich der Elephant und der Siamang (Hylobates syndactylus) nur auf Sumatra, während der Orang auch auf Borneo gefunden wird. Im vorigen Jahr erhielt ich von einem meiner Karlsbader Patienten die Haut eines Orang, welchen er in der Provinz Deli (Sumatra) geschossen hatte. Die Leiche liess er hierauf mit den Händen des Orang an eine Stange befestigen und die Stange so hoch halten, dass die eingeschlagenen Füsse den Boden berührten. Der Jäger war ein grosser Mann (178 cm gross), und liess sich zusammen mit dem Orang photographiren. Mein Patient reicht mit seinem Kopfhaar bis zur Schulter des Affen!! Ich besitze noch heute diese Photographie (die Haut und der Schädel dieses Orang ist im Besitze des Wiener Museums), und auf Grund dieser Photographie kann ich mir ein Urtheil erlauben. Ich habe während meines $3^1/_2$ jährigen Aufenthaltes auf Borneo mehr als 20 Leichen von Orang-Utans unter den Händen gehabt; keine war grösser als 150 cm; ich muss entweder also annehmen, dass der eben beschriebene Orang von Sumatra ausnahmsweise so gross, also unter den Orangs ein Riese war, oder dass im Allgemeinen die Insel Sumatra eine grössere Sorte als Borneo beherberge. Andererseits aber ist diese Frage schwer zu beantworten, weil, wenigstens nach meiner Erfahrung, die Zahl dieser Affen in Sumatra viel kleiner als in Borneo zu sein scheint. Warum jedoch nur die Insel Sumatra Elephanten besitzt, während die Insel Java, welche wahrscheinlich noch in historischen Zeiten mit ihr zusammenhing, diese Bewohner nicht kennt, und warum die Insel Borneo den Orang besitzt, obwohl sie räumlich viel weiter von Sumatra als Java entfernt ist, werden vielleicht die Geologen und die Paläontologen zu beantworten wissen.

Auch das Reich der Fische ist auf Sumatra sehr gross. Schon vor vielen Jahrzehnten theilte Dr. Bleeker mit, dass 380 Sorten

Fische auf den Inseln des indischen Archipels gegessen werden. Dazu gehören auch die Haifische, deren Fleisch die Chinesen trocknen, räuchern, und deren Flossen, in der Sonne getrocknet, in keiner chinesischen Suppe fehlen; obwohl diese Fische die hohe See bewohnen, schwimmen sie oft genug die grossen Flüsse landeinwärts, so z. B. der Hundhai (Scyllium maculatum), der Hammerfisch (Zygaena malleus) und der Riesenhaifisch (Carcharyas macrorhynchus), welcher oft länger als 6 m wird. Wie gross die Zahl der Fische speciell auf dieser Insel sei, weiss ich nicht; aber ich erinnere mich sehr gut, dass der Fischmarkt durch den Formenreichthum und durch die Farbenpracht der ausgestellten Fische immer meine Aufmerksamkeit erregte. Der Kugelfisch (Tetrodon), dessen Halshaut getrocknet den Resonanzkasten der indischen Violine (rebáb) bedeckt, der Roche, Sterlett, das Seepferd, welches als Aphrodisiacum gebraucht wird, der Riemenfisch, der Schlammbeisser, die Makrele, der Haifisch, der Karpfen (gurámi), der fliegende Fisch, sie alle geben wirklich ein reiches Bild der verschiedensten Formen, welche Fische haben können, und was die Farbe betrifft, so glaube ich, dass die Fische Sumatras an Farbenpracht [1]) mit der seiner Orchideen wetteifern können. Ich will sofort bemerken, dass ich die Prachtfische Sumatras gewöhnlich nur an den Strandplätzen sah, und dass es nicht nur möglich, sondern auch sehr wahrscheinlich ist, dass sie meistens in der See ihre Heimath besassen; aber ebensogut ist es möglich, dass ein Theil dieser farbenreichen Fische auch Flussfische waren.

So reich das von mir beobachtete Terrain der Fauna an interessanten Erscheinungen ist, und so ungern ich dieses Thema verlasse, so nothwendig ist es, befugten Männern die ausführliche Bearbeitung der Fauna Sumatras [2]) zu überlassen, weil ich doch nur

---

[1]) Besonders in ihrem „Hochzeitskleide".

[2]) In der mir zugänglichen Literatur fand ich nur von der Provinz „Riouw und Vasallenstaaten" eine ausführliche Beschreibung der in dieser Provinz sich befindenden Thiere höherer Ordnung. Es ist zu wünschen, dass sich bald Männer finden, welche nicht nur die Thiere höherer Ordnung in allen übrigen Provinzen der Insel Sumatra mittheilen, sondern sich auch mit der ganzen Fauna ausführlich beschäftigen.

In und bei dieser Provinz wurden nach oben angedeuteten Berichterstattern folgende Thiere gesehen:

Seekuh, Delphin, wildes Schwein, Stachelschwein, Landak, vier Sorten Kantjil, Simia fascicularis, Lampongeraffe, Lutong (Semnopithecus maurus), Pukang = Gespensteraffe = Stenops tardigradus, Kukang = Lemur tardigradus,

Lückenhaftes bieten kann, und weil auch in diesem III. Theile meines Werkes nur die Causerie und nicht die trockene Form irgend einer Wissenschaft zur Geltung kommen soll.

Finder, Gründer, Schinder, Rinder habe das neue Gesetz des Bergbaues geschaffen, theilte mir einer meiner Karlsbader Patienten mit; es wird nämlich erzählt, dass von 5 Millionen Gulden, welche die Goldminen auf Celebes bis nun gekostet haben, 3 Millionen in die Taschen der Gründer geflossen seien; im Ganzen sollen die Syndicate der diversen Goldminen von N.-Indien 18 Millionen verdient haben, und wie viel haben davon erhalten — die Rinder — nein, ich wollte sagen die Actionäre? Sollte die holländische Regierung nicht bald, ja sehr bald ein Gesetz schaffen, welches Jedermann verbietet, Actien von einem Unternehmen auf den Markt zu bringen, welches noch nicht im Betriebe ist und noch keinen Beweis von Lebensfähigkeit gegeben hat?

In Palembang ist sehr viel Gold, wenn auch Carthaus behauptet, dass die Eingeborenen kaum 15 Ct. (= 25 Pfennig) per Tag durch die Goldwäscherei verdienen. Das mächtige Urgebirge der Insel Sumatra hat, wie die übrigen Inseln des malaiischen Archipels, wie dieser Arzt in seinem Buche »Aus dem Reiche von Insulinde« mittheilt, Granite, Syenite und Phyllite zum Kern. Während der Tertiärperiode hob sich und noch heute hebt sich das ganze Gebiet durch den Vulcanismus, welcher sich von Kamtschatka bis zum Meerbusen von Bengalen durch eine Reihe von thätigen und erloschenen Feuerbergen und durch colossale Anhäufungen von vulcanischen Materialien äussert und ungeheuere andesitische Massen auf die Erdoberfläche schleudert. Im Bereiche des Urgebirges trat

---

Kubang = Gallopithecus volans = fliegender Fuchs, fliegender Hund = Pteropus edulis (wird nämlich von den Battakern gegessen), Fledermäuse, Tanggiling = Manis javanica, Eichhörnchen, Rehe, Hirsche z. B. Cervus muntjae und Cervus russa, Luwak = Musang = Paradoxurus leucomystax, Eulen, Adler, Falken, Bubo minor, Haliastur indicus und H. leucogaster u. s. w., Singvögel z. B. Turdus mindanensis, Spatzen, Nashornvögel, Eisvögel, Krähen, Beo (Gracula javanensis), welche gezählt sehr schön sprechen lernen, Schwalben, Tauben, Ranggung = Ardia typhon, Itik laut = Ana coromandeliana, Pelikane; Krokodile, Leguane, Eidechsen, Schildkröten, Schlangen, Frösche z. B. Katak = Rana tigrina, Kodok = Bufo melonasticus, Fische, Krebse, Garneelen, Scorpionen, Tausendfüssler, Schnecken, von denen bereits 300 Sorten in Indien bekannt sind (die auf Sumatra lebenden Schnecken sind mit jenen Hinter-Indiens verwandt), Käfer und Schmetterlinge.

auch Gold auf, welches schon seit Jahrhunderten von den Eingeborenen in primitiver Weise gesammelt wird. Es ist darum auch kein Zufall, dass die ganze Industrie von der Provinz Palembang (Palembangsche Möbel und Holzschnitzereien), die Sarong von Atjeh und die Kleider der Häuptlinge in dieser Provinz so reichlichen Goldschmuck zeigen.

Carthaus behauptet, dass die Augite und Hornblenden Sumatras nicht arm an Silber und Gold seien; dass aber die vorhandene Menge gerade wie die des Bleis, Quecksilbers und Eisens zu »ungünstig gelegen sei, um zu erfolgreichem Bergbaubetriebe Hoffnung zu geben«. Eine schöne Zukunft verspricht er jedoch der Gewinnung des Zinnes und der Kohlen, welche Prognose sich heute schon bewahrheitet hat.

Dennoch möchte ich bezweifeln, ob denn ein europäisches Unternehmen[1]) auf solider Basis nicht z. B. in dem nördlichen Districte der Residentie Palembang zum Segen des Landes die Schätze des Bodens und zwar in erster Reihe das Gold heben könnte.

Dieser District — Djambi genannt — steht unter dem Sultan von Djambi, und de facto hat die holländische Regierung nicht nur an der Peripherie, sondern selbst auch in der Hauptstadt des Sultanats nur geringen Einfluss. Noch vor wenigen Jahren fand ein Ueberfall in der nächsten Nähe des Forts statt, dem ein Infanterieofficier und ein Militärarzt zum Opfer fielen; und doch sind es beinahe schon 300 Jahre, seitdem in Djambi die erste Factory (im Jahre 1616) und in Muára Kómpeh (im Jahre 1707) zum ersten Male eine europäische Garnison errichtet wurde. Beide liegen im Alluvium ungefähr 90 km und 45 km von der Mündung des Djambiflusses entfernt, welcher in seinem Oberlaufe Harifluss (= Batang Hari) heisst und mit drei mächtigen Armen in die Berhalastrasse sich ergiesst.

Vom Cap Bon, dem östlichsten Punkt der Küste, bis zum Pik von Indrapura (3690 m hoch) an der Westgrenze des Sultanats beträgt die Luftlinie 360 km, und vom Berge Bempatasan im Norden bis zum entferntesten Punkte der Südgrenze ungefähr 200 km.

---

[1]) Seit einigen Jahren befinden sich im Westen dieser Provinz bereits zwei europäische Actien-Gesellschaften unter dem Namen Redjang Lembong und Lembong soelit (oe = u), welche ausschliesslich die Gewinnung des Goldes in ihr Programm aufgenommen haben.

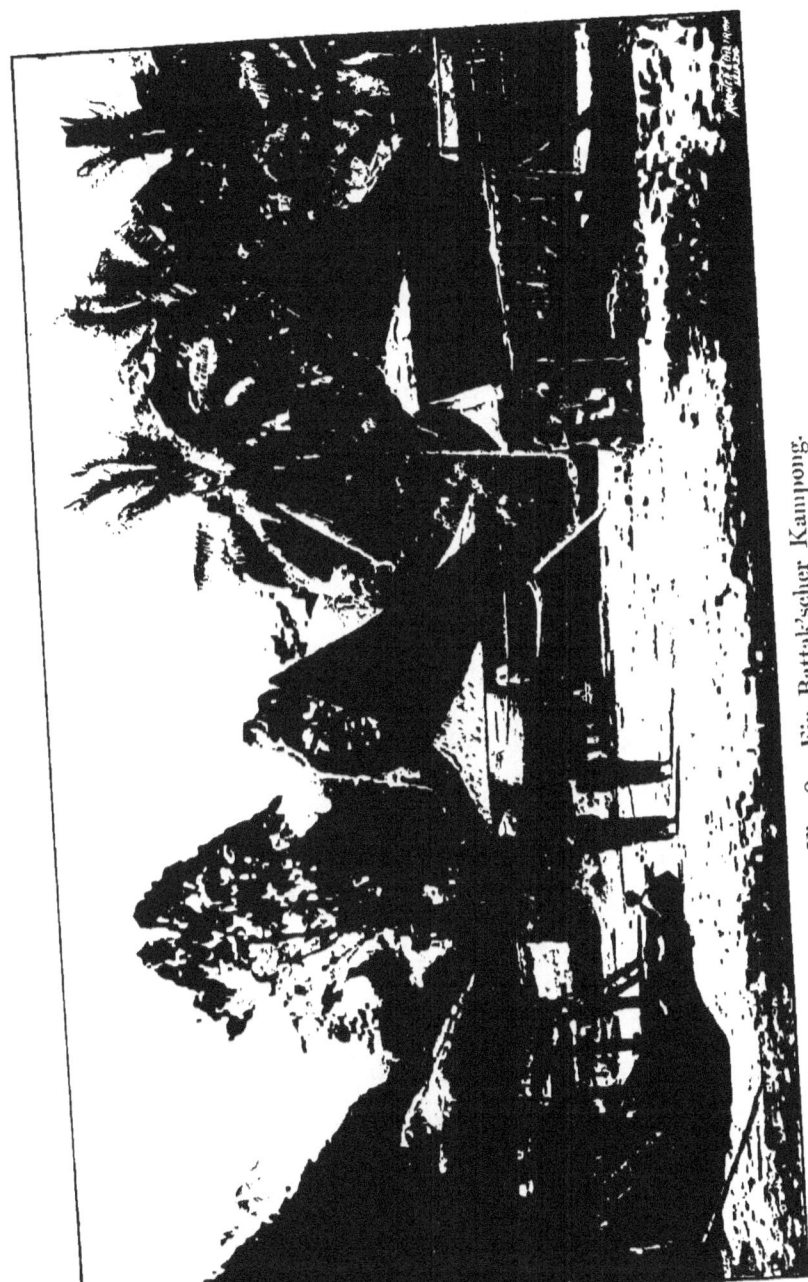

Fig. 8. Ein Battak'scher Kampong.
(Vide Seite 77.)

Diese Provinz hat die höchste[1]) Bergspitze Sumatras, die grössten Ströme und die grössten Landstrassen dieser Insel.

Unter den zahlreichen Bergspitzen des Barisangebirges[2]) ragt im westlichen Theile Palembangs und zwar in dem Sultanat Djambi der Berg Korintji oder der Berg Indrapura als zweithöchster Berg von Sumatra mit seiner 3690 m hohen Spitze als Grenzmauer zwischen dieser Provinz und der Residentie »Padangsche Oberländer« hoch in die Lüfte, ohne dass man immer unterscheiden kann, ob die umgebenden Wolken Dämpfe aus dem Innern eines Vulcanes oder Gebilde der feuchten Luft seien. (Aehnliche Zweifel hatte ich ja auch in den Jahren 1891—1896, als ich zu Magelang auf Java am Fusse des Vulcans Merapi in Garnison war. Von ihm wusste ich, dass er ein feuerspeiender Berg war; dennoch geschah es sehr oft, dass Wolkenmassen seinen Scheitel umgaben, ohne dass ich bestimmt behaupten konnte, dass nur Feuchtigkeit der Luft die Quelle dieser Wolkenbildung war.) Die übrigen zahlreichen Bergspitzen, so hoch oder so klein sie sein mögen, anzuführen, würde das Ziel dieses Buches überschreiten. Auch die Namen der übrigen Flüsse mitzutheilen — ausser jenen bereits genannten Djambi- und Musistrom — hätte keinen Zweck.

---

[1]) Im Norden Sumatras soll der Berg Lusch 3700 m hoch sein, also um 10 m den Indrapura überragen, welcher an der südwestlichen Grenze der Provinz Palembang sich befindet.

[2]) Sowohl die freien als auch die abhängigen Nationen (Fig. 3), welche den Fuss dieser grossen Gebirgskette bewohnen, mögen sie Heiden oder Mohamedaner sein, betrachten sich als Urbewohner des Landes oder wenigstens als Stammverwandte mit jenen Nomadenvölkern, welche in den höher gelegenen Theilen des Gebirges wohnen und noch kein staatliches Leben kennen. Unter den Namen Orang (Mensch) Kubu, O. Lubu, O. Utan und O. Rawa (= Sumpf) sollen im Urwalde des Barisangebirges Menschen vorkommen, welche nur in Familien beisammenleben, nur den jeweiligen Vater als Oberhaupt anerkennen, sich von den Früchten des Urwaldes nähren, keine feste Wohnung haben, den Gebrauch des Feuers kennen und nur mit einem Gürtel aus Baumbast bekleidet sind. Zwischen diesen Menschen, welche gewissermaassen die erste Stufe der menschlichen Civilisation einnehmen, und den Europäern, welche an der Ostküste zerstreut im Innern dieser Provinz leben, wohnen zahlreiche Nationen, welche uns gewissermaassen ein Gesammtbild der Entwicklung des gesellschaftlichen Lebens bieten, wie sie in Europa im Laufe der Jahrhunderte successive die jetzige Höhe erreicht hat. Ja noch mehr. Das Studium der Sitten und Gebräuche der primitiven Bewohner des Barisangebirges auf Sumatra wird uns per analogiam eine Einsicht in das Leben der Urbewohner Europas erleichtern, wenn nicht sogar ermöglichen.

Die erwähnte grosse Laudstrasse beginnt bei der Hauptstadt Palembang und zieht in südwestlicher Richtung nach Muara Enim; hier theilt sich die Strasse in zwei Zweige, wovon der nördliche über Tebing-Tinggi und Kepahiang quer durch die Residentie Benkulen bis an die gleichnamige Hauptstadt an der Küste des Indischen Oceans sich zieht; sie dürfte ungefähr 350 km lang sein. Der südliche Ast strebt der Grenze der Residentie »Lampongsche Districte« zu, zieht durch die »Pasumahländer« und geht noch auf Palembangs Gebiet in einem kleinen Fussweg über und ist ungefähr 102 km lang.

Die Hauptstadt Palembang ist eine sehr interessante Stadt; der Ethnograph, der Tourist wie der Künstler finden dort ein pittoreskes Bild, welches sie selten auf ihren Reisen in andern Colonien oder in Hafenplätzen sehen können; es ist eine echte malaiische Handelsstadt mit zahlreichen »Rakits« (= Flösse, auf welchen Häuser stehen). Ich selbst habe dieselben, wenn auch nicht in so grosser Zahl, nur noch in Bandjermasing beobachten können. Dort sind allerdings dieselben Bedingungen vorhanden, welche den Gebrauch dieser schwimmenden Häuser rechtfertigen.

Hier wie dort ist ein junges angespültes Land, welches bei der Fluth des Meeres täglich unter Wasser gesetzt wird. (Ich sah in Bandjermasing ein neues Haus auf diesem weichen Boden bauen; die Piloten gingen wie durch Wachs in die Tiefen des Grundes.) Hier wie dort ist der Boden für den Ackerbau gänzlich untauglich, und hier wie dort sind die Bewohner ausschliesslich Handelsleute. Solche Verhältnisse erklären hinreichend den Gebrauch solcher leicht transportablen Wohnhäuser. (Fig. 4.)

Die Stadt Palembang liegt an beiden Ufern des Musi; das linke Ufer heisst in der Volkssprache pinggir ilir = das niedere Ufer, im Gegensatze zum pinggir ulu = hohes Ufer, welches thatsächlich einen Weg besitzt, welcher so ziemlich parallel mit dem Ufer von einem Ende der Stadt bis zum andern verläuft. Hier befinden sich zahlreiche chinesische Tokos (= Geschäftshäuser) und die Agentur der »Handelmaatschappy«. Das östliche Ende der Strasse wird durch eine Ziegelfabrik abgeschlossen. Unter den Gebäuden dieses Theiles der Stadt verdient vielleicht der chinesische Tempel Erwähnung. Das linke Ufer, welches in gleicher Weise wie das rechte von vielen kleinen Canälen oder Flüsschen unterbrochen wird, hat auf dem Lande zahlreiche europäische

Wohnungen: Das Haus des Residenten, die Caserne mit »Officiershäusern«, den Bazar, den Kirchhof, malaiische Moschee, zahlreiche Kampongs und am östlichen Ende die alten Sultansgräber.

An beiden Ufern liegen zahlreiche Râkits: Auf einem Flosse aus grossen Baumstämmen, welche mit Rottang untereinander verbunden sind, steht eine aus Matten bestehende Wohnung. Das Floss ist mit dicken Rottangen an Pflöcken festgebunden, welche je zwei für ein Râkit auf dem Lande sich befinden. Der Stand des Wassers ist aber ein variabler; die Taue müssen daher je nach der Höhe des Wasserstandes kürzer oder länger angezogen werden. In beiden Fällen werden die Bewohner des Râkit durch ein eigenthümliches Knarren des Flosses darauf aufmerksam gemacht. Besonders beim Sinken des Wasserspiegels ist ein rasches Eingreifen dringend nöthig. Werden in diesem Falle nicht sofort die Taue gelöst, so sitzt das Floss an der Böschung fest, und da dieses keine horizontale Fläche ist, sondern in der Regel einen Winkel von 40—50° mit dem Horizont einschliesst, so verliert das »Haus« seinen verticalen Stand, und oft genug geschieht es in einem solchen Falle, dass das Haus einstürzt. Der entgegengesetzte Fall ist weniger gefährlich. Wird das Steigen des Wassers von den Bewohnern nicht wahrgenommen, so wird es nur seine Stabilität verlieren, und wenn die Eigenthümer zufällig abwesend sind, werden sich die Nachbarn beeilen, die Taue anzuziehen, um nicht der Gefahr ausgesetzt zu werden, ihre eigene Wohnstätte von dem frei beweglichen Nachbarhause unsanfte Berührungen erdulden zu lassen.

Die Bäume des Flosses sind in den seltensten Fällen mit Brettern bedeckt; gewöhnlich bildete die Flur des Hauses ein Netzwerk aus dünnen Stöcken oder Matten aus Bambus oder aus Rottang; in dem einen Falle sieht man also das Wasser durch die Maschen des Netzwerkes durchschimmern, und der Europäer, welcher zum ersten Male ein solches Haus betritt, fühlt sich in doppelter Weise darin unangenehm. Einerseits fühlt er die Wellenbewegungen des Wassers und andrerseits geht er unsicher auf den runden Stöcken des Bodens.

Unwillkürlich drängt sich uns die Frage auf, wie der hygienische Werth solcher Wohnungen zu beurtheilen sei. Wenn wir von theoretischen Erwägungen absehen und allein die Thatsachen sprechen lassen wollen, so ist die Hygiene in diesen schwimmenden Häusern gewiss nicht schlechter als in jener, welche in der nächsten Umgebung einen trockenen und festen Untergrund haben. Die Eingeborenen, welche in solchen Häusern wohnen, erfreuen sich im Allgemeinen einer bessern Gesundheit, sie leiden weniger an Fieber und an Krankheiten der Därme, als ihre Nachbarn auf dem Lande. Aber die Zahl der von mir beobachteten Fälle ist zu klein, um mir auf Grund dieser Thatsachen ein Urtheil zu erlauben. Von theoretischen Standpunkten ausgehend, glaube ich ihnen jedoch einen gewissen hygienischen Werth zusprechen zu müssen. Auf Sumatra ist die Luft feucht, selbst sehr feucht; die Ausdünstungen des Wassers, welche durch die Flur des Hauses in die Schlafräume dringen, spielen eine untergeordnete Rolle; sie haben ja weder Zeit noch Gelegenheit, in den Wohnräumen sich dauernd aufzuhalten und Schimmel entstehen zu lassen. Wenn auch nämlich Sumatra keine ausgesprochenen Monsune hat, so besteht doch ein täglicher Wechsel in der Windrichtung. (Der Seewind ist warm, und der von den Gipfeln des Centralgebirges Abends und während der Nacht hinabsteigende Luftstrom setzt die Temperatur oft um 10° C. herab.) Der Wind dringt durch die Lücken der geflochtenen Wände des Hauses und führt alle schädlichen Stoffe der Luft nach aussen. Thatsächlich habe ich niemals in einem solchen schwimmenden Hause irgendwo Schimmel gesehen.

Auch die Temperatur ist in solchen Häusern angenehmer als in jenen, welche aus Holz oder Steinen gebaut auf dem festen Lande stehen, d. h. so lange ein Luftstrom die Wohnräume durchzieht. Wenn aber, was häufig in den Nachmittagsstunden der regenfreien Tage geschieht, kein Wind oder kein Zephyrwehen die vom Wasserspiegel reflectirte heisse Luft stagniren lässt, so dass man auf dem benachbarten Ufer die Wellen der erhitzten Luft mit freien Augen sehen und ich möchte sagen, mit den Händen greifen kann, dann allerdings wird auch der Aufenthalt in einem solchen Hause zu einer Höllenqual. Durch den grossen Feuchtigkeitsgehalt der Luft verdampft der Schweiss auf dem Körper langsamer als in der trockenen Luft, und wenn man nach Landessitte um zwei Uhr sein Mittagsschläfchen gehalten hat, erwacht man um vier Uhr in Schweiss gebadet, und müde schleppt man sich zu der Oeffnung in der Flur, um mit dem warmen Wasser des Flusses den Schweiss von dem Körper abzuspülen.

Auch die Abfälle der Küche, der Kehricht und die Entleerungen der Menschen gehen auf diesem kurzen Wege in den

Strom, und die Bewohner sorgen dafür, dass der Unrath nicht in den Zwischenräumen der Rakits stagnire; die zahlreichen Fische unterstützen sehr gern diese hygienischen Maassregeln der Eingeborenen, und nicht selten sieht man durch die Maschen des Netzwerkes einen Kampf der Fische um diese etwas fraglichen Leckerbissen.

Diese primitiven Häuser bieten also den Eingeborenen unter den herrschenden Verhältnissen, vom hygienischen Standpunkte beurtheilt, gewiss zweckmässige Wohnstätten.

In der nächsten Provinz, welche im Süden an diese »Residentie«[1]) grenzt und »Riauw und Vasallenstaaten« heisst, habe ich mich nur einige Stunden und zwar in der Hauptstadt Riauw aufgehalten.

---

[1]) Die „Residentie" Palembang ist 2526.7 ☐m gross und hat ungefähr 618 000 Einwohner, worunter sich nach den Mittheilungen des Departements von Colonien im Jahre 1897 373 Europäer, 6451 Chinesen und 1876 Araber befanden.

4. Capitel.

Rheumatismus — Singapore — Spitäler in Singapore — Ein arabischer Geldwechsler — Chinesische Kaufleute — Die Provinz Riauw und Vasallenstaaten — Matriarchat — Menangkabauer — Nieskrampf.

Ende März 1883 wurde ich von der Artillerie-Schiessstätte in Batu-Djadjar[1]) auf Java abberufen und kehrte nach Batavia, meinem Standplatze, zurück. Mein altes Leiden, ein Gelenkrheumatismus, hatte sich kurz vor meiner Abreise eingestellt; ich konnte manchmal nicht gehen, manchmal nur mit gebogenem Knie, und manchmal war ich stundenlang frei von Schmerzen, und dabei zeigten die davon befallenen Gelenke kein objectives Symptom, d. h. sie waren nicht geschwollen.

Im Allgemeinen habe ich in Indien durch diese chronische Krankheit eher mehr denn weniger als jetzt in Europa gelitten; meine Erfahrungen in den Tropen stimmen mit jenen anderer Aerzte in Europa überein; wenn ich auch z. B. auf den warmen, selbst heissen Strandplätzen, wie z. B. auf der Nordküste von Sumatra, auf Java u. s. w. Fälle von chronischem Rheumatismus zur Behandlung bekam, so waren es doch nur Ausnahmefälle. Im Gebirge oder vielmehr in höher gelegenen Theilen des Landes häuften sich nicht nur die Anfälle bei mir selbst, sondern ich bekam auch viel mehr Fälle zur Behandlung als in warmen Garnisonen, wie Ngawi, Tjilatjap u. s. w.

Auf bacteriologischer Basis lässt sich diese allgemein bekannte Thatsache — auch in Europa sind ja die Sommermonate und die südlichen warmen Orte die günstigsten Bedingungen für diese Patienten — leichter als auf meteorologischer erklären. Im letzteren Falle werden die Temperaturschwankungen, der jeweilige Feuchtigkeitsgehalt der Luft, die Richtung des herrschenden Windes und

---

[1]) Vide „Java", Seite 124 ff.

die jeweilige Elektricitätsmenge beschuldigt, diese Krankheit oder ihre zeitweiligen Anfälle zu veranlassen. Hohe Temperatur allein, sowie hohe Feuchtigkeit der Luft oder beide zusammen können kein absolutes Präservativ für oder vielmehr gegen den Gelenkrheumatismus sein; denn dann müsste in den Tropen diese Krankheit unbekannt sein; selbst im Gebirge ist ja die Durchschnittstemperatur z. B. in Magelang auf Java, welches 384 m hoch liegt, noch immer 20° C.; dennoch hatte ich während meines 5jährigen Aufenthaltes in dieser Garnison zahlreiche Anfälle, und ich sah selbst acute Fälle dort auftreten. Die Richtung der herrschenden Winde muss natürlich ganz ausser Betracht bleiben; sie ist ja nur die Folge zahlreicher Factoren, Temperatur, Luftströmung u. s. w., welche an und für sich sehr wahrscheinlich die biologischen Processe der Menschen und Thiere beeinflussen. Die Schwankungen der Elektricität sind leider viel zu wenig bekannt, d. h. so weit sie die biologischen Processe des Menschen beeinflussen. Wenn wir aber in kleinsten Organismen, in Bacterien die Entstehungsursache dieser Krankheit suchen, wie es schon vor mehreren Jahren Salisbury, Guttmann, Pocock, Schäfer u. s. w. thaten, dann werden wir leichter zum Ziel gelangen, wir werden wenigstens das variable Bild dieser Krankheit erklären können; denn auch in Indien sind die Exacerbationen an jene Zeiten des Jahres geknüpft, in welchen die Bacterien jeglicher Sorte am üppigsten gedeihen; es ist die Zeit der Kenteringe, in welcher alle Bedingungen zur starken Entwicklung der schädlichen Bacterien gegeben sind: Feuchtigkeit, hohe Temperatur und passender Nährboden. In den ausgesprochen trockenen Zeiten, in welchen Wochen lang kein Tropfen Regen fällt, und während jener wenigen Wochen, in welchen es ununterbrochen regnet, diese sind in den Tropen die gesündesten Zeiten, und auch ich blieb, wie die übrigen Rheumatici, von den Attacken meines chronischen Leidens befreit. Vielleicht wird es bald gelingen, den Krankheitserreger des Gelenkrheumatismus zu entdecken.

Ich blieb also im Spital und nahm jeden Tag in der frühen Morgenstunde ein warmes Bad. Ende Mai sollte das 10. Bataillon nach Atjeh (Sumatra) gehen, und der Spitalschef, welcher zugleich Landessanitätschef war, frug mich, ob ich es nicht wagen wollte, die Truppen zu begleiten, um durch eine Seereise mich von dem 5 wöchentlichen Aufenthalte im Spitale zu erholen. Ich nahm gern seinen Vorschlag an, weil der Aufenthalt im Spitale mich that-

sächlich langweilte. Der Marsch vom Spitale in Weltevreden nach
der Station war für mich mit keiner Ueberanstrengung verbunden, und
weiterhin konnte ich voraussichtlich an Bord des Schiffes der nöthigen
Ruhe mich hingeben. Via Singapore ging die Reise nach Atjeh.
Im Ganzen habe ich mich fünfmal in dieser Hauptstadt der
Straits Settlements aufgehalten.

In zwei Tagen hatten wir damals Singapore erreicht, und schon
nach wenigen Stunden setzten wir unsere Reise fort; ich sah damals
nur den Hafen und das Hôtel de l'Europe, welches am Ufer vielleicht
20 Meter hoch über den Spiegel der See sich erhob. Auf der
Rückreise von Atjeh kam ich den 13. Juni (1883) mit einem
Dampfer der indischen Dampfschifffahrtsgesellschaft wiederum nach
der »Löwenstadt«, und da wir zwei Tage uns dort aufhalten sollten,
ersuchte ich den holländischen General-Consul um eine Empfehlungs-
karte an die Spitalsleiter des Frauenspitales. Eine Stunde später
erhielt ich von seinem »Hoofd-Assistent« einen ausführlichen Brief
und die nöthigen Einführungskarten. Wie mir dieser Herr mittheilte, befanden sich damals drei grosse Spitäler zu Singapore:
Das General-Hospital unter der Direction des Dr. Simon, das
Pauper-Hospital oder Tan Tock Seng's unter Dr. Bentley und das
Lock-Hospital, in welchem der Chef des civilärztlichen Dienstes
Dr. Rowell nur (venerische) Frauen behandelte. Da alle drei Aerzte
ihre ärztlichen Visiten zwischen 7—$^1/_2$8 Uhr Morgens in dem Spitale
machten, so konnte ich wegen der kurzen Zeit nur eines unter der
Leitung des Spitalchefs besehen; nun hatte jeder dieser drei Herren
einen Stellvertreter, welcher unter dem Namen Apothecary eine mir
und im Allgemeinen den deutschen und holländischen Anschauungen
fremde Stellung einnahm. Ich würde ihn am besten mit einem
Krankenoberwärter vergleichen, welcher einiges medicinische Wissen
besitzt; er ist ein Heilgehülfe und behandelt die Patienten, während
die genannten Aerzte eigentlich nur Conciliarpraxis in diesen
Spitälern üben. Dieses erklärt auch die hohen Honorare, welche
diese drei Aerzte in der Privatpraxis sich bezahlen lassen; eine
gewöhnliche Visite wird mit 1 £ bezahlt, während im benachbarten Batavia und Deli das Standard 1 Dollar oder Ryksdaalder
= 2,50 fl. ist.

Aus naheliegenden Ursachen sah ich davon ab, von den übrigen
zwei Apothecaries mir die Spitalsräume zeigen zu lassen, und ver-
fügte mich um 7 Uhr in das Spital des Dr. Rowell.

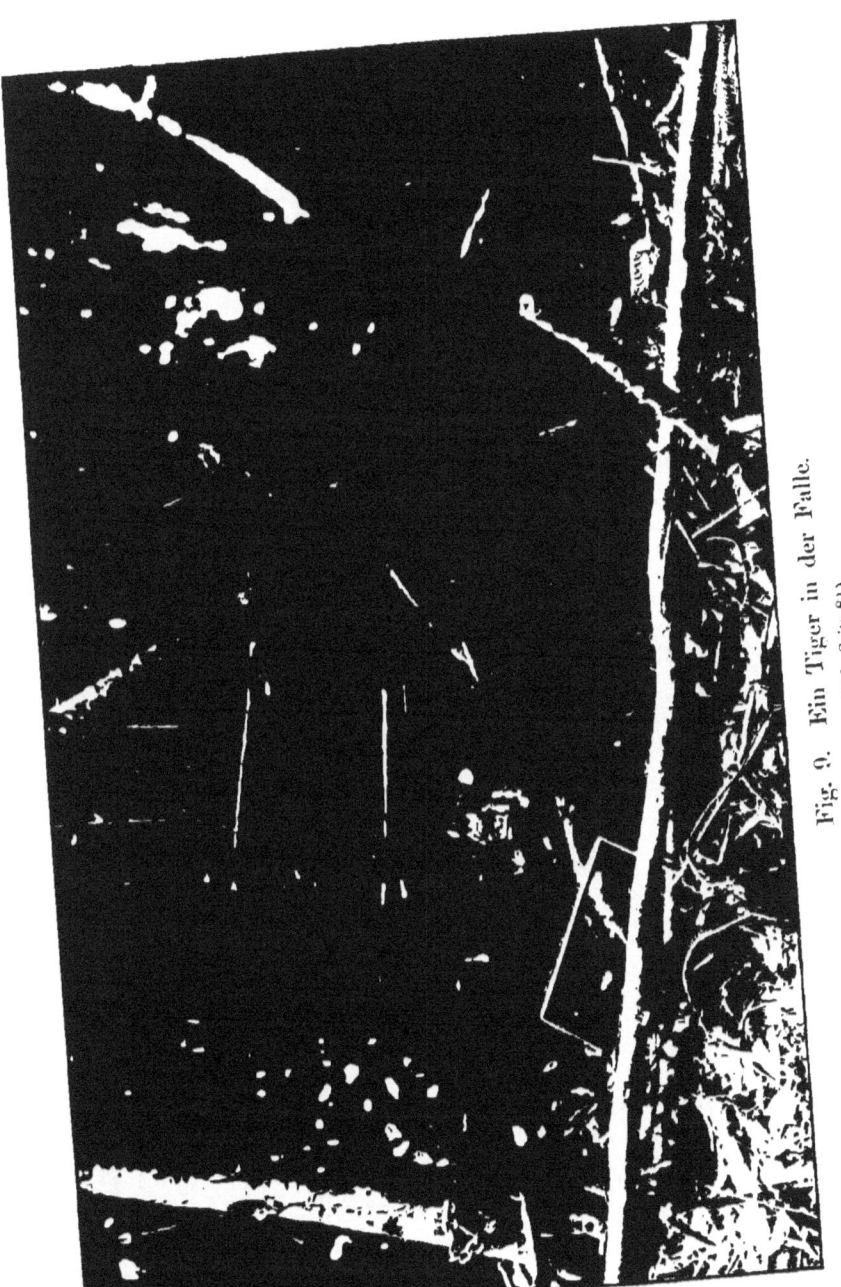

Fig. 9. Ein Tiger in der Falle.
(Vide Seite 84.)

Ich war der englischen Sprache nicht mächtig, und Dr. R. sprach das Französische in einem mir beinahe unverständlichen Dialekte; ich hatte zwar als Dolmetsch einen Reisegenossen mitgenommen, aber unwillkürlich verfielen wir Beide auf den Gebrauch der malaiischen Sprache, und ohne Dolmetsch flottete das Gespräch sehr gut.

Das Spital machte in jeder Hinsicht einen günstigen Eindruck. Es bestand nur aus glatten, ungefärbten Holzwänden und hatte eine sehr gute Ventilation; die Patientinnen schliefen auf hölzernen Pritschen und hatten ein ledernes Kopfkissen, welches mit Kapok gefüllt war. Der Zwischenraum zwischen je zwei solchen Pritschen war 1½ Yard = 1,4 m gross. Die Reinlichkeit liess nichts zu wünschen übrig, und die Luft der Säle war ganz frisch und ohne jeden Gestank. Damals behandelte Dr. R. seine Patienten mit subcutanen Einspritzungen mit Sublimat; ich frug ihn, wie lange die secundären Symptome bei dieser Behandlung auf sich warten liessen, und mit wirklich beneidenswerthem Sanguinismus antwortete er: »Diese kommen überhaupt bei uns nicht vor!« Ich fühlte keinen Beruf in mir, bei dieser Gelegenheit mich in eine wissenschaftliche Debatte einzulassen, und als übrigens noch der Apothecary diesen Erfolg ihrer Therapie bestätigte, gratulirte ich den beiden Herren zu ihrem therapeutischen Triumph und verabschiedete mich von ihnen.

Mein dritter Aufenthalt in Singapore dauerte nur wenige Stunden, welche jedoch hinreichten, mir ein kleines Abenteuer zu verschaffen. Den 22. Juni brachte mich ein kleiner Dampfer von Batavia nach Singapore, von wo ich am 25. in der Frühe meine Reise nach »Polonia« fortsetzen sollte. Als ich Abends (den 24.) in den Hafen einlief, sah ich einen österreichischen Dampfer dort liegen, und bald hatte ich mit dem Schiffscapitän und mit dem Schiffsdoctor Bekanntschaft gemacht. Dieser war ein gebürtiger Dalmatiner und war der englischen Sprache sehr gut mächtig. Wie alle Fremden gingen wir Beide in's Hôtel de l'Europe und liessen uns ein Glas mit Eis abgekühltes Bier geben. Hier ist das Rendezvous nicht nur aller Reisenden, sondern auch der jeunesse dorée von Singapore. Man erwarte jedoch nicht grosse Säle mit Eleganz und Luxus ausgestattet. Die kleinste Provinzialstadt Europas hat einen schöneren Billardsaal als dieses Hôtel I. Ranges in Singapore. Einen herrlichen Anblick bietet aber die Veranda durch die Aussicht auf die See. Es war ein kühler Abend, die Temperatur war auf 72° F. = 22° C.[1]) gesunken, der Tropenhimmel glänzte in seiner

---

[1]) Auch in den Tropen gebrauchen die Engländer nur Thermometer mit der Scala von Fahrenheit.

ganzen Pracht und Herrlichkeit, und vor uns lag nur wenige Schritte entfernt der Hafen, in welchem Hunderte von Lampen im Innern zahlreicher Schiffe auf- und abwogten, von dem sanften Wellenschlag der See geschaukelt.

In die Veranda kamen chinesische und klingalesische Hausirer, und vor derselben gingen zwei arabische Geldwechsler auf und ab, welche ihre silbernen Dollars von einer Hand in die andere fallen liessen. Da ich in meiner neuen Garnison dieselben voraussichtlich benöthigen würde, entschloss ich mich, eine holländische 100 fl.-Banknote einzuwechseln, und nach langem Feilschen bot er mir 44 Dollars dafür an. Er kam zu mir in die Veranda und zählte sie mir vor. Befriedigt nickte ich mit dem Kopfe, als er den 44. niederlegte, und mit dem malaiischen Worte sudah (= es ist gut) entliess ich ihn, ohne zu bemerken, dass ich ihm eine Banknote von 200 fl. und nicht von 100 fl. gegeben hatte. Mit einem gleichgiltigen tabéh-tuwan (= Gegrüsst Herr!) ging er weg. Um 9 Uhr ging ich zum Schiffe zurück und entdeckte sehr bald, dass mir 100 fl. fehlten, und sofort erinnerte ich mich auch, auf welche Weise dieses Manco entstanden war, und eilte mit meinem österreichischen Collegen auf die Polizei. Ein englischer Polizeiagent ging trotz der späten Abendstunde mit uns in's Hôtel, wo die Kellner zwar sich erinnerten, mich mit einem arabischen Geldwechsler in Unterhandlung gesehen zu haben, Niemand kannte jedoch seinen Namen oder seinen Wohnort. Zufällig hörte jedoch ein klingalesischer Hausirer, um was es sich handle, und rief plötzlich: »Ich habe es auch gesehen und mir fiel auf, dass dieser Araber keinen kleinen Finger auf der linken Hand hatte.« Dieses Signalement war dem Polizeiagenten bekannt, und als wir in die Wohnung dieses Arabers traten, sass er auf seiner Matte und hatte vor sich 44 Dollars liegen. Lächelnd behauptete er, gewusst zu haben, dass ich den Irrthum bemerken und die 44 Dollars holen kommen würde. Der Polizeiagent hatte eine ganz andere Ansicht und zwar, dass er darauf gerechnet hatte, dass ich abreisen würde, ohne den Irrthum zu entdecken; wir Beide aber waren froh, dass er den lapsus manus nicht leugnete. Der Araber verlangte sogar zur Belohnung seiner Ehrlichkeit einen Dollar. Dem Polizeiagenten entlohnte ich seine gestörte Nachtruhe.

Im Jahre 1897 sah ich zum letzten Male die »Löwenstadt«; vom 17. bis zum 20. April mussten wir auf die Ankunft des »Ernest Simon« warten, welcher von China kommen und uns zur Reise nach Marseille aufnehmen sollte.

„Die Stadt liegt auf der gleichnamigen Insel, welche 555 □ km gross ist.

Den 18. April fuhr ich mit einer kleinen Gesellschaft längs des Berges Timah (170 m hoch) in einem bequemen Wagen nach. der Nordküste der Insel, und wir liessen uns von einem chinesischen Kahnführer über den Canal fahren, welcher an dieser Stelle ungefähr 3 km breit ist. Wir waren in Asien, und zwar im Reiche des Fürsten von Djohor. Den Luxus, welchen dieser Fürst in Europa zu entwickeln gewöhnt ist. zeigte keineswegs sein Palast. Ein reicher holländischer Patricier hat mehr Luxus und Comfort in seinem Hause als dieser Fürst in seinem Schlosse. Der Regent in Baudong[1]), und ich will nicht von dem Gegenfürsten in Solo [1]) (Java) sprechen, entwickeln viel mehr Luxus in ihren Wohnungen, als ich in Djohor sah. Hierauf ging ich in den englischen Club, wo ich mich durch einen der anwesenden Officiere introduciren liess und ein herrliches Beefsteak mit einem Glas Bier bekam.

Den 19. besuchte ich in Singapore den botanischen Garten und die Wasserreservoirs. Der erstere verdient weder diesen Namen noch den eines Thiergarten. Ein paar Schlangen, Affen, Papageien verriethen höchstens den guten Willen, wie z. B. der Thiergarten in Batavia. Aber schön war das Wasserreservoir neben dem Sophienhügel. Vor dem Hôtel zog sich die Esplanade mit dem Raffles-Denkmal und dem Cricket-Club längs der Küste dahin, welche im Westen von der Mündung des Singaporflusses begrenzt wurden. Am rechten Ufer befand sich der Landungsplatz und das chinesische Viertel. Natürlich wurde ich von den chinesischen Kaufleuten überfallen, obwohl ich durch den Gebrauch der malaiischen Sprache den Globetrotter verleugnete. Wenn man den Muth hat, den dritten Theil von dem verlangten Preise zu bieten, kann man in Singapore Vieles um einen Preis erhalten. welcher in Europa ungläubiges Kopfschütteln erregen würde. Ich kaufte z. B. damals zum Gebrauche auf dem Schiffe zwei longues chaises um 3,75 fl. = 6$^1/_2$ Mark das Stück, welche ich noch heute besitze. Sie sind schöner und solider als jene, welche ich im Jahre 1886 zu demselben Zwecke in Rotterdam um 13 fl. = 21$^1/_2$ Mark per Stück bezahlt habe.

Der Totaleindruck der Stadt Singapore ist ein sehr günstiger: Eine Hafenstadt mit starkem Handel in den Händen eines europäischen

---

[1]) Vide II. Band.

Volkes, welches auch dort in den Tropen den heimathlichen Sport und die nationale Energie nicht verleugnet.

Die Insel Singapore liegt — ohne dazu gerechnet zu werden — im Riouw und Linggaarchipel und ist ungefähr 45 km von der Insel Bintang oder Riouw entfernt, nach welcher die dritte »Residentie« auf der Ostküste von Sumatra benannt ist.

Die Provinz »Riouw en onderhoorigheden«[1] = Riouw und Vasallenstaaten zerfällt in zwei Theile; der östliche Theil umfasst den Archipel und die Inseln im chinesischen Meere bis 4° 45' N. B., wozu die Watas (= hl. Esprit) oder die Tambelan, die Anambas, die Seeräuber (oder Serasan), die Duperre und die Natuna-Inselgruppen gehören; die Insel (= Pulu) Laut liegt beinahe schon am 5° N. B. Der westliche Theil »Lingga« mit den drei Districten Mandah, Indragiri und Réteh liegt auf der Insel Sumatra und wird im Westen von der Residentie »Padang'sches Hochland« begrenzt, oder, besser ausgedrückt, von unabhängigen Stämmen, welche zwischen dieser Provinz und dem holländischen Gebiete der Ostküste ihre staatliche Freiheit bis zum heutigen Tage sich erhalten haben.

Diese »unabhängigen Stämme« sind mit den im Norden und Süden wohnenden Nachbarn die spärlichen Reste jenes grossen und mächtigen malaiisch-islamischen Reiches Menangkabau, welches im Mittelalter nicht nur ganz Mittel-Sumatra besass, sondern auch Singapore und Malacca im 12. Jahrhundert gründete und seine Sprache von hieraus bis Ceylon einerseits und bis an die äussersten Inseln des indischen Archipels allen Küstenbewohnern gab, so dass die malaiische Sprache von Madagascar bis Neu-Guinea auf den Küsten aller Inseln dieselbe führende Rolle wie die französische Sprache in Europa hat.

Diese Ueberbleibsel des grossen Reiches von Menangkabau haben nach dem Falle dieses Colosses in verschiedener Weise eine neue staatliche Organisation erhalten [2] und ihre Häuptlinge führen heute diverse Namen und auch diversen Rang. Sie alle haben aber heute Communalbesitz und üben die Hadat Kamanakan. d. h. die Erbfolge in weiblicher Linie aus: Das Haupt der Familie ist der Mama, der Bruder der Mutter, welcher in allen Rechten und Pflichten der Vater

---

[1] Diese Provinz ist 770.4 ☐ Meilen gross und hat ungefähr 110 000 Einwohner mit 180 Europäern, 22218 Chinesen und 10 Arabern. (Vide Jahresbericht vom Ministerium der Colonien des Jahres 1897.)

[2] Der Stamm der Kwantaner hatte z. B. bis zum 10. Februar 1821 einen Sultan an der Spitze des Volkes.

seiner Neffen und Nichten ist; in der Erbfolge werden jene Familienmitglieder berücksichtigt, welche nur in weiblicher Linie verwandt sind. Von der Mutter also erben die Kinder, und wenn diese nicht vorhanden sind, sind ihre Erben nur ihre Brüder und Schwestern resp. deren Kinder. Als Vormund der Kinder tritt nach dem Tode der Mutter nicht der leibliche Vater, sondern der Mama auf. Stirbt der Mann, so treten nicht seine Kinder, sondern seine Geschwister resp. deren Kinder die Erbschaft an.

Dies ist das Princip des Kamanaken = Matriarchat, welches noch bei zahlreichen malaiischen Stämmen des Padangschen Oberlandes (z. B. in Agam, Tanah Datar, in den 50 Kota's u. s. w.) und auch von den Orang Semang (Fig. 5) auf Malacca geübt wird, welches im 13. Jahrhundert von den Menangkabauern bevölkert wurde.

Diese, d. h. die heutigen Menangkabauern Sumatras pflanzen Ladangs (= trockene Reisfelder), Tabak, Kaffee, Zuckerrohr, Catechu, Indigo (Marsdenia tinctoria oder Indigoferasorten), Kapok (= Pflanzendune), Mais, Obi (= Baumknollen), Palmen und andere Fruchtbäume; sie treiben Handel mit den Producten des Urwaldes, Getáh, Sago, Wachs, Holz, rothe Erde; sie backen Töpfe und besitzen einige Goldschmiede. Im Ganzen und Grossen sind die »unabhängigen Länder« an der Westgrenze der Provinz »Riouw und Vasallenstaaten« ein armes Volk. Genug häufig ziehen sie in die benachbarten holländischen Besitzungen, um als Kuli ihr Brod zu verdienen, oder nehmen gegen Bezahlung die Robottdienste auf sich, welche der reiche Nachbar, zu stolz, sie in Persona zu leisten, gerne einem andern überlässt. Trotz ihrer Armuth haben sie sich eine relativ hohe Sittenreinheit aus jener Zeit erhalten, in welcher (im Anfange des 19. Jahrhunderts), wie wir später sehen werden, die »Padri« ihrer neuen mohamedanischen Lehre vom Padangschen Oberlande aus mit Feuer und Schwert in die benachbarten Stämme Eingang zu verschaffen und sie über ganz Mittel-Sumatra zu verbreiten suchten. Ihr Gebiet ist reines Hochland und fällt sanft in das Gebiet ab, welches die Residentie »Riouw und Vasallenstaaten« bildet.

Die Hauptstadt dieser Provinz liegt auf der Insel Bintang oder Riouw und zeigt in jeder Hinsicht den Typus einer kleinen Hauptstadt, und wenn wir von der Topographie der Stadt absehen, könnte man sie ein zweites Telók Betóng nennen. Die Zahl der Beamten und Soldaten war in beiden Städten dieselbe; höchstens lebten in Riouw mehr Europäer, welche in dem intensiven Schifffahrtsverkehr in diesem Hafen Beschäftigung und Broderwerb fanden.

Ich selbst hatte Gelegenheit, mich einige Stunden in dieser Hafenstadt aufzuhalten und zwar am 25. Februar 1884, als ich aus der Garnison Seruway desertirte, d. h. mich Krankheits halber evacuirte, bevor mein Nachfolger angelangt war. Ich musste auf die Fortsetzung der Reise des Dampfers nach Batavia warten, weil eine grosse Schiffsladung ausgeladen werden musste. Ich ging auf das Land, besuchte den dortigen Platzcommandanten und den »Eerstaanwezenden Officier van Gezondheid« Dr. X. und kehrte dann in's Hôtel zurück, um das Signal des Dampfers nicht zu überhören. Es dauerte aber noch zwei Stunden, bis die schrille Dampfpfeife mich wieder an Bord rief. Unterdessen that ich nichts anderes als — niesen.

Dies ist eine echte Tropenkrankheit, welche nur die Veteranen im Tropenleben überfällt und von der die Orang baru (= Neulinge) verschont bleiben. Sie besteht nur in einem Nieskrampf (Ptarmus = Sternutatio convulsiva), welcher in den Tropen einen heftigen Schnupfen einleitet und viel häufiger als in Europa den Eingewanderten befällt, welcher schon viele Jahre den nervenschwächenden Einfluss des Tropenklimas erfahren hat.[1])

---

[1]) Oft trat die Vermuthung in mir auf, ob in diesem Falle nicht ein „Heufieber" vorliege (= Sommerkatarrh = Bostock'scher Katarrh). Leider habe ich niemals das Secret der Nasenschleimhaut auf Pollen der zahlreichen Gräsersorten untersucht, welche ja in den Tropen das ganze Jahr hindurch und überall üppig gedeihen. Vielleicht ist diese Mittheilung hinreichend, jemand Andern zu dieser Arbeit anzuregen.

Niemals und nirgends litt ich so viel an Schnupfen als die letzten Jahre meines Aufenthaltes auf Java, und es ist mir ein wahres Vergnügen, der „Erkältung", welche die moderne Hygiene gern in die Rumpelkammer veralteter Theorien werfen möchte, eine Ehrenrettung schreiben zu können. Ohne dass ich jemals das Secret der Nase bacteriologisch untersucht hatte, welches beim Niesen in reichlicher Menge abgesondert wird, wage ich die Behauptung, dass diese petite misère de la vie der Typus einer „Erkältung" ist, und dass auch nur die Annahme eines bacteriologischen Ursprunges kein Recht auf Bestehen hat. Mir ist ganz gut bekannt, dass — ich glaube, dass es Goldschmidt in Paris nachgewiesen hat — z. B. beim Niesen der Leprösen in einem Radius von ± 1 Meter auf dem Boden Leprabacillen gefunden wurden; es ist also möglich, dass man auch beim Niesen des communen Strauchens ebenfalls Microorganismen finden wird, welche selbst culturfähig sind und bei Impfungen dieselbe Krankheit erzeugen könnten; aber selbst dann nicht, wenn dies bereits gelungen wäre, würde ich die bacteriologische Entstehungsweise dieser Leiden anerkennen. Wenn ich mich zu dieser ketzerischen Behauptung hinreissen lasse, so geschieht es unter der Wucht der Beweiskraft der Thatsachen; immer, wenn ich transpirirte und unvermittelt mich der Zugluft aussetzte, begann ich zu niesen; die Secretion der Nasenschleimhaut wurde so gross, dass ich im Laufe einiger Stunden 6—10 Sacktücher benöthigte, und wenn ich, sei es Nachmittags oder Abends, mich zu Bett begab, hatte der Process sein Ende erreicht. Da nebstdem nur jene Menschen so häufig darunter leiden, welche schon Jahre lang in den Tropen geweilt haben, also unter dem Einfluss der tropischen Wärme ein gewisses labiles Gleichgewicht des nervösen Lebens erhalten haben, so bekommen wir ein Krankheitsbild, das weder in seiner unvermittelten Entstehungsweise, noch in der Kürze seiner Dauer, noch in seinem sicheren Abklinken durch die Bettwärme in den Rahmen einer Infectionskrankheit gezwängt werden kann. Wie ich schon oben erwähnt habe, ich litt und leide auch an Gelenkrheumatismus; bei der strengsten Beobachtung ist es mir noch nicht gelungen — obwohl es eine landläufige Ansicht ist — irgend einen Factor des Sammelbegriffes Klima zu kennen, der unbedingt mir eine Attaque veranlasst; aber das Straucheln trat immer unter oben genannten Verhältnissen auf. Ich musste also bei dem Gelenkrheumatismus die Möglichkeit einer bacteriellen Entstehungsweise offen halten, während der Katarrh der Nasenschleimhaut, welcher in den Tropen viel häufiger als in Europa die Menschen attaquirt, das reine Gepräge einer „Erkältung" trägt.

5. Capitel.

Die Provinz „Ostküste von Sumatra" — Zinninseln — Ein misslungener Freihafen — Ein englischer Abenteurer — Petroleum auf Sumatra — Menschenfresser — Die Hauptstadt Medan — Im Urwalde — Entwaldung — Die Commandeuse — Ein schlechter Garnisonsplatz — Ein Vorurtheil — Eine Faciesbildung — Hospitalbrand — Amok-Laufen — Krebsfälle.

Während meiner 21 jährigen Dienstzeit in der holländisch-indischen Armee wurde ich 20 Mal transferirt und machte im Ganzen 20 grössere oder kleinere Seereisen und bin 6 Mal in der Strasse von Malacca gefahren.

Das erste Mal begleitete ich im Mai 1883 das 10. Bataillon nach Atjeh, blieb nur einige Tage in der Hauptstadt Kuta radja und kehrte längs der Ostküste von Sumatra, also zum zweiten Male in der Strasse von Malacca nach Java zurück.

Den 22. Juni 1883 musste ich wiederum, also zum dritten Male, in dieser Strasse eine Fahrt machen, weil ich bei meiner Ankunft in Batavia den Befehl erhielt, sofort nach »Polonia« [1]) zu gehen, wo der Sitz der militärischen Behörden der vierten Provinz, der »Ostküste Sumatras« sich befand, in welcher ich mich 8½ Monate aufhielt. Traurige Tage, Wochen und Monate habe ich, wie wir sofort sehen werden, in dieser Provinz verlebt, und als ich auf meiner Rückreise nach Batavia im Februar des Jahres 1884 zum vierten Male den Weg durch die Malaccastrasse nahm, hielt mich nur die Hoffnung auf ein baldiges Ende meines körperlichen und seelischen Leidens am Leben.

Zum fünften Male sah ich diese Meeresstrasse im Jahre 1896, als die holländische Regierung den Abfall ihres Bundesgenossen Tuku Umar durch einen grossen Feldzug in sein Gebiet in Atjeh bestrafen

---

[1]) Polonia war der Name des militärischen Etablissements in Medan, so genannt nach dem Geburtslande des ersten Besitzers (des polnischen Barons Michalsky) dieses Gebietes, welches ursprünglich eine Tabaksplantage umfasste.

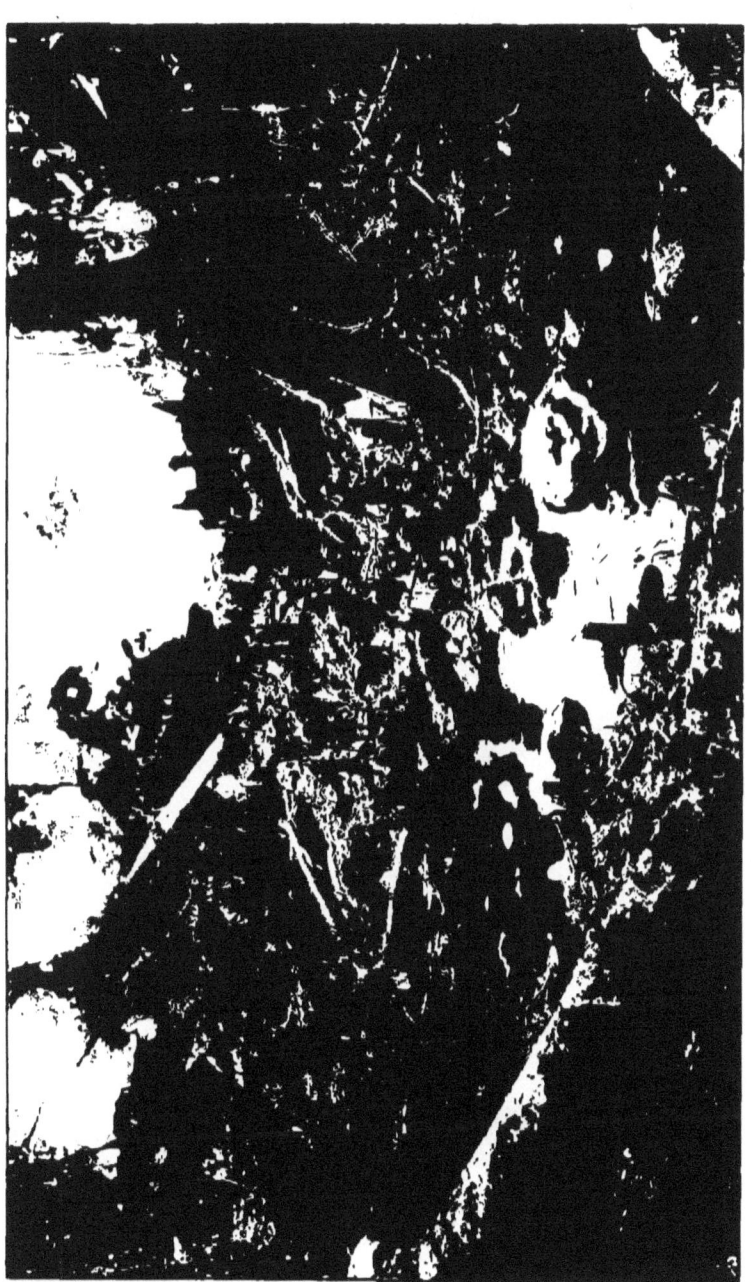

Fig. 10. Roden des Urwaldes.
(Vide Seite 81.)

musste. Zu diesem Zwecke liess sie vier Bataillone Infanterie, Cavallerie, Artillerie und Genietruppen von der Insel Java zur Ergänzung ihrer Truppenmacht nach Atjeh kommen. Da die einzelnen Truppenkörper reglementär keine Militärärzte besitzen, welche nur den »Garnisonsplätzen« zugetheilt werden, mussten diese Truppen von Aerzten »begleitet« werden, welche aus andern Garnisonsorten genommen wurden. Ich selbst bekam den Befehl, »das 6. Infanteriebataillon« von Magelang, wo ich mich in Garnison befand, nach Semarang zu »bringen«. Hier wurde ich jenem Schiffe zugetheilt, welches die »Artillerie«, die »Genie« und die »Maulesel« nach Atjeh transportiren sollte. Der Stand der Militärärzte in der Garnison »Atjeh und Vasallenstaaten« war bei meiner Ankunft complet; ich wurde also nicht zurückgehalten, sondern bekam den Befehl, mit erster Gelegenheit nach meiner Garnison zurückzukehren. Diesmal ging die Reise nach Java längs der Westküste Sumatras.

Die sechste Fahrt in der Malaccastrasse schloss, wie wir früher sahen, meine Carrière in der holländisch-indischen Armee.

Als ich im Juni 1883 nach Polonia transferirt wurde, benutzte ich einen Dampfer der damaligen indischen Dampfschifffahrt-Gesellschaft, welche nach Riouw, Singapore und nach der Ostküste Sumatras jeden Monat sechs Dampfer sandte. Den 22. Juni schiffte ich mich in Batavia ein, und bei schönem Wetter und bei ruhiger See nahmen wir den Curs nach N. W. Die Fahrt ging zwischen den beiden zinnreichen Inseln Banka[1]) und Billiton, liess die Gruppe der Lingga-Insel zur Backbordseite liegen, und wir dampften dann direct nach Riouw und Singapore. Hierauf bestiegen wir einen kleinen Dampfer, welcher einen geregelten Verkehr zwischen Riouw und den Hafen-

---

[1]) Banka ist, wie uns Dr. Posewitz mittheilt, geologisch die am besten bekannte Insel des indischen Archipels; im Jahr 1710 wurde nämlich beim Anlegen eines trockenen Reisfeldes (ladang) das Zinn entdeckt, welches seit dieser Zeit in grossen Mengen gewonnen und in den Handel gebracht wird. Schon im Jahre 1725 warden vom Sultan von Palembang, in dessen Besitz sich damals Banka befand, Chinesen zur Gewinnung dieses Erzes dahin gesendet, und noch im Jahre 1832 waren ausschliesslich chinesische Kulis in den Minen beschäftigt, welche zu vier Kongsies vereinigt und unter der Aufsicht von vier holländischen Ingenieuren und acht Gehilfen standen. Nebst Zinn findet man Gold, Wismuth, Eisen, Magneteisen, Kupferkies, Bleiglanz, Arsenkies und Schwefelkies, Manganerze und zahlreiche warme Quellen.

plätzen auf der Ostküste Sumatra unterhielt. Von Riouw ging die Fahrt zwischen den Inseln Padang und Bengkalis, und wir sahen die Tebing-Tinggi-, Rangsang- und Merbouw und die übrigen kleinen Inseln auf der Backbordseite in weiter Ferne liegen. Vor der Hauptstadt der »Residentie« fiel der Anker in die Tiefe der »Brouwerstrasse«, welche die drei erstgenannten Inseln von dem Festlande scheidet. Ich wusste damals nicht, dass der Plan bestand, in Bengkalis einen Concurrenzhafen des Welthafens Singapore zu schaffen; ich schenkte also diesem Theil der Stadt keine Aufmerksamkeit, und ich weiss nur aus den spätern Mittheilungen der Tagesjournale, dass zur Ausführung dieses stolzen Planes nichts geschehen ist, d. h. keine modernen Lagerhäuser, Werften und Docks gebaut wurden, sondern man sich begnügt hatte, Bengkalis zu einem Freihafen zu erklären und im übrigen der Zukunft ihre allmähliche Entwicklung zu einem Welthafen überliess. Der Welthandel kennt diesen Freihafen kaum dem Namen nach und die »Sparsamkeit hat wieder die Weisheit betrogen« (holländisches Sprichwort). Das Princip: »10×10 Gulden lieber auszugeben, als 100 Fl. auf einmal« hat wieder Schiffbruch gelitten. Auch die Stadt selbst zeigte nur wenig den Stempel einer Residenzstadt; im Ganzen lag eine Compagnie Soldaten in Garnison.

Der Militärarzt, den ich während meines zweistündigen Aufenthaltes aufsuchte, war ein Däne und bewohnte mit Frau und Kind ein kleines hübsches hölzernes Haus. Da er mir mittheilte, dass ausser dem Gebäude des Residenten und einer Tapiocafabrik[1]) Bengkalis überhaupt keine Sehenswürdigkeiten besitze, so machte ich gern von seiner Einladung Gebrauch, bei einem Glase abgekühlten Apollinariswasser in seinem Hause die Abreise des Dampfers abzuwarten.

Von seinem Hause aus sah man in weiter Ferne (± 4 km) die Küste Sumatras, welche ein sanft aufsteigendes Ufer hatte, das aber doch noch so niedrig war, dass es zur Zeit der Fluth ganz mit Wasser bedeckt war. Tiefer ins Innere des Landes erstrecken sich zahlreiche Sümpfe; zahlreiche Seen und zwei grosse Ströme durchziehen von Westen nach Osten diesen südlichen Theil der Provinz, welche noch einen eigenen Sultan besitzt und den Namen Siak führt. Die zwei Ströme, welche dem Centralgebirge Sumatras entspringen, heissen der Kampár, dessen Quellengebiet zum Theil in der »Residentie Riouw« und zum Theil

---

[1]) Aus der Wurzel der Maniokbäume (Janipha manihot) wird eine Mehlsorte, das maniokka bereitet, welches Kassave heisst, wenn es in der freien Luft, und Tapioca, wenn es auf heissen eisernen Platten gewonnen wird.

im Padangschen Hochlande liegt, und der Fluss Siak, dessen südlicher Quellenarm am Berge Suligi (536 Meter hoch) und dessen nördlicher Quellenarm an der Grenze der unabhängigen Battakländer entspringen. Das gegenwärtige Sultanat von Siak[1]) stand im 14. und 15. Jahrhundert unter dem Radja von Gasip, welches an dem gleichnamigen Nebenflusse des Siakstromes zu jener Zeit ein mächtiger Staat gewesen sein soll. Es kam durch Verrath eines gewissen Pandan in die Gewalt der Atjeers und von diesen unter die Botmässigkeit von Djohor, und erst im Jahre 1717 wurde das Sultanat Siak von Radja Ketjil gegründet. Die zahlreichen Thronstreitigkeiten, welche hierauf entstanden, nahmen erst im Jahre 1858 ein Ende, als Wilson, ein englischer Abenteurer, dem Tongku Ismail versprach, die aufständischen Stämme zu unterwerfen. Aber auch zwischen diesen Beiden kam es bald zum Streite, und der eingeborene Häuptling wandte sich an die holländische Regierung, welche Wilson aus Siak vertrieb, während mit einem Contract das Sultanat Siak ein Vasallenstaat Hollands wurde. Ismail blieb nur bis zum Jahre 1864 Sultan, in welchem Jahre er wegen Wahnsinns abgesetzt wurde. Sein jüngster Bruder Tongko Sjarif Kasim wurde Sultan und sein ältester Bruder Tongku Putra Mangkubumi Reichsverweser des Landes. Den 23. Juni 1884 trat der Sultan die nördlichen Besitzungen seines Reiches: Deli, Serdang, Tamiang, Assahan u. s. w. an den holländischen Staat ab und zwar gegen eine jährliche Subvention von 40000 Fl. Die Bezahlung einer Schuld von 50000 Fl. wurde ihm nebstdem erlassen.

Die Bevölkerung dieses Sultanats theilt sich in zwei Theile; die Einen nennen sich die directen Unterthanen des Sultans von Siak; es sind die ehemaligen Menang Kabauer, welche in den vier Sukus (= Bezirken) Tanah datar, Kampar u. s. w. einer bedeutenden Autonomie sich erfreuten, während die Bewohner der nördlichen Districte Tanah putih, Bangka und Kubu und die der Inseln Rupat bis Pengailan nur ungern den Sultan von Siak als ihren Herrn anerkennen. Das staatsrechtliche Verhältniss dieser einzelnen Staaten zum Sultan ist so verwickelt, dass es eine unerschöpfliche Quelle von Streitigkeiten ist und bleibt. Auch das Verhältniss zur indischen Regierung (die Insel Bengkalis ist schon seit 25 Jahren in vollem Eigenthum Hollands,

---

[1]) Siak ist der südlichste Bezirk der Provinz „Ostküste von Sumatra"; der zweite, Assahan genannt, hat ebenfalls noch einen Sultan, während der dritte Bezirk, Deli, trotz der Anwesenheit eines Sultans kaum mehr als eine holländische Provinz genannt werden kann.

ebenso theilweise die Insel Rupat) ist jetzt in ein Stadium der Veränderung gekommen, dessen Beendigung mir noch nicht bekannt ist.

Nur zwei Stunden blieb ich in Bengkalis. Die Dampfpfeife rief mich bald aufs Schiff; an der Insel Rupat, welche durch die gleichnamige Strasse von Sumatras Küste ungefähr 5 km weit geschieden ist, zogen wir vorbei, landeten wieder nur für ungefähr zwei Stunden bei der Mündung des Assahan, wo ein Kahn für die gleichnamige Stadt die Briefe holte und brachte.

Auch dieser District der Residentie »Ostküste von Sumatra« besteht zur Hälfte aus angespültem und sumpfigem Lande. Von hier aus liegt die ganze Küste dieser Provinz grösstentheils im Diluvium. Endlich erreichte ich das Ziel meiner Reise, Labuan Deli, welches bereits damals durch eine Eisenbahn (Fig. 6) mit der Hauptstadt des gleichnamigen Bezirkes Medan verbunden war. Seitdem sind bedeutende Veränderungen vorgefallen. Diese Stadt wurde zur Hauptstadt der ganzen Provinz »Ostküste von Sumatra« ernannt, welche schon im Jahre 1897 von 103 km Eisenbahnen durchzogen wurde (Bengkalis wurde als Freihafen und als zukünftiger Welthafen aufgelassen); Belawan wurde an Stelle von Labuan Deli der bedeutendste Hafen dieser »Residentie«, von dem jährlich tausende und tausende Ballen Tabaks nach Europa und tausende und tausende Büchsen mit Petroleum[1]) nach Java, China und Japan versandt werden.

Von den vier Bezirken, in welche der District Deli eingetheilt wird, Serdang, Deli, Langkat und Tamiang, ist der bedeutendste Deli; aber auch in Langkat bestehen seit ungefähr zehn Jahren Plantagen, und nur Tamiang hat sich kaum über die ersten Anfänge einer systematischen und rationellen Plantagenwirthschaft erhoben. Bis nun hat der »Delitabak« allein aus dem gleichnamigen District eine blühende Provinz gemacht und die »Deli Maatschappy« hat ihren Gründern und Actionären Millionen und Millionen bereits als Dividenden bezahlt,

---

[1]) Obwohl schon seit uralten Zeiten die Malaien das Petroleum als Medicin gegen Hautkrankheiten gebrauchten, wurde doch erst im Jahre 1876 bei Sungei Durian die erste Quelle angebohrt; die erste Concession zum geschäftsmässigen Betriebe wurde im Jahre 1883 in Langkat gegeben. Die zahlreichen Quellen Sumatras geben einen sehr verschieden grossen Ertrag; während in Perlak, an der Ostküste Sumatras, täglich 140 Liter gewonnen werden, ist das Erträgniss bei Kollok (Padangsche Oberländer) 6000 Liter pro Tag!! (Die „Perlak-Petroleum Maatschappy" scheint im Jahre 1901 einen ausserordentlichen Aufschwung genommen zu haben.)

während die Tabaksunternehmungen in dem Bezirke Tamiang noch nicht mit Gewinn arbeiten. Ein Blick auf die Karte zeigt uns, dass die ganze Provinz, von Assahan angefangen, Diluvialland ist, welches im Westen vom Hochgebirge begrenzt wird; der Sebajak mit 2172 Meter, der Baros mit 1950 Meter, der Tenaro mit 1850, der Semilir mit 1813, der Temangu mit 1816, der Seraga mit 1490 und der Dolok (= Berg) mit 1440 Meter Höhe sind die bedeutendsten Bergspitzen, auf welchen zahlreiche aber unbedeutende Flüsse entspringen und ihren Lauf nach Osten nehmen und welche mit ihren reizenden Gebirgspanoramen (Fig. 7) das Gebiet der »unabhängigen Battaker« begrenzen.

Ich glaube mich hier jeder Mittheilung über die Gebräuche und Sitten dieser nicht ganz primitiven Menschen — sie besitzen ja ein eigenes und selbständiges Alphabet —, welche fälschlich für die Urbewohner Sumatras gehalten werden, mit Recht enthalten zu müssen. Es hat ja in jüngster Zeit ein Oesterreicher und zwar Freiherr Joachim von Brenner ein interessantes und lehrreiches Bild von seinen Reisen durch die Battakländer (Fig. 8) beinahe in erschöpfender Weise entworfen. Freilich ist das Capitel über seine Gefangennahme in Lontong am Tobasee und über die Gefahr, geschlachtet und von den Battakern verzehrt zu werden, interessant und romantisch geschrieben, aber eine erhitzte Phantasie scheint dabei Pathenstelle versehen zu haben. Wie mir nämlich ein Resident dieser Provinz voriges Jahr mitgetheilt hat, befinden sich die Anthropophagen gegenwärtig nur im Gebiete der Pak-Pak, welche ungefähr 50 km vom Tobasee entfernt wohnen. (Auch Frau Ida Pfeifer, welche im Jahre 1852 die südlichen Battakländer durchzogen hat, wurde von einer unbegründeten Furcht beherrscht, wenn sie entre autre mittheilt, dass sie es nur ihrem zähen Fleische als alte Frau verdankt hätte, von den Eingeborenen nicht verspeist worden zu sein.)

Die Battaker sind ja schon seit Anfang des vorigen Jahrhunderts von zwei mächtigen civilisatorischen Nachbarn in ihrer ursprünglichen rohen Sitte — der Menschenfresserei — beeinflusst. In den Jahren 1820 bis 1830 ist die mohamedanische Secte der Padri bis an's Ufer des Tobasees vorgedrungen, während im Osten die holländische Regierung ihre civilisatorischen Arbeiten bis tief in's Innere des Landes ausgebreitet hat und noch ausbreitet. Wenn wir also von jenen wenigen Battakstämmen absehen, welche im Nordosten unter dem Namen der Pak-Pak die alte Sitte der Anthropophagie noch heute üben, so steht der übrige Theil auf einer ziemlich hohen Stufe der Civilisation, und gerade das Buch des Herrn J. von Brenner bringt uns davon hunderte und hunderte Beweise.

Bei meiner Ankunft in Labuan Deli erfuhr ich eine grosse Enttäuschung. Kaum hatte der Anker sich in den Grund des Meeresbodens gebohrt, erschien der Adjutant des Landescommandanten an Bord und theilte mir mit, dass ich nicht in Medan, der Hauptstadt des Bezirkes Deli, stationirt, sondern zum »Eerstaanwezend« Officier in dem Bezirke Tamiang ernannt worden sei; ja noch mehr, der in diesem Bezirke momentan anwesende Militärarzt müsse so bald als möglich seinen Standplatz Seruway verlassen, weil er sich mit den übrigen Officieren nicht vertrage. Daher sei es nothwendig, dass ich sofort meine Reise fortsetze, und dass die üblichen Vorstellungen bei dem Landessanitätschef und bei dem Landescommandirenden u. s. w. meinerseits aufgeschoben werden.

Zu meinem grössten Bedauern habe ich dadurch die Gelegenheit verloren, die interessanteste Stadt »der Residentie Ostküste von Sumatra« zu sehen und mit jenen zahlreichen interessanten Eingeborenen in Contact zu kommen, welche von der Peripherie der Provinz bei verschiedenen Anlässen nach Medan gehen, um mit den Vertretern der diversen Tabak- und Petroleum-Unternehmungen in geschäftlichen Verkehr zu treten. Ich tröstete mich mit dem Gedanken, in dem Bezirke Tamiang vielleicht mit einzelnen Bewohnern der Gaju- oder Alasländer in Berührung zu kommen, welche das Innere von Gross-Atjeh bewohnen und selbst bis heute noch wenig bekannt sind, oder dass ich Ruinen der alten Modjopahit finden würde, oder dass ich an dieser Grenze der menschlichen Civilisation ein reiches Feld zu zoologischen Studien würde beobachten können; nichts ist in Erfüllung gegangen; die traurigsten Tage meines Lebens habe ich dort, an der Grenze des Atjeischen Reiches, verlebt.

Der Adjutant Wiersma verliess mich nach der Mittheilung dieser Hiobspost, der Schiffscapitän hatte unterdessen die Postsäcke an's Land bringen lassen, und $1/4$ Stunde später erschien der Major P., um sich mit seinem Adjutanten ebenfalls zur Reise nach Seruway einzuschiffen.

Dieser Major war einer jener wenigen Officiere, welche trotz ihrer Tapferkeit und ihres persönlichen Muthes nicht nur Bonhommes sind, sondern dies auch in all ihrem Thun und Lassen zeigen. Ich habe ja viele Officiere in der holländisch-indischen Armee gekannt, welche mit ihren militärischen Tugenden eine hohe Bildung des Geistes und des Herzens vereinigten; sie glaubten jedoch, diese ja nicht zeigen zu dürfen, um so viel als möglich durch Strenge, ja selbst durch Härte den Untergebenen imponiren zu können. Major P. hatte den Muth, die wohlthuende Güte seines Herzens immer und jedem zu zeigen. Ich habe auch im Jahre 1891 direct unter ihm gedient; er war unterdessen Colonel geworden; sein Wunsch war für alle Officiere und für alle Soldaten mehr als ein Befehl, und niemals wurde ein Officier von ihm bestraft; eine Unterlassungssünde der jungen Leutnants wurde mit academischer Ruhe dem Missethäter (?) auseinandergesetzt und dieser Mann verliess »belehrt« den Rapport. Aber auch der Soldat, welcher sich grobe Verstösse gegen die Disciplin zu Schulden hatte kommen lassen, ging beschämt und gebessert vom Rapporte weg und war überzeugt, für sein Vergehen als ein abschreckendes Beispiel seiner Kameraden gestraft worden zu sein.

Als das Schiff Labuan Deli verliess, theilte mir Major P. mit, dass er nach Seruway gehe, um die Streitigkeiten zweier Officiere zu schlichten, und zeigte mir die darüber geführte Correspondenz. Nachdem ich sie gelesen hatte, konnte ich mich nicht enthalten, dem Major P. sie mit den Worten Heine's zurückzugeben: Es will mir schier bedünken — dass sie beide thäten stinken. Es war das alte Lied: Die Einförmigkeit des Lebens von wenigen Menschen, welche auf einem engen Raume beisammen leben müssen, machte die Fehler jedes Einzelnen in hohem Grade fühlbar. Wenn auch ich, der ich im Grunde meines Herzens nichts so als den Frieden liebte, späterhin in Streitigkeiten verwickelt wurde, wie leicht musste es mit Dr. X. geschehen, der leicht erregbar war und neben seinem Chef wohnen musste, dessen Frau geradezu die Langeweile des täglichen Lebens durch Kampf und Streit zu tödten suchte.

Der Dampfer brachte uns zunächst in den Aroëbusen, wo sich eine Holzunternehmung befand, welche von 25 Mann mit dem Commando eines Lieutenants beschützt wurde. (Hier in Pangkalan Siatas war die Endstation der Route, welche die Orte der Ostküste Sumatras miteinander verbindet.) Der Eigenthümer der Unternehmung war verheirathet und ebenso Lieutenant X., dessen Frau s. Z. eine Claviervirtuosin gewesen war. Er hatte sie in Batavia kennen gelernt und geheirathet. Nach der Hochzeit soll er an die Regierung ein Gesuch eingereicht haben — so erzählt wenigstens die böse Fama — mit der Bitte, dass seine Frau auch weiterhin Unterricht im Clavierspiele möge geben, weil einerseits es Schade wäre, dass ein solches künstlerisches Talent durch Mangel an Uebung für die Mitwelt verloren gehe und verkümmern sollte, und anderseits der ehrliche und redliche Gelderwerb auch die Frau eines Officieres nicht schände. Die Regierung gab ihm sofort die Erlaubniss; wenige Tage später jedoch las er in den Zeitungen seine Transferirung nach Penkalan Siatas. Diese erinnert mich an einen analogen Fall, welchen ich im Haag erlebt habe und der ebenfalls die holländische Regierungsweise charakterisirt. Im Jahre 1876 wollten im Haag die Socialisten im Abgeordnetenhause in corpore erscheinen, um dort demonstrativ ein Misstrauensvotum gegen die 'Abgeordneten abzugeben. Die Regierung wurde davon rechtzeitig in Kenntniss gesetzt. Die Polizei und die Truppen wurden zwar consignirt, aber sie waren nirgends zu sehen. Unbehindert zogen die tausende Socialisten vor das Abgeordnetenhaus, und unbehindert kamen die vordersten Reihen vor die Thüren der Galerien des Hauses; aber — Waisenmädchen nahmen alle Plätze ein.

Lieutenant X. lebte im besten Einvernehmen mit der Familie des Pflanzers; es fehlte ja — der Dritte oder besser gesagt — die Dritte.

Man muss sich das Leben auf einem so abgelegenen Platze vergegenwärtigen, um diese Menschen zu bewundern. Am rechten Ufer des Salahadjiflusses lag zunächst das Haus des Officiers und hinter diesem die Caserne der 25 Mann. Beide waren von einer 3 Meter hohen Palissade eingeschlossen. Zehn Schritte davon entfernt lag das Haus des Pflanzers, welches ebenfalls mit einer Palissade umgeben war. Um 6 Uhr Abends wurden die Thore geschlossen und einige Bediente, mit Gewehren bewaffnet, wurden auf Bastions zur Wache aufgestellt. Herr X. machte jede Nacht zweimal die Runde, um sich von der Wachsamkeit dieser seiner Wachleute zu überzeugen; denn die benachbarten Atjeers bedrohten täglich und stündlich ihr Leben und ihr Hab und Gut; diese hatten ja noch vor kurzer Zeit einen exponirten Posten von 7 Mann, welche unter dem Commando eines Feldwebels standen, in der Nacht bei Bukit (= Hügel oder Berg) Kramat überfallen und getödtet, d. h. ungefähr 6 km entfernt.

Wie viel Kämpfe, Sorge und Wachsamkeit erforderte die See zu ihren Füssen und der Urwald hinter ihrem Rücken. Das stürmische Element und das Krokodil auf der einen Seite und der Tiger (Fig. 9) und der Leguan und der Orang-Utan und die Schlangen auf der andern Seite (Elephanten kommen in diesem Bezirk nicht vor). (Von einem Rhinozeros wusste mir der Herr X. nichts zu erzählen.) Trotz dieser unheimlichen Nachbarschaft hatte er an dem linken Ufer der Bisitan-Bucht, welche sich von der Aroëbucht nach Süden abzweigt,

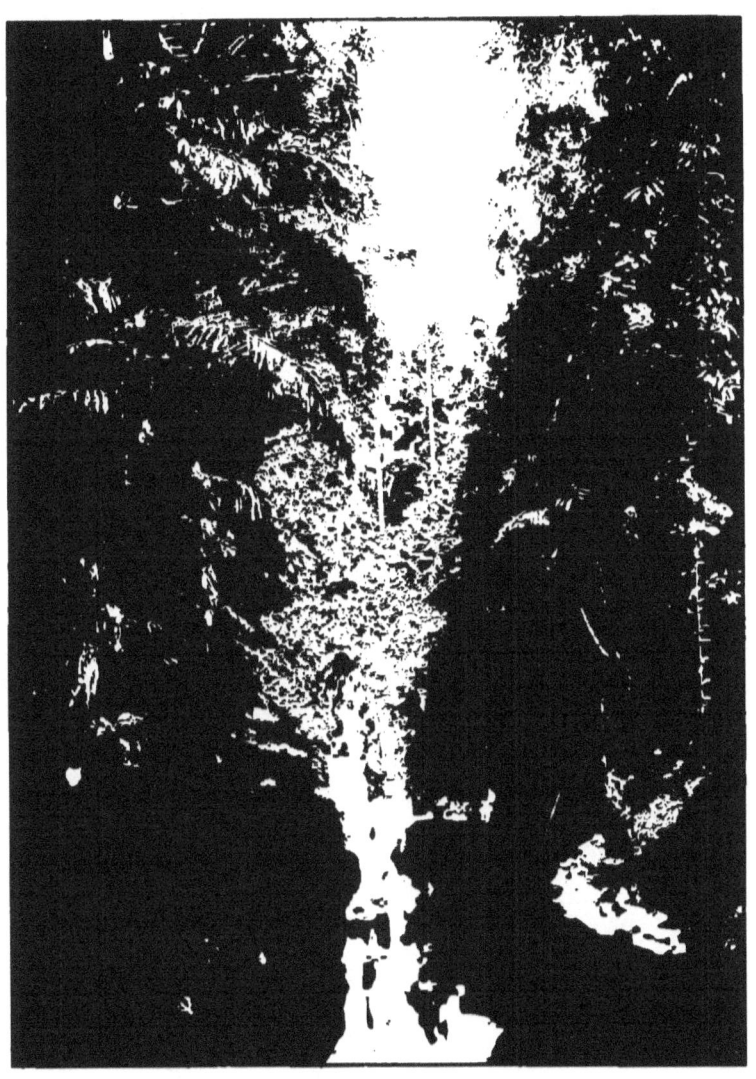

Fig. 11. Ein Bach im Urwalde.
(Vide Seite 103.)

eine Holzsägerei errichtet und sie mit transportablen Schienen mit seiner Wohnung verbunden. Auf kleinen Lowris besorgte er den Transport der Bretter und Schindeln, mit welchen er einen ausgebreiteten Handel trieb.

Es war ein fröhlicher Zug, als wir alle drei Officiere, der Schiffscapitän und die zwei Familien auf Sesseln in den Lowris sassen und von Kulis nach der Werkstätte gestossen wurden. Der Weg ging nämlich über wellenförmiges Terrain, und die Kulis hatten beinahe die Hälfte des Weges mehr Mühe, dem zu raschen Fahren der Lowris Einhalt zu bieten, als sie sich bemühen mussten, über die kleinen Hügel bergauf diese zu stossen. Abgesehen von zwei Sägemaschinen und einer Halle mit fertigen Brettern und Schindeln war hier nichts anderes zu sehen, als der Typus einer Entwaldung; für den Nachwuchs wurde nicht gesorgt, weil der Pflanzer mit sehr viel Recht voraussetzte, dass weder er noch seine Kinder die Früchte dieser Arbeit an diesem Orte jemals ernten würden.

Dieser Raubbau ist übrigens auch bei den Eingeborenen im Schwange; vielleicht sind sie sich dessen bewusst, dass nach vielen Decennien die Natur der Tropen in ihrem, ich möchte sagen, unerschöpflichen Reichthum allein für den Nachwuchs in vielen Fällen sorgt. Die Hauptnahrung ist auch bei den Bewohnern des äquatorialen Sumatra der Reis; sie pflanzen diesen jedoch weder in künstlichen noch in natürlichen Sumpfboden, sondern auf »Ladangs« = trockene Reisfelder und zwar in ganz gleicher Weise, als es die Dajaker auf Borneo thun.[1]) Die grossen Bäume werden einige Meter über dem Boden (auf einer Leiter) gefällt, weil ihr Umfang dort viel kleiner als in der Nähe der Wurzel ist, und alles wird dann in Brand gesetzt; die Lianen, Sträucher und kleinen Bäume verbrennen mehr oder weniger vollständig, während die gefällten Waldriesen in der Regel nur ihre Aeste und ihr Laub verlieren. (Fig. 10.) Gewaltige Baumstämme von 20—40 Meter Länge und 1 Meter Durchschnitt bleiben unbenutzt jahrelang liegen, bis die Ameisen, Todtengräber, Rüsselkäfer und der Schimmel ihre Maulwurfsarbeit beendigt haben; der durch Feuer von den lebenden Pflanzen befreite Boden wird mit dem Patjol (= Hacke) aufgerissen, und es werden Reis oder Cassave, Bataten oder Zucker, Ananas, Pisang, Labu,

---

[1]) I. Theil, Seite 77.

Tabak oder Kaffee, Lombok (= Paprika), Indigo und einige Fruchtbäume gepflanzt.

Wenn ausschliesslich oder wenigstens hauptsächlich Reis in diesen Ladangs gepflanzt wird, erschöpft sich selbst der humusreiche Boden der Insel Sumatra, und nach der dritten bis fünften Ernte befriedigt das Erträgniss des Bodens nicht mehr den Eingeborenen. Er verlässt einfach dieses Feld und sucht sich in der Nähe einen geeigneten Platz für einen neuen Ladang. Das alte Reisfeld bekommt ein neues Kleid und zwar (anfänglich) ein ganz anderes Pflanzenkleid, als es jemals besessen hat. Alang-alang (Imperata Königii), Glagah (Saccharum spontaneum, eine Graminea, deren Saft die Eingeborenen bei Augenentzündung gebrauchen), kleine Farrensträuche und Melastoma polyantha bedecken nach wenigen Monaten den Boden. Bald kommen selbst einige Bäume, und nach zehn Jahren sieht man schon einen kleinen Wald von (z. B.) Commersonia platyphylla u. s. w. Nach zwanzig bis dreissig Jahren hat sich bereits ein Wald von dreissig bis vierzig Sorten kleiner Bäume und Gesträuche entwickelt, worunter selbst einige des alten Urwaldes auftreten; die Stämme werden schlank, und die Kronen werden dichter, und Rottangpalmen verbinden sie zu einem Netze, welches ein dem jungfräulichen Urwalde ähnliches Bild schafft. Diese Entstehungsgeschichte des secundären Urwaldes bringt uns S. H. Koorders in dem Werke »Quer durch Sumatra« von J. W. Yzermann. Der Förster und der Botanicus beherrscht dieses Thema so ausführlich, dass ich den Fachmann, dem die zahlreichen Details Interesse einflössen mögen, nach dem Originalwerk verweisen muss.[1])

Hier in der Holzsägerei des Herrn X. war das Bild des verwüsteten Urwaldes, wie es oben angedeutet wurde, nur theilweise zu sehen und zwar, soweit der Aufseher mit seinen Kulis und seinen Arbeitern einen Ladang zu ihrem Privatgebrauch angelegt hatte.

Unser Schiff hatte Eis mitgebracht, und bald sassen wir bei einem Picknick, bei dem durch Eis gekühltes Bier und Brandy-Soda die Hauptrolle spielten.

Vor Anbruch der Nacht gingen wir zu Fuss zurück — die schräg auffallenden Sonnenstrahlen verlieren ja schon um $5^1/_2$ Uhr einen Theil ihrer versengenden Wärme — und kamen vor Eintritt der Finsterniss in Pangkalan Siatas an; ich und der Schiffscapitän

---

[1]) Seite 535 und ff.

blieben weiter die Gäste des Lieutenants X., und der Major P. mit seinem Adjutanten nahmen bei Herrn Z. das Abendmahl ein. Nach demselben kamen wir alle beim Pflanzer zu einer Whistparthie zusammen. Den andern Morgen fuhr der Küstendampfer zurück, mich holte die Dampfbarcasse ab, welche der Pflanzer dem Controlor zu Seruway für seine zeitweiligen Reisen zur Verfügung stellte, und die zwei übrigen Officiere gingen unter dem Schutze einer kleinen militärischen Patrouille den Landweg zu Fuss dahin. Zwei Stunden lang schaukelte mich die kleine Barcasse auf den etwas unruhigen Wogen der Malaccastrasse, bis ich endlich bei dem Cap (Tandjong) Tamiang[1]) in den gleichnamigen Fluss hineinfuhr. Sumpfvegetation bedeckte seine Ufer, welche bei der Ebbe des Meeres oft zehn Meter die Fläche des Wassers überragte. Dieses war grau und schmutzig von der Masse des vegetabilischen Gemenges; nur wenig Treibholz hinderte uns in der langsamen Fahrt stromaufwärts, und gegen vier Uhr hielten wir vor dem Fort Seruway an; beinahe gleichzeitig mit uns erschienen die beiden andern Officiere, welche auf ihrem Marsch einen geeigneten Platz für einen Neubau des Forts ausgesucht hatten. Major P. und sein Adjutant begaben sich sofort zu dem Commandanten des Forts, um die zahlreichen casus belli (?) dieses Officiers mit meinem Collegen zu untersuchen, und ich stellte mich der kampflustigen Commandeuse und den übrigen europäischen Bewohnern des Forts vor. Auch die Frau meines Collegen gehörte zu jenen indischen Damen, obgleich ganz reines europäisches Blut in ihren Adern strömte, welche in der Geltung ihrer Person und der Stellung ihres Mannes eine Lebensfrage sehen und ihren ganzen Einfluss auf ihren Mann zur Erreichung dieses Zieles aufwenden. Dadurch entstanden jene kleinlichen Reibereien, welche nicht nur meinem Vorgänger, sondern auch mir den Aufenthalt in diesem Fort verbitterten und, wie wir sofort

---

[1]) Dieser Fluss, zugleich der grösste Strom von Nord-Sumatra, hat zwei Quellen-Arme, welche weit auseinander liegen. Der nördliche, der rechte Simpangfluss genannt, entspringt auf dem Berge Gerdáng, während der linke Arm ungefähr 72 km südlicher seinen Ursprung zu haben scheint; sie vereinigen sich bei Kwala Simpang, wo noch wenige Jahre vor meiner Ankunft in Seruway ein Fort sich befand und vor Kurzem wieder ein neues Fort errichtet wurde. (Die Malaien bezeichnen die Ufer eines Flusses auch mit rechts und links; sie nehmen jedoch die Richtung der Quelle und nicht, wie wir, die der Mündung zum festen Punkte.)

sehen werden, meinem Collegen viele Monate lang die Qualen einer
Untersuchung vor dem Kriegsgerichte verschafften.

Nietzsche hat zwar im Jahre 1883 sein Aufsehen erregendes Werk
»Also sprach Zarathustra« herausgegeben; aber bis nach Seruway,
ins Innere der Ostküste Sumatras, hatte es damals seinen Weg noch
nicht gefunden. Dieselben Erfahrungen und Beobachtungen mögen
ihn zu dem Ausspruch veranlasst haben: »Du gehst zu Frauen,
vergiss die Peitsche nicht«, welche ich damals sah und erlebt habe.
Auch dieser Satz in seinem berühmten Werke hat, und zwar
nur durch die Form mit vielem Rechte, vielfach Anstoss erregt.
Der Grundgedanke dieses Satzes enthält jedoch eine goldene Wahrheit, welche den wahren männlichen Charakter bedingt. Der wahrhaft männliche Charakter soll und muss jeden Einfluss kleinlicher
und kindischer Lebensanschauungen zurückweisen, auch wenn er
vom Liebsten, das er besitzt, von seinem Weibe oder von seinen
Kindern, geübt wird. (Ich füge »die Kinder« hinzu, weil ich oft
genug sah, dass Männer eben so stark unter dem Pantoffel ihrer Frau
— als ihrer Tochter oder ihrer Kinder im Allgemeinen stehen und
standen.) Weder Lieutenant X. noch mein College haben sich
diesem Einflusse zu entziehen gewusst und erlitten dadurch viel Leid
und Kummer. Der Eine weilt nicht mehr unter den Lebenden; der
Andere ist von dem Menschenstrome einer europäischen Residenzstadt
aufgenommen worden; ich kann also ihre weiteren Erlebnisse mittheilen, ohne fürchten zu müssen, ihren Namen durch meine Erzählung der Oeffentlichkeit preisgegeben zu sehen.

Lieutenant Y. wurde wenige Wochen vor meiner Ankunft auf
Vorschlag des Dr. X. wegen eines Gehirnleidens nach Medan
evacuirt. Da er wegen dieser Krankheit die Reise nur unter
geübter Aufsicht antreten mochte, begleitete ihn mein späterer Nachbar, der Officiersaspirant Z. Diese Vorsicht war dringend geboten,
und thatsächlich hatte dieser Begleiter sehr viele Mühe, den Lieutenant Y. lebend nach Pangkalan Sitas zu bringen; er wollte sich
nämlich in's Wasser stürzen, als er die weite See zu Gesicht
bekam. In seinem Wahnsinn erzählte er auch bei Tisch
der Frau seines Gastherrn zu Pangkalan Sitas, dass Dr. X. in
Seruway ihn habe ermorden wollen. In Medan hatte er sich von
dem Malariafieber bald erholt, welches die Ursache seines Gehirnleidens gewesen war, und besuchte auch den nächsten Empfangsabend
des Landescommandirenden, Majors P.; hier sah er Dr. X. und seine

Frau. Sofort ging er auf Frau Dr. X. zu, um sie zu begrüssen und sich nach ihrem Befinden zu erkundigen. Diese Dame nahm die angebotene Hand nicht an, gab ihm keine Antwort und streckte ostentativ ihre Hände nach rückwärts. Da er sich keiner Schuld bewusst fühlte (was er s. Z. in seinem Delirium gesprochen hatte, wusste er auch nicht), suchte er ihren Mann auf, um Aufklärung für dieses beleidigende Vorgehen seiner Frau zu erhalten. »Sie ist in ihrem Rechte«, war die kurze Antwort. Um zu dieser ungelegenen Zeit und auf diesem Orte des Vergnügens kein unliebsames Aufsehen zu erregen, machte Lieutenant Y. dem Gespräche sofort ein Ende und schickte ihm den nächsten Tag seine Zeugen. Dr. X. nahm keines seiner Worte zurück, gab auch keine Erklärung dafür, warum er das beleidigende Benehmen seiner Frau gut heisse, und weigerte sich aus principiellen Ursachen, ein Duell anzunehmen. Diese Affaire nahm den unvermeidlichen weiteren Verlauf. Major P. bestrafte Dr. X. wegen seines, eines Officiers unwürdigen Benehmens mit vier Tagen Arrest; dieser reclamirte, und der Armeecommandant bestätigte die Strafe und gab noch vier Tage Arrest, weil er durch seine leichtsinnige Reclamation Mangel an Ehrfurcht vor seinem Vorgesetzten gezeigt habe. Dr. X. liess auch diese Strafe nicht auf sich ruhen und suchte nun den Ausspruch eines Kriegsgerichtes nach. Glücklicherweise hat ihn dieses freigesprochen, weil im andern Falle mit der Strafe noch ein grosser geldlicher Verlust verbunden gewesen wäre. Der »Krygsraad« tagte nämlich in Atjeh, wo sich zu dieser Zeit Dr. X. in Garnison befand. Die Zeugen mussten persönlich ihre Aussagen vor dem Kriegsgericht abgeben und daher, so weit sie sich nicht ebenfalls in dieser Garnison befanden, dahin reisen. Nach ungefährer Berechnung wären die Gesammtunkosten ungefähr 1000 Fl. gewesen; Dr. X. wurde von dem Kriegsgericht freigesprochen, weil es sich der Anschauungsweise des Sanitätschefs angeschlossen hatte, welcher folgenden Standpunkt in seiner diesbezüglichen Erklärung abgegeben hatte: Lieutenant Y. habe in zweifacher Weise die ganze Affaire provocirt und sei darum der Hauptschuldige in dieser Angelegenheit. Zunächst habe jeder Mann abzuwarten, ob ihm eine fremde Dame überhaupt die Hand reichen will. Dann aber sei Lieutenant Y. besonders unvorsichtig gewesen, weil er Frau Dr. X. zuerst die Hand angeboten hatte, obzwar er gewusst hatte, dass ihr Mann vor nicht langer Zeit in Unfrieden mit ihm gelebt habe.

Es kann hier nicht weiter meine Aufgabe sein, mit dem Freispruche des Kriegsgerichtes mich zu beschäftigen; aber ich glaube darauf hinweisen zu müssen, weil Dr. X. nur durch theilnahmsvolle Intervention seiner Collegen von den Folgen seiner unüberlegten Handlungsweise befreit blieb.

»Du gehst zu Frauen, vergiss die Peitsche nicht.« In noch unwürdigerer Weise liess sich Lieutenant B. durch seine Frau beeinflussen, welcher oder welche der Commandant des Forts Seruway zu meiner Zeit war.

Das Fort bestand aus hölzernen Gebäuden und hölzernen Palissaden. Die Nordseite wurde von einem hölzernen Hause eingenommen, in welchem die zwei Officiere und obengenannter Aspirantofficier wohnten. Ich bewohnte den westlichen Theil, welcher gegenüber dem Marodenhause lag. Die Wohnung trug den Typus aller indischen Häuser, wie ich sie im II. Theile »Java«[1]) beschrieb. An die westliche Wand schloss sich ein Theil des Hofraumes mit einer Bretterwand als Gehege an.

Eines Tages lag ich um 3 Uhr in der vorderen Veranda in einem Faulenzerstuhle zu ruhen, weil mich die Wärme im Schlafzimmer verhinderte, mein gewöhnliches Mittagsschläfchen im Bette zu halten. Da sah ich plötzlich einen eingeborenen Soldaten und einen Sträfling, beide mit einem Knüttel gewaffnet, in den Hofraum sich schleichen. Ich rief sie zu mir und frug sie, was dies bedeute. »Njonjah tuwan Commandant suruh« = Die Frau des militärischen Commandanten habe den Auftrag gegeben. »Suruh apa?« = Was hat sie befohlen? »Die Katze zu tödten« war die Antwort dieser Bösewichter. (?) Ich befahl ihnen natürlich sofort, mein Haus zu verlassen, und ging den andern Morgen auf das Platz-Bureau, den Lieutenant X. davon zu verständigen. Natürlich (!) war ihm davon nichts bekannt, und ich versicherte ihn, dass dies eine angenehme Aufklärung für mich sei, weil ich natürlich (??) nicht glauben konnte, dass mit seinem Wissen ein Soldat bewaffnet auf das erf (H. = Grundstück) eines Officiers eindringen werde. Abends ging ich zu seiner Frau eine Abschiedsvisite machen, weil ich den andern Morgen eine Inspectionsreise nach Pangkalan Siatas unternehmen sollte; bei dieser Gelegenheit erfuhr ich den Grund ihres Hasses gegen meine Katze. Diese bevorzugte besonders gerne ihren

---

[1]) Seite 284.

Milchtopf und ihre Küchlein. Ich bat diese Dame also, ihren Milchtopf zuzudecken, weil ich die Katze nicht entbehren wolle und auch nicht wegen der zahlreichen Ratten entbehren könne. Ich bekam aber nur die bedeutungsvollen Worte zur Antwort: »Ich werde mir schon zu helfen wissen.« Im ersten Augenblicke dachte ich daran, dass diese Antwort eine friedfertige Bedeutung hätte. Vorsichtshalber befahl ich jedoch meinem Bedienten, während meiner Abwesenheit meine Katze in einen Bambus-Käfig abzuschliessen. Bei meiner Rückkehr war die Katze verschwunden. Dieser Erfolg ihrer autokratischen Gelüste befriedigte sie jedoch nicht. »Kromo«[1]) und »Wongso«[1]) der Truppen sollten sehen, dass ihr Mann im Fort das höchste Wesen sei, obwohl ich als Regimentsarzt höher im Rang sei und nur aus dieser Ursache ein höheres Gehalt als ihr Mann bezöge. Als ich dieses Gespräch zu hören bekam, hielt ich mich aus naheliegenden Ursachen »indisch taub«[2]) (dieses Gespräch war ja an die Adresse einer Soldatenfrau und nicht direct an mich gerichtet), und es gelang ihr nicht, mich zu einer Gegenäusserung zu verlocken.

Den andern Morgen kam ein eingeborener Soldat, welcher eine ansteckende Hautkrankheit hatte, auf den Krankenrapport. Ueblicherweise schrieb ich in das betreffende Register neben seinen Namen: Ziekenzaal (= Marodenzimmer). Nach dem Reglement musste dieser Patient sofort in die Caserne gebracht werden, wo er (oder bei acuter Erkrankung ein Kamerad in seiner Gegenwart) seine Kleider und Wäsche in seinen Koffer einzupacken und diesen nebst Waffe in die dazu bestimmte Wachstube (= Rustkamer H.) im Beisein seines Feldwebels zur Aufbewahrung zu geben und sich dann sofort in das Marodenzimmer zu begeben hatte. Diesmal geschah nichts von allem diesen. Es war 11 Uhr geworden, und noch immer konnte mir der Krankenwärter nicht mittheilen, dass dieser Patient angekommen sei; ich liess den Krankenwärter bei dem Schreiber des Platzcommandanten sich informiren und erfuhr, dass dieser keinen diesbezüglichen Befehl geben wolle, weil ich ihn nicht direct darum ersucht hatte. Da dies im Widerspruch mit den Vorschriften des »Garnisondienstes« war, schrieb ich ihm officiell einen Brief mit der einfachen Mittheilung, dass ich einen Soldaten, welcher an einer

---

[1]) Häufig vorkommender Name javanischer Soldaten.
[2]) Vide II. Theil, Seite 357.

ansteckenden Hautkrankheit leide, angewiesen habe, in's Spital zu
gehen, dass dieses nicht geschehen sei und dass ich glaube, den
militärischen Commandanten für die Folgen dieser Ausserachtlassung
verantwortlich zu machen und nebstdem den Landescommandirenden
in Kenntniss zu setzen, dass ich in der Ausübung meines Dienstes
nicht der üblichen Unterstützung mich erfreuen könne.

Vier Jahre später sollte der ungezügelte dämonische Einfluss
dieser Frau auf ihren braven, etwas willensschwachen Mann traurige
Folgen haben. Ich wurde im Jahre 1887 nach L. transferirt und
hatte unter anderen Obliegenheiten auch die Verpflichtung, jede
Woche zwei Mal nach L. zu gehen, wo Lieutenant X. der Commandant des Forts war. Bei meinem ersten Besuche sah ich Frau X.
im Hofraume im Gespräche mit einem anderen Lieutenant stehen.
Die 40 Mann, welche zu meinem Schutze mitgegangen waren, hatten
vor dem Fort ihre Waffen abgelegt, der Hornist des Forts gab
das Zeichen: »Der Doctor ist da«, und bevor die Patienten sich
meldeten, ging ich in das Fort, und als ich Frau X. erblickte, eilte
ich auf sie zu, um sie herzlich zu begrüssen. Alle grossen und
kleinen Zwistigkeiten, welche ich vier Jahre vorher mit dieser Dame
hatte, waren ja vergessen; auch diese Dame zeigte nur die Freude
des ersten Wiedersehens, und ich — klopfte ihr mit den Händen
auf die Schulter mit den Worten: »Ja, ja, was sind Sie, Frau
Lieutenant, seit dieser Zeit stark geworden.« Ich unterhielt mich
noch kurze Zeit mit ihr über unsern Aufenthalt in Seruway; auch
ihr Mann nahm daran Antheil, und bald kam mir »der Sergeant
der Wache« mittheilen, dass die Patienten sich eingestellt hätten.
Ich nahm von Beiden herzlichen Abschied, versprach, ihnen so bald
als möglich meine Frau vorzustellen, hielt meine Krankenrapporte
und ging nach Hause. Wie war ich jedoch den anderen Tag überrascht, mit der Post einen Brief von Lieutenant X. zu erhalten, in
dem er mich beschuldigte, seine Frau coram publico »gemein« behandelt zu haben; durch zwei Officiere wurde diese Sache zwar
beigelegt, aber das Verhältniss zwischen uns Beiden blieb ein ge-
spanntes; so oft ich ex officio in das Fort kam, verkehrten wir nicht
mehr und in der Regel kehrte ich zurück, ohne Lieutenant X. oder
seine Frau gesprochen zu haben. Sehr oft fiel mir aber auf, dass
das Aussehen des Herrn X. viel zu wünschen übrig lasse; eines
Tages glaubte ich officiell den Landescommandirenden davon in
Kenntniss setzen zu müssen, und als mich dieser aufforderte, es

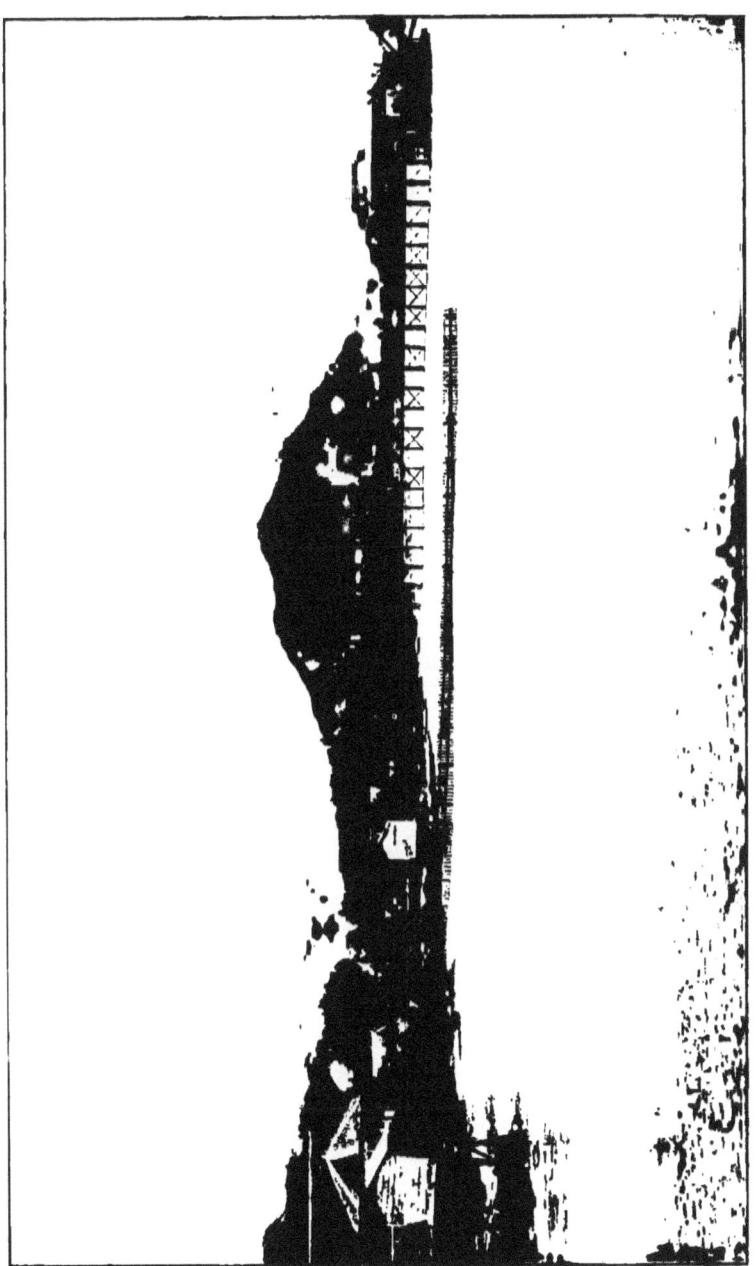

Fig. 12. Uleë Lheü, Hafen von Atjeh.
(Vide Seite 111.)

schriftlich zu thun, schrieb ich, dass mir bei meiner Inspectionsreise nach L. das schlechte Aussehen des Commandanten des Forts aufgefallen war, und dass im Interesse des Dienstes und noch mehr im eigenen Interesse dieser Officier sich unter ärztliche Behandlung stellen sollte. Oberst C. schickte eine Abschrift dieses Briefes nach L. zur Information.

Ende jeden Jahres wird in Atjeh von den diversen Forts eine Liste der anwesenden Officiere angelegt mit der Angabe, ob sie in Atjeh länger als sie verpflichtet[1]) seien, bleiben wollten.

Als Antwort auf meinen Brief gab Lieutenant X. von sich an: Wünscht zu bleiben. Acht Tage später musste er in das Spital zu Kuta radja aufgenommen werden und war drei Tage später eine Leiche. Wie mir später mitgetheilt wurde, war es seine Frau, welche ihn bewogen hatte, meine Warnung als den Einfluss persönlicher Eifersucht auf ihr angenehmes und einträgliches Leben als Fortcommandant aufzufassen.

Das gesellschaftliche Leben eines Officiers oder eines Militärarztes in der holländisch-indischen Armee ist sehr reich an Abwechslung. Bald ist er in einer Garnison, welche alle Genüsse und Vortheile einer europäischen Stadt bietet, bald sitzt er allein oder nur mit ein oder zwei Officieren in einem kleinen Fort fern von allen Vorzügen der Civilisation und nebstdem umgeben von allen Schrecknissen des Tropenlebens.

So erging es mir in Seruway. Im Ganzen bestand der Kreis, in welchem ich mich bewegte, aus einem jungen Controleur, einem Lieutenant mit seiner Frau, einem Officiersstellvertreter und einem Bürger, dem Agenten der Firma Hüttenbach, welche die Lieferantin des Forts war.

Das Fort selbst lag mitten im Sumpfe am rechten Ufer des Tamiangflusses und war von $2^1/_2$ m hohen Palissaden umgeben; der Raum zwischen den Palissaden und der Caserne und dem Officiersgebäude war nicht nur der Rendezvousplatz von uns fünf Europäern, sondern auch der einzige Weg, auf dem man spazieren gehen konnte. Die Wohnung des Controleurs war an der Nordseite des

---

[1]) Damals bestand die Bestimmung, dass ledige Officiere und verheirathete Officiere, welche ihre Frau bei sich hatten, zwei Jahre, die Strohwittwer jedoch nur vierzehn Monate auf Atjeh bleiben mussten.

Forts fünfzehn Meter entfernt. Das Officiersgebäude stand mitten auf dem Platze und hatte hölzerne Wände; ich bewohnte die westliche Ecke, welche gegenüber dem Marodenzimmer lag und zwar nicht weiter als zehn Schritt.

Ich hatte einen Bedienten, dessen Frau gleichzeitig Köchin war; da sich in der Nähe kein Kampong befand, konnte sie beinahe niemals frisches Grünzeug erhalten, und nur hin und wieder war es möglich, einige Stücke Lombok (= Paprika) oder Fisolen von einigen Soldatenfrauen zu erstehen, welche mit Erlaubniss des Militär-Commandanten ausserhalb des Forts einige kleine Gemüsebeete angelegt hatten. Die übrigen Lebensmittel erhielten wir von dem Lieferanten der Garnison. Zu meinem Vergnügen hielt ich ausserhalb des Forts einen Hühnerstall, worin sich beinahe immer sechzig Legehühner befanden. Im Durchschnitt bekam ich täglich zwanzig Eier, welche ich theilweise à 2 Ct. = $3^1/_2$ Pfennig meinem Bedienten überliess, der mich darum ersuchte, um im Fort einen kleinen Eierhandel zu treiben. Der Garnisonlieferant lieferte nämlich nur gesalzene Enteneier, welche in ganz Indien sehr gern gegessen werden. Die frischen Hühnereier haben natürlich auch ihre Freunde; ich weiss jedoch heute noch nicht, an wen »Sidin« diese Eier und wie hoch er sie verkauft hat. Frische Kuhmilch war in dem Fort ganz unbekannt, und ich bezog von dem Agenten der Firma Hüttenbach meistens nur die Schweizerische condensirte Kuhmilch, welche mich mehr befriedigte, als die »flüssige Milch«, welche damals in Mode kam. Auch später hat die Schweizerische condensirte Kuhmilch mir solch' vortreffliche Dienste bei meinen Patienten geleistet, dass ich sie heute noch als Ersatz der Muttermilch in erster Reihe verordne.

Das Klima Seruways war trotz seiner relativ grossen Entfernung von der Küste ein wahres »Strandklima«. Nirgends eine schattenspendende Allee; den ganzen Tag sandte die Sonne ihre versengenden Strahlen auf uns nieder; nur selten erfrischte der Seewind die mit Miasmen und heissem Staub geschwängerte Luft; und wenn in der Regenzeit täglich viele Stunden lang das Wasser vom Himmel in Strömen stürzte, dann konnten wir nicht einmal unser Haus verlassen. Die Temperatur schwankte je nach der Tageszeit und nach der Art des Monsuns von 22^0 C. bis 37^0 C. und der Feuchtigkeitsgehalt der Luft zwischen 700—800 pro m.

Noch andere Factoren kamen hinzu, um diesen Garnisonort zu

dem unangenehmsten zu machen, den ich während meiner zwanzigjährigen Dienstzeit hatte. Ich wurde krank, hatte als Arzt wenig zu thun und hatte keinen Verkehr mit den Eingeborenen, so dass ich auch weder auf ethnographischem noch auf zoologischem Gebiete mich beschäftigen konnte. Ich hielt es in dieser Garnison nur wenige Monate aus und — lief endlich am 24. Februar 1884 davon.

Bevor ich jedoch die eigentliche Ursache dieser Desertion erzähle, will ich einige Intermezzi mittheilen, welche als Lichtpunkte dieses öde, elende und langweilige Leben wenigstens einigermaassen erhellten oder, besser gesagt, einige Abwechslung in das monotone tägliche Leben brachten.[1])

Dahin muss ich meine monatlichen Fahrten nach Pankalan Siatas und einige interessante chirurgische Fälle rechnen, die ich in Behandlung bekam.

Die Streitigkeiten mit meiner liebenswürdigen Nachbarin und meine körperlichen Leiden haben allerdings meine Gemüthsstimmung so sehr verbittert, dass ich aus dieser Zeit nur den Totaleindruck einer miserablen und traurigen Existenz bewahrt habe.

In der Regel brachten meine monatlichen Reisen nach Pankalan Siatas mir eine willkommene Abwechslung in der Gesellschaft. Wenn man täglich nur vier Menschen sieht und spricht, tritt das Verlangen, andere Menschen zu sehen, andere Stimmen zu hören und andere Anschauungen austauschen zu können, fühlbar auf. Es mag in Europa Landherren oder Beamte geben, welche in kleinen Städten, Dörfern u. s. w. in ähnlichen Verhältnissen leben; aber diese Uebelstände machen sich in Indien fühlbarer, weil man keine Möglichkeit kennt, sie zu verändern.

Zwei Mal hatte ich auf diesen Fahrten eine kleine Abwechslung. Das erste Mal begleitete mich ein Geistlicher, welcher acht Tage vorher nach Seruway gekommen war, um den katholischen Soldaten für einige Tage religiösen Zuspruch zu gewähren, etwaige

---

[1]) Den 27. August des Vormittags 11 Uhr hörten wir bei vollkommen heiterm Himmel aus dem Süden ein lautes Donnern, so dass wir Alle auf dem Platze vor dem Officiersgebäude zusammenkamen und eine Erklärung hierfür suchten. Da das Donnern (?) den Charakter von Kanonenschüssen hatte, wurde selbst vermuthet, dass benachbarte Stämme eine Schlacht lieferten. Doch erst nach sechs Tagen erfuhren wir die wahre Bedeutung dieser acustischen Erscheinung. Es war der Ausbruch des Krakatau, welcher von uns ungefähr 1500 km!! entfernt war und trotzdem von uns wie Kanonenschüsse aus der Nähe gehört wurde.

neugeborene Soldatenkinder zu taufen und Gelegenheit zur Beichte zu geben. »Pastor« X. fuhr mit mir nach Pankalan Siatas, von wo er mit dem nächsten Dampfer seinen zeitlichen Standplatz Medan aufsuchen wollte.

Wir waren kaum drei Kilometer hinter Seruway, als die Schraube mit einem einem Kanonenschusse ähnlichen Knall brach. Unwillkürlich entschlüpfte mir das, in Indien übliche Scherzwort: »Nun ja, wir haben einen Pfarrer an Bord, also müssen wir ein Unglück bekommen«, und dieser brave Mann bekam eine Röthe wie ein Backfischchen. Als ich ihn versicherte, dass ich dieses Sprichwort nicht als Vorwurf gebraucht habe, theilte er mir mit, dass ihm diese Legende bekannt sei, dass sein Erröthen mehr die Erschütterung der kleinen Dampfbarcasse als meinen Scherz zur Ursache habe und dass er mir gewiss nicht zürne. —

Der Bruch der Schraube hatte weiter keine unangenehmen Folgen. Wir fuhren ja stromabwärts; die Strömung des Flusses — zur Zeit der Ebbe des Meeres — brachte uns vorwärts; das Steuerruder war intact, wir konnten also trotz der zahlreichen Krümmungen des Tamiangstromes ungefährdet allen Ecken und vorspringenden Ufertheilen ausweichen, und als wir die Mündung des Stromes erreichten, war die Reserveschraube eingesetzt.

Die beiderseitigen Ufer boten nach keiner Richtung etwas Sehenswerthes. Der Wasserstand war niedrig, die hohen Ufer waren mit undurchdringbarem Gebüsch bedeckt, aus welchem die Nipahpalmen, die Brutstätte der Mosquitos, hervorragten, und gegen das Ende des Stromes verflachten sich die Ufer allmählich so weit, bis sie das Niveau des Meeres erreicht hatten.[1]) Dennoch besitzt das linke Ufer ein geologisches Curiosum, auf welches mich der Steuermann der Barcasse aufmerksam machte, und zwar gerade gegenüber dem Haupteingange des Forts.

Bei meiner Ankunft in Seruway borgte ich mir einen Kahn aus und fuhr mit vier Sträflingen dahin, welche Hacke und Schaufeln mitnahmen. Ich fand, wie mir jener mitgetheilt hat, einen kleinen Hügel, welcher aus kleinen Muschelschalen, etwa von der Grösse eines halben Pfennigs, bestand. Der Boden rings um diesen kleinen Hügel bestand aus Lehm mit Humus gemischt. Mir ist bekannt,

---

[1]) Ein wunderschönes Bild bot sich unsern Augen dar: Weit vor uns zog ein breiter Streifen von rosarothen Medusen.

dass der Kiel von Dampfern und Schiffen sehr oft Gebilde des Meeres bis tief in's Innere des Landes verschleppen könne; aber dieser ganz isolirte Haufen von tausenden und tausenden kleiner Muscheln, mitten im Alluvialboden und noch dazu vier bis fünf Stunden von der Küste entfernt, war nicht nur mir ein Räthsel, sondern war auch von jeher den Eingeborenen eine unverständliche Erscheinung. W. Splieth beschreibt uns im Archiv für Anthropologie von Schleswig-Holstein im Jahre 1888 (?) solche Muschelhaufen oder, wie er sie nennt, solche Kjokkenmodding als wichtige Documente der Steinzeit. Leider hatte ich damals keine Ahnung von der Bedeutung dieser »Faciesbildung« für die Paläontologie und unterliess es darum, sie auf Ueberreste von Thieren oder Menschen oder Geräthen. zu untersuchen. Vielleicht genügt diese Mittheilung, jemand Andern, welcher sich in dieser Gegend aufhält, zur Untersuchung dieser »Facies« anzuregen.

Das zweite Abenteuer, welches ich bei dieser Fahrt auf der Dampfbarcasse erlebte, lief ebenfalls gut ab, hatte aber eine kleine Expedition zur Folge.

Schon durch einige Wochen kamen bei dem Controleur Berichte ein, dass die Atjeer beabsichtigen, die »Ostküste von Sumatra« zu überfallen und selbst die Hauptstadt Medan anzugreifen; zu diesem Zwecke sollten zunächst einige atjeische Aufwiegler in dem Bezirke Langkat die Eingeborenen zum Kampfe gegen die Holländer aufreizen und die benachbarten Stämme der Batakker zum Einfallen in die Tabakplantagen veranlassen. Da schon einen Monat lang diese Spionenberichte einliefen, ohne dass thatsächlich irgend etwas geschah, glaubte ich im Januar 1884 meine gewöhnliche Inspectionsreise nach Pankalan Siatas machen zu können, umsomehr als der Controleur keine Ursache hatte, mich davon zurück zu halten. Kaum hatte ich jedoch ein paar hundert Meter zurückgelegt, als wir fünf Atjeer mit Gewehren bewaffnet am linken Ufer mit uns gleichen Schritt halten sahen. Sofort liess ich umkehren, und als ich im Fort ankam, erfuhr ich, dass der Controleur von der Anwesenheit dieser Feinde bereits Nachricht erhalten habe, und dass der Officierstellvertreter sofort mit zehn Mann ausrücken müsse, um sich dieser Aufwiegler — todt oder lebend — zu bemächtigen. Durch meine Zurückkehr sei dieser nun in der angenehmen Lage, mit der Dampfbarcasse die kleine Expedition ausführen zu können, während er im andern Falle ein gewöhnliches Boot hätte benützen müssen. Einer von diesen fünf Feinden wurde getödtet, die andern vier gefangen und nach Medan gesendet.¹)

Meine Inspectionsreisen haben in den Plantagen selbst nichts Besonderes oder Interessantes aufzuweisen. Bei meiner Ankunft untersuchte ich die fünfundzwanzig Mann auf geheime Hautkrankheiten und nahm dann bei dem Militär-Commandanten oder bei dem Pflanzer mein Mittagsmahl ein. Die beiden Herren erfreuten sich mit ihren Frauen und ihren Kindern einer besonders guten Gesundheit, so dass ich nur einmal und zwar bei meiner Abreise aus dieser Provinz Anlass hatte, auch mit ihnen ärztlich mich zu beschäftigen.

Auch im Marodenzimmer in Seruway hatte ich im Allgemeinen wenig schwere Krankheitsfälle in Behandlung. Die für die Topographie des Ortes unvermeidlichen Fälle von Wechselfieber, einige kleine Verwundungen und einige Hautkrankheiten²) — das sind alle Krankheiten, welche ich von Seiten der Compagnie in Behandlung bekam. Die ersten Wochen meines Aufenthaltes brachten mir jedoch viele Sorgen mit der Behandlung kleiner Wunden. Das Marodenzimmer bestand nämlich aus Matten von gespaltenem Bambus. Darin lagen zwei Patienten mit kleinen Wunden, welche plötzlich eines Tages ein sehr übles Aussehen bekamen; es war Hospitalbrand hinzugetreten (Gangraena nosocomialis). Ich erfuhr von dem Krankenwärter, dass einige Wochen vor meiner Ankunft ein Patient an Spitalbrand in diesem Zimmer gestorben war. Ich liess sofort das Zimmer räumen, diese zwei Patienten in den »Cholerasaal« bringen, welcher sich ausserhalb des Forts befand und noch niemals gebraucht worden war, und sandte an den militärischen Commandanten einen wohl motivirten Vorschlag, dieses

---

¹) Dies war der Anfang zahlreicher kleiner Gefechte; Modjopahit wurde im Juli 1884 von den Langsaresen angegriffen und sein Sultan gefangen genommen. Dieser legte auch kleine Forts an, welche jedoch von den Holländern genommen wurden; den 13. August kam eine Compagnie unter Commando eines Hauptmanns nach Seruway, und den 16. eroberte er alle diese kleinen Forts mit einem Verluste von vier Mann, worunter sich auch befand — ein Krankenwärter.

²) Darunter befand sich auch ein Fall von Framboesia = Himbeerwarzensucht, welche ich ohne Quecksilber oder ‘Jodkali und nur durch eine locale Behandlung zur Heilung brachte. Auch ich konnte constatiren, dass diese zahlreichen kleinen warzenförmigen Hautgeschwülste eine selbständige, von keiner andern Krankheit abhängige locale Erkrankung der Haut waren.

Marodenzimmer niederreissen und verbrennen zu lassen. Das Verlassen dieses Marodenzimmers und eine energische Behandlung reichte hin, das Fortschreiten des Brandes bei diesen zwei Patienten aufzuhalten, und so blieben sie nicht nur dem Leben erhalten, sondern ich war auch nicht bemüssigt, grössere Körpertheile zu entfernen.

Auch ein atjeischer Patient meldete sich an; er hatte Elephantiasis, und ich erfreute mich eines sehr schönen Resultates; er war beinahe ganz geheilt, als ihn eines Tages ein eigenthümlicher Zufall veranlasste, um sofortigen Abschied aus der Spitalbehandlung zu bitten. Der militärische Commandant liess nämlich eines Tages exercitii causa Alarm blasen. Die Soldaten eilten zu den ihnen angewiesenen Schiessöffnungen und feuerten mit blinden Patronen. Mein atjeischer Patient glaubte hierin ein Vorspiel für einen Ernstfall zu sehen, vertraute der Zukunft nicht und liess sich um keinen Preis im Spitale zurückhalten. Bei seiner Aufnahme war nicht nur der ganze linke Unterschenkel zu einer beinahe brettharten dicken Säule erstarrt, sondern auch das Fussgelenk und das Knie waren durch die starre Haut unbeweglich geworden. Bei seinem übereilten Abschied waren Fuss und Kniegelenke beweglich geworden, und der Unterschenkel hatte beinahe normale Form. Allerdings war die Haut desselben noch theilweise infiltrirt.

Am 17. Januar hatte ungefähr eine Stunde vom Fort entfernt ein »Amok«-Fall stattgefunden. Der Rasende hatte vier Menschen verwundet, bevor es gelang, ihn unschädlich zu machen; ein Atjeer und ein Chinese wurden getödtet; ein zweiter Eingeborener erhielt fünf Wunden und das vierte Schlachtopfer nur einen Stich am linken Vorderarm. Diesen einen Unglücklichen sandte mir der Controleur zur ärztlichen Behandlung und zwar in Begleitung der Frau des »Amokläufers«. Ich hatte darum ersucht, um mich so gründlich als möglich mit dieser Frage beschäftigen zu können. Da die Eingeborenen der Suggestion ausserordentlich leicht zugänglich sind, so bemühte ich mich, jeden »Hineinexaminirens« mich zu enthalten und sorgte auch dafür, dass der Dolmetsch auf die Antworten dieses Atjeers keinen Einfluss nahm. Schon die erste Frage, die ich stellte, brachte eine befriedigende Antwort. Ich liess mir einfach mittheilen, was der Bösewicht (?) kurz vor dem »Amoklaufen« gethan hatte. »Nichts,« erhielt ich zur Antwort, »denn er hatte ja das Fieber; sein Körper war heiss und er delirirte (bitjâra gtla), plötzlich sprang

er auf, ergriff den Dolch (rĕuntjong) und schwang ihn nach allen
Seiten und stiess ihn in die Brust des Nachbarn, welcher nur geholfen hatte, dem Kranken die abkühlende Salbe auf die Stirne zu
reiben. Ich lief auf die Strasse um Hülfe zu rufen; unterdessen war
er hinter mir nachgelaufen und verwundete noch drei Männer, welche
auf meinen Hülferuf herbeigeeilt waren.«

So oft und so nachdrücklich ich mich erkundigte, ob diese
Schlachtopfer in irgend einer Weise als persönliche Feinde direct
oder indirect Anlass zu einer erbitterten oder gehässigen Stimmung
gegeben hätten oder vielleicht vor längerer Zeit seinen Hass oder
Neid oder Missgunst oder Eifersucht erregt hätten, die der Mörder
nur zeitweilig nicht gezeigt habe — auch diesem wurde auf das Bestimmteste widersprochen.

Es war also der typische Fall des »Amoklaufens«,[1]) bei welchem
der Rasende ohne Unterschied der Person, des Geschlechtes und
des Alters jeden Menschen verwundet, der ihm entgegentritt. Dieser
Fall bestreitet jedoch alle bisherigen Theorien, welche über die
malaiische Sitte des Amoklaufens aufgestellt wurden. Dieser Mann
rauchte kein Opium, er war von keinem religiösen Wahnsinn ergriffen,
er wollte sich nicht auf diese ungewöhnliche Weise das Leben
nehmen, um trotz des Verbotes des Selbstmordes der Freuden des
Himmels theilhaft zu werden; es war ein Kranker, welcher im Fieber
delirirte.

Auch einen Krebsfall bekam ich zur Behandlung; es war ein
Mann, welcher am rechten Oberschenkel eine Geschwulst von der
Grösse einer Faust hatte; die Schmerzhaftigkeit der Geschwulst,
das rasche Wachsen derselben, das schlechte Aussehen des Patienten
liessen mich an einen Krebs denken, ohne dass ich mir darüber
Gewissheit verschaffen konnte; der Patient verweigerte nämlich jeden
chirurgischen Eingriff.

Wenn in letzter Zeit Professor Löffler in Greifswald eine neue
Therapie der Krebskranken auf eine Thatsache gründen will, welche
ihm von einem Arzt auf Borneo mitgetheilt wurde, dass nämlich in
den Tropen Krebsfälle selten oder gar nicht vorkommen sollten,
dann muss ich seiner Theorie den Boden entreissen. Diese Thatsache ist unrichtig. In den Tropen kommen Krebsfälle ebenso

---

[1]) Vide I. Band, Seite 41.

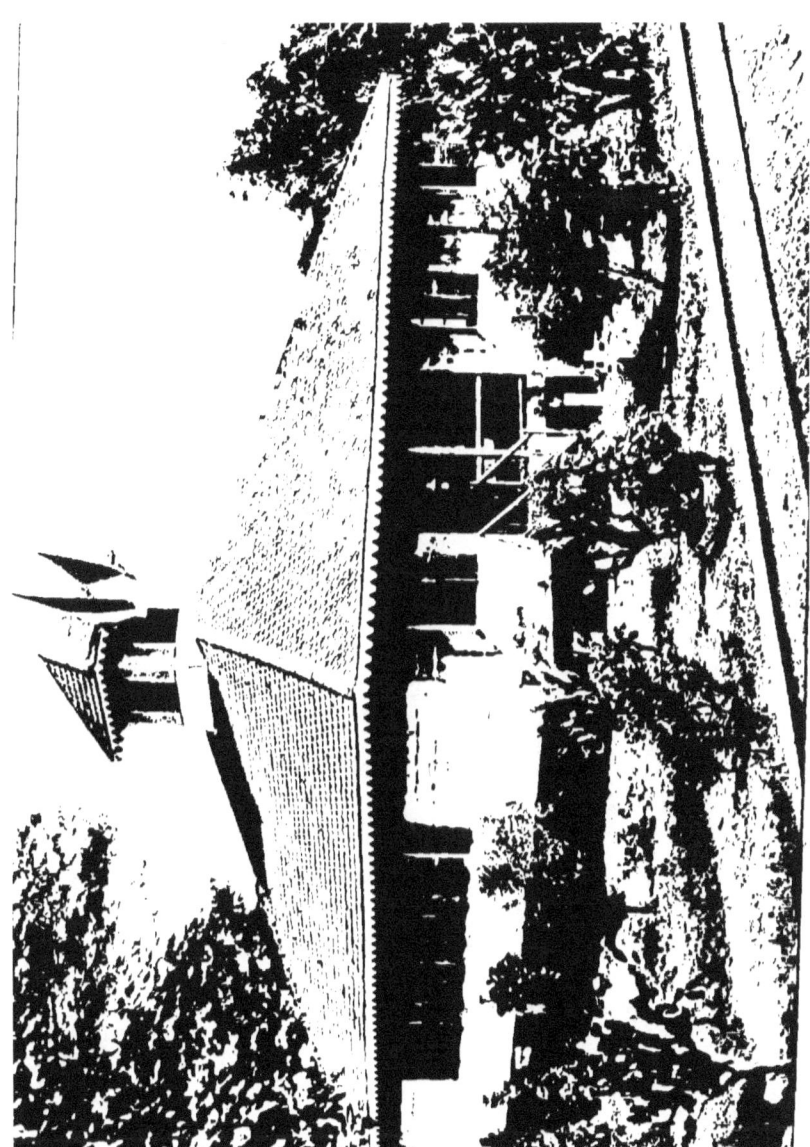

häufig oder ebenso selten als in Europa vor. Ich kann diese Behauptung natürlich unmöglich durch »grosse Ziffern« beweisen; wenn aber der einzelne Arzt, wie ich z. B., schon von zehn Fällen zu berichten weiss,[1]) ohne dass ich mein statistisches Material durchforscht habe, dann darf ich mir diese Behauptung erlauben. Wie viele Krebsfälle haben dann die hunderte und tausende übrigen Aerzte gesehen? Wie viel Krebsfälle kamen in den tausend und tausenden Quadratmeilen der Insel vor, welche ich nicht gesehen habe. Wie viel tausend und tausende Krebskranke sind ihren Leiden erlegen, ohne dass ein europäischer Arzt sie gesehen, ich will nicht sagen obducirt hat? Unter den erwähnten zehn Fällen sind vier, welche ich dem Jahresberichte 1895 der indischen Armee entnommen habe; die übrigen habe ich entweder selbst gesehen oder selbst behandelt.

1. Im Jahre 1884 litt Regimentsarzt Dr. A. an Magenkrebs und ging nach Wien, um von Billroth sich operiren zu lassen.

2. Im Jahre 1891 starb mein Chef, ein Oberstabsarzt, an einem Lippenkrebs.

3. Den 13. April 1892 operirte ich im Militärspitale zu Ngawi einen Javanen, welcher einen Krebs im rechten Augapfel hatte.

4. ' ? behandelte ich einen europäischen Soldaten, welcher einen Nierentumor hatte; bei der Section war die ganze rechte Niere zu einem Krebstumor umgewandelt und nur ein schmaler Saum der Rindensubstanz von ungefähr 2 mm Breite war erhalten.

5. Den 23. October 1893 kam ein ambonesischer Soldat — aus den Molukken — in meine Behandlung, der, so unglaublich es auch zu sein scheint, seinen Dienst bis zu diesem Tage als Soldat verrichtet hat, obzwar er in der Bauchhöhle einen grossen Tumor hatte. Der Apotheker Wetselaar war so freundlich, ihn in vivo zu photographiren; die Photographie ist noch in meinem Besitze; man sieht in der Magengrube eine Geschwulst hoch über das Niveau der Umgebung hervorragen. Seine Frau theilte mir die Vermuthung mit, dass er das Opfer einer eifersüchtigen Nebenbuhlerin, d. h. vergiftet worden sei. Dadurch wurde mir die Gelegenheit geboten,

---

[1]) Dr. Prochnik theilt im W. K. W. No. 5 1902 mit, dass er selbst 17 Krebsfälle behandelt hat, dass in den Jahresberichten des Institutes für pathologische Anatomie und Bacteriologie in Batavia von 1890 bis 1900 von 41 Krebsfällen die mikroskopische Untersuchung erwähnt wird und dass Dr. Stratz im Jahre 1891 unter 840 gynäkologischen Patienten 18 Fälle von Carcinoma uteri gesehen hat.

eine Section vornehmen zu können, als er 5 Wochen später seiner Krankheit erlag.

In der holländisch-indischen Armee, welche zur Hälfte aus mohamedanischen Soldaten besteht, darf nämlich — abgesehen von gerichtlichen Fällen — an eingeborenen Soldaten aus religiösen Motiven keine Section gehalten werden, es sei denn, dass von der Familie oder von seinen Kameraden »ausdrücklich dazu Erlaubniss gegeben wird«. Ich liess also nach dem Tode dieses Patienten seine Frau kommen und theilte ihr mit, dass ich für meine Person nicht glaube, dass ihr Mann durch eine Vergiftung gestorben sei, dass ich aber die wahre Todesursache nur dann angeben könnte, wenn ich wenigstens die Bauchhöhle öffnen und auf diese Weise den Bauchinhalt untersuchen könnte. Sofort ersuchte sie mich, dies zu thun, und die Autopsie bestätigte die Diagnose in vivo: Scirrhus-Krebs des Netzes.

6. Den am 16. Januar 1884 in Seruway beobachteten Fall kann ich ebenfalls als Carcinoma anführen — er ist ja in meiner Notiz als »Epitheliom der Glutaei« genannt —, obzwar ich ihn nicht operiren durfte. Die klinischen Erscheinungen, wie ich sie oben mitgetheilt habe, rechtfertigen ja die Wahrscheinlichkeits-Diagnose: Krebs.

Ich muss es wiederholen, dass diese Zahl der Krebskranken, welche ich hier mittheile, nicht gross ist; ich habe aber mein statistisches Material nicht zu Rathe gezogen; vielleicht würde ich noch einige Fälle finden; aber dessen ungeachtet fühle ich mich zur Behauptung berechtigt, dass in den Tropen, also in ausgesprochenen Malarialändern, der Krebs vorkomme und dass Professor Löffler in seiner Therapie dieser unglücklichen Patienten von einer falschen Prämisse ausgeht.[1])

Sehr Weniges hat während meines Aufenthaltes in Seruway meinen Geist beschäftigt; der Verkehr mit den übrigen fünf Europäern beschränkte sich auf wenige Minuten des Tages und, als ich krank wurde, nur auf wenige Augenblicke in der Woche; die Eingeborenen bekam ich aus mir heute noch unbekannter Ursache

---

[1]) Professor Löffler glaubt nämlich auf Grund obiger Annahme, durch künstliche Erzeugung des Sumpffiebers den Krebs heilen zu können oder, besser gesagt, behandeln zu wollen.

niemals zu Gesicht; von den Unterofficieren war keiner so gebildet, dass ich den besonders in kleinen Forts unvermeidlichen Abstand zwischen Unterofficier und Hauptmann (diesem Rang war ich »assimilirt«) ausser Acht lassen konnte; mein Bedienter war der Typus eines stillen, wortkargen und gelassenen Malaien; seine Frau, welche das Amt einer Köchin versah, war eine sehr schöne Frau, welche aus naheliegenden Ursachen alle Befehle nur durch den Mund ihres Mannes erhielt; die Praxis im Marodenzimmer beschäftigte mich täglich im Durchschnitt nicht mehr als eine viertel Stunde; also Bücher, Bücher und wiederum Bücher mussten mir Ersatz für Alles bieten, was die menschliche Civilisation zur Befriedigung des Geistes, des Herzens und des Gemüthes seit Jahrhunderten geschaffen hat.

Ich wurde auch krank. Mein Rheumatismus stellte sich in heftigem Grade ein; ich konnte nur mit Mühe den Weg zum Marodenhaus zurücklegen, der nicht länger als 15 Schritt war. Ich bekam auch ein Recidiv eines schmerzhaften Ohrenleidens (Otitis media), welches im Jahre 1877 auf Borneo mich überfallen hatte und seit dieser Zeit hin und wieder mir rasende Schmerzen verursachte. Aber noch eine dritte Krankheit trat gleichzeitig mit diesen zwei schmerzhaften Erkrankungen auf. Ich bekam Blutungen aus der Blase! Ohne häusliche Pflege und ohne ärztliche Hülfe eines Collegen lag ich der Verzweiflung nahe und wartete auf meinen Nachfolger, um den ich bei dem ersten Anfall des Ohrenleidens nach Batavia geschrieben hatte. Den 23. Februar konnte dieser eintreffen. Es waren traurige Tage; durch Morphium wollte ich die Schmerzen nicht stillen, weil ich den Morphinismus fürchtete, welcher in den meisten Fällen durch chronische langdauernde Krankheiten veranlasst wird; zum Genever oder zur Weinflasche als Betäubungsmittel hatte ich niemals meine Zuflucht genommen, weil ich den Alcoholismus als Schreckgespenst im Hintergrunde sah; nur Eines hielt mich in diesen traurigen Tagen aufrecht: Am 23. Februar kommt ein Collège, welcher mich durch locale Behandlung radical von meinem Ohrenleiden und von meiner Blasenblutung befreien wird.

Der 23. Februar kam, die Post kam, aber mein Nachfolger kam nicht; und es kam ein Privatschreiben des Landessanitätschefs von Medan, in welchem er mir mittheilte, dass ein officieller Brief von Batavia von ihm Aufklärung verlange, was denn dem Regimentsarzte Dr. Breitenstein fehle, dass er sofortige Ablösung verlange, und dass das Vermuthen nahe liege, dass dieser nur darum um Ablösung ersucht habe, weil es ihm in diesem »abgelegenen Posten« nicht mehr gefalle. Dr. X. ersuchte mich also, ihm die nähern Details meiner Krankheit mittheilen zu wollen.

Es war der traurigste Tag meines Lebens: von Schmerzen in den beiden Kniegelenken und im linken Ohr gepeinigt, bedroht durch die Blutungen aus der Blase und jeder Aussicht beraubt, vor vier Wochen ärztliche Hülfe erlangen zu können. Psychisch und physisch das Opfer der traurigsten Verhältnisse griff ich in derselben Nacht — zum Revolver. Doch die Lebenslust behielt die Oberhand — ich sollte ja in wenigen Wochen erst 36 Jahre alt werden. Ich warf den Revolver in die Ecke des Zimmers, schleppte mich zum Schreibtische und schrieb ein Telegramm an den Sanitätschef in Batavia und einen Brief an den »Militär-Commandanten zu Seruway«. In dem Telegramme theilte ich einfach mit, dass ich wegen Krankheit mit der nächsten Gelegenheit Seruway verlasse, und in dem Briefe an meinen Nachbar bat ich, die Dampfbarcasse, welche die Post gebracht hatte, einige Stunden auf mich warten zu lassen, weil ich sofortige Hülfe für mein Leiden unerlässlich erachte und mich evacuiren müsse, und verständigte ihn davon, dass gleichzeitig ein Telegramm nach Batavia geschickt werde, mit der Bitte, sofort einen Nachfolger zu senden.

Früh um 6 Uhr bat ich den Agenten des Garnisonlieferanten, meine Möbel in Commission zu nehmen, liess meinen Bedienten die Koffer packen und um 10 Uhr sass ich in der Dampfbarcasse, die mich nach Pankalan Siatas brachte, und Abends um 8 Uhr bestieg ich den Dampfer der »indischen Dampfschifffahrtsgesellschaft«, welcher zwischen der »Ostküste Sumatras«[1] und Batavia einen 14 tägigen Verkehr unterhielt. In Riouw, der damaligen Residentstadt der Provinz »Riouw und Vasallenstaaten«, traf ich Dr. X., der vielleicht (?) schon vor Erhalt meines Telegramms[2] angewiesen war, mich abzulösen.

Der Herr Gideonse besorgte mir den Verkauf meiner Möbel,

---

[1] Diese Provinz war nach den Mittheilungen des Ministeriums der Colonien vom Jahre 1897 1668.9 ☐Meilen gross und hatte 278047 Einwohner, worunter sich 3330 Europäer und 15659 Chinesen befanden.

[2] Das Telegramm wurde von Medan nach Pinang (an der Westküste von Malacca) und von dort am 14. Februar nach Batavia telegraphisch gesendet, es kostete 7 fl. 70.

welcher nicht mehr als fl. 295.25 erzielte, während zwei Monate später die Auction des Militär-Commandanten fl. 1900 aufbrachte. Es ist ja eine alte Erfahrung, dass die Freundschaft mit den Verwaltungsbeamten in den holländischen Colonien buchstäblich viel Geld werth ist. Wie ich schon früher[1]) mittheilte, bedingt die flottende europäische Bevölkerung die Existenz eines Auctionsamtes, in welchem von der Regierung entre autre der Verkauf der Einrichtungen der transferirten Beamten und Officiere besorgt wird. Die Versteigerung wird gerne von den Eingeborenen besucht, welche sich auf bequeme und billige Weise mit europäischen Möbeln und Schmuckgegenständen versehen und zugleich »ein Andenken an ihre europäischen Freunde« für ihr gutes Geld verschaffen können; es liegt im Charakter des Eingeborenen, in erster Reihe in allen Männern von Einfluss »ihre Freunde« zu suchen und dem neu auftretenden Würdenträger zu zeigen, wie hoch und wie theuer sie das Andenken an »ihren Freund« zu erwerben bereit sind. So erklärt es sich, dass alle Beamten und Officiere, welche mit den Eingeborenen bei Lieferungen und Arbeiten für die Regierung in Verkehr stehen, trotz zahlreicher Transferirungen keinen geldlichen Schaden erleiden, während die dii minorum gentium »drei Transferirungen für einen Brand« erklären. Auch die guten Freunde der Verwaltungsbeamten participiren an diesen Vortheilen, weil die Eingeborenen und auch die Chinesen schon aus der Art und Weise, wie eine Auction von den Verwaltungsbeamten poussirt wird, einen Maassstab für die Bedeutung und Einfluss des abtretenden »Freundes des Beamten« sich schaffen. Ich wiederhole aber gerne, was ich schon im zweiten Bande mitgetheilt habe: Das Auctionsamt in Indien entspricht geradezu einem dringenden Bedürfnisse der herrschenden Verhältnisse, und die damit verbundenen Missbräuche vermindern sich von Jahr zu Jahr.

Ende Februar kam ich in Batavia an und wurde vom Sanitätschef etwas unfreundlich empfangen, weil ich mich einer bessern Gesundheit erfreute, als er erwartet hatte. Die Blutungen hatten aufgehört, die Attaque des Rheumatismus war abgelaufen und die Otitis hatte sich so weit gebessert, dass die Schmerzen mir nicht mehr die Nachtruhe raubten. Ich wurde zur weiteren Behandlung im Spitale aufgenommen, und erst am 3. Mai konnte ich einen

---

[1]) Vide II. Band, Seite 145.

2jährigen Urlaub nach Europa antreten, wo ich radicale Heilung meiner Krankheiten suchen und finden sollte.

Den 20. Mai 1886 heirathete ich in Rotterdam die Tochter eines Buchdruckers und trat sofort die Rückreise nach Indien an; die Hochzeitsreise führte mich nach Wien, wo ich zwei Wochen bei meiner Familie mich aufhielt, und schiffte mich den 19. Juni in Marseille ein. Den 20. Juli kamen wir wohlbehalten in Batavia an, und schon den 25. Juli las ich in der Zeitung, dass ich nach Atjeh in Nord-Sumatra gehen müsste, wo seit 1873 ein Guerilla-krieg mit abwechselndem Kriegsglücke für beide Seiten geführt wurde. Am 30. Juli schiffte ich mich mit meiner Frau auf der »Tambora« ein, nachdem mir telegraphisch vom Gouverneur von Atjeh die Erlaubniss mitgetheilt wurde, meine Frau mitzunehmen.

Im folgenden Capitel werde ich mich mit meinen Erlebnissen unter diesem freiheitsliebenden Volke und theilweise auch mit ihren Sitten und Gebräuchen beschäftigen. Aber ich kann nicht umhin, hier an dieser Stelle ein kleines Bild von der Flora der Insel Sumatra zu geben und zwar darum an dieser Stelle, weil die Flora des mittleren Sumatra, d. h. gerade der Provinzen, welche im obigen Capitel besprochen wurden, von einem Fachmanne ausführlich beschrieben wurde. In dem Reisebuche des Ingenieurs Yzermann (y = ei und z = s) entwirft der Förster Koorders, welcher späterhin mit Hülfe eines holländischen Botanikers seine Sammlungen classificirt hat, ein geradezu erschöpfendes Bild von der Pflanzenwelt, welche er im Gefolge dieses Ingenieurs gesehen und bewundert hat. Dieses Buch ist in holländischer Sprache geschrieben und darum der deutschen Gelehrtenwelt nicht allgemein bekannt; ich glaube also nur eine nützliche Arbeit zu leisten, wenn ich im Auszuge die Mittheilungen des Herrn Koorders an dieser Stelle wiederhole.

6. Capitel.

Flora von Mittel-Sumatra.

Den 13. Februar 1891 begann von Padang Paudjang jene grosse Expedition, welche von dem Oberingenieur Yzermann unternommen wurde, um für die Kohlen des Ombilienfeldes im Westen von Sumatra einen Landweg nach der Ostküste zu suchen und zu finden, d. h. zu suchen, ob eine Eisenbahn die West- mit der Ostküste Sumatras verbinden könnte. Dieses Unternehmen wurde in einem schönen Buche mit dem Namen: »Dwars door Sumatra« = Quer durch Sumatra, beschrieben. Zu den Mitarbeitern dieses Buches gehörte auch der Förster S. H. Koorders, welcher nicht nur das jeweilige Nutzholz in den durchzogenen Landstrichen aufnahm, sondern auch so viel als möglich Pflanzen sammelte. Dr. J. G. Boerlage (oe = u), Conservator in Leiden, hat dieser Sammlung die wissenschaftliche Weihe gegeben. Aber auch dem wildromantischen Reize eines Marsches durch den Urwald (Fig. 11) hat der Herr Koorders beredte Worte verliehen. Da ich ein Laie in der Botanik bin, kann ich unmöglich meine Eindrücke von einem Urwalde in den Tropen in wissenschaftlichen Formen wiedergeben, ich bin also gezwungen, aus anderer Quelle zu schöpfen. Ich glaube nicht, dass die Flora Sumatras jemals besser und ausführlicher beschrieben wurde, als es der Herr Koorders in seiner »Lossen schetsen der vegetatie van Equatoriaal Sumatra« gethan hat. Ich selbst habe den Urwald Sumatras in der südlichen Provinz »Lampong«, an der Grenze des atjeischen Reiches, sowie im Herzen Borneos gesehen; die Waldriesen von ungefähr 40 Meter Höhe, das undurchdringliche Gestrüpp und die Lianen, welche kreuz und quer die mächtigen Baumstämme verbanden, die kühle und feuchte Luft, die mächtige Humusschicht des Bodens, welche mit Laub bedeckt war, und die majestätische Ruhe, welche nur hin und wieder durch den Klageruf eines Affen gestört wurde, haben einen mächtigen Eindruck auf mich gemacht, dessen Zauber ich mich heute noch nicht entziehen kann; stets fehlte mir das botanische Wissen, um auch ein wissenschaftliches Bild dieses wildromantischen Bildes entwerfen zu können. Möge also der Herr Koorders sein fachmännisches Wissen über den Urwald Sumatras hier mittheilen.

Diese Expedition ging von Padang Pandjang 0° 30' s. B. von der Westküste Sumatras aus und endigte in 46 Tagen an der Ostküste bei Siak 0° 50' n. B. Der Aequator wurde am 12. März überschritten; sie durchschritten also einen Gürtel von ungefähr $1^1/_2$ Grad, und da der Weg über Berg und Thal zog, bis er bei Siak die Meeresküste erreichte, entrollte er unserem Auge das liebliche Bild der Flora in der Tertiärformation im Diluvium und im Alluvium.

Zwischen Mokko-Mokko und Lubuk Ambatjang hat der Fluss Kwantan sein Bett tief in die Erde graben müssen, welche dort aus Kalk und Schiefer besteht. Bis 100 Meter hoch erhebt sich das Ufer über der Fläche des Stromes, und bei Mokko-Mokko schliessen beinahe senkrechte Kalkfelsen die breiten Ufer ab.[1]) Natürlich sieht man auch Stellen, wo das Bett des Flusses weniger steil aufsteigt, und da kann sich das Auge an dem üppigen Pflanzenwuchs ergötzen, welcher die Ufer umgiebt. Dann sieht man den schönsten Urwald wie in einem Amphitheater aufgebaut. Die säulenförmigen glatten Stämme von 40—50 Meter hohen Dipterocarpaceen mit kleinen Kronen stehen neben 15—25 Meter hohen knorrigen, niedrig und reich verzweigten Kasehbäumen (Pometia tomentosa T. und B.), und an diese grenzen wieder andere Waldriesen, wie z. B. der Ampalo (Dillenia Sumatrana Miq.), die Rengas (Gluta Renghas L.) und die Sungke (Peronema canescens Jack). Dazwischen schlingen sich die Rottangs mit scharfen Dornen und Lianen in mancherlei Form mit goldgelben und scharlachrothen Blumenstauden. Sie schlingen sich von Baum zu Baum bis zu den höchsten Spitzen und hängen dann als schöngefärbte Guirlanden von den Zweigen herab. Eine solche Landschaft, vom Sonnenlicht beschienen, zeigt die Farbenpracht einer tropischen Vegetation in ihrem ganzen Reichthum. Das Grün in allen Nuancen ist vorherrschend. Dunkelgrün, beinahe schwarz scheint das dichte Laubgewölbe der

---

[1]) Auch auf der Insel Borneo sah ich so hohe und steile Ufer und zwar im Strome Barito.

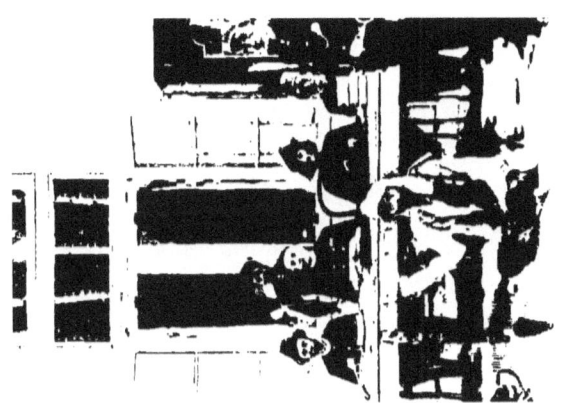

hohen Simaung-Bäume (Pangium edule Reinw.); ein helleres Grün findet man in der breiten vollen Krone der Sungke-Bäume, während das blassgrüne Laub von Melochia Indica Hock oder von zwei Mallotussorten (Mallotus cochinchinensis Lour. und Mallotus floribundus Müll. Arg.) an dem Saume des Waldes gesehen wird. Das Gelbe ist stark vertreten. Schon von Weitem sieht man die zahlreichen grossen goldgelben Blumen von Wormia excelsa Jack und Dillenia Sumatrana Miq. und die ebenso schön gefärbten Blumenbündel von dem Djuwarbaum (Cassia florida Vahl). Noch mehr wird unsere Aufmerksamkeit gefesselt von einer während der Blüthezeit entblätterten Sterculia, welche wie ein riesengrosser gelber Blumenstrauss von dem grünen Hintergrunde der Bäume absticht, während eine hier häufig vorkommende Liane mit zahlreichen gelben Blumen geschmückt ist. Orangengelb ist die Farbe der Blüthen eines kleinen Baumes aus der Familie der Rubiaceen, wahrscheinlich einer Pavetta. Scharlachrothe Blumenguirlanden von einer Liane hängen zwischen den Bäumen herab und werden abgewechselt von den zahlreichen rothvioletten aufrechtstehenden Blumenbündeln der Sterculiacea Kleinhovia hospita L. Ein Dunkelpurpur bedeckt die Spitzen der Kasebäume und ebenso die von einer Eugenia, welche jetzt mit jungem Laub bedeckt sind. Die dunkelbraune Farbe, welche die hohen Spitzen der Timbalun-Bäume zeigen, verdanken sie jedoch weder dem Laube noch den Blüthen, sondern den geflügelten Früchten, womit sie jetzt bedeckt sind. Diese Farbe sieht man auch an den Flügeln der Dipterocarpussorten, deren Früchte man als grosse Schmetterlinge hin und wieder hinunterschweben sieht. Graubraun ist die Unterseite der Blätter von Durio Zibethinus L. von Pterospermum diversifolium Bl. und von Pterospermum suberifolium Willd. Schneeweiss sind die Blumenbündel der Pometia tomentosa T. und B. und der Peronema canescens Jack.

Auffallend ist die Höhe der Bäume, die manchmal 40 bis 60 Meter beträgt, während der glatte Stamm erst auf einer Höhe von 30 Metern Zweige abgiebt. Dazu gehören: Alstonia scholaris Br., Sterculia spectabilis Miq., Neesia altissima Bl., Dipterocarpus littoralis Bl., Dipterocarpus appendiculatus Schiff, Paroshorea lucida Kurz, Pangium edule Reinw., Pterospermum suberifolium Bl., Parkia intermedia Hassk., Sloetia Sideoxylon Teysm. et Bum, Artocarpus Blumei Tréc, Cedrela serrulata Miq. Isolirt stehen colossale Exemplare von Ficussorten, welche ihr gigantisches Aussehen nicht der Höhe, sondern dem Umfange[1]) verdanken. Man findet aber auch kurze, dünne, säulenförmige Stämme und zwar bei den Baumfarren (Alsophila) und bei der Palme Arenga obtusifolia Marl. Dünne Stämme, welche nur einige Mal gabelförmig verzweigen, haben Arthrophyllum diversifolium Bl., Oroxylon indicum Bl. und Pandanus furcata Roxb. Knorrige krumme Stämme, welche sich in unregelmässig gekrümmten Zweigen und zwar in der Nähe dés Bodens verzweigen, zeigt Dillenia Sumatrana Miq. Am Ufer des Flusses stehen natürlich noch zahlreiche Gesträuche mit dünnen krummen Zweigen aus der Familie Aglaia, Meliaceae und Myrtaceae.

Auch die Form der Blätter ist reich an Abwechslung. Rund- oder herzförmig sind die Blätter der Kleinhovia hospita L., Mallotus cochinchinensis Lour., Mallotus floribundus Mull.-Arg. und Homalanthus populifolius. Grosse, längliche, gelappte oder flossenartig zertheilte Blätter hat Artacarpus Blumei Trec.; Macaranga hypoleuca Mull. und Pangium edule Reinw.; ein bis zwei Meter lange flossenartige Blätter haben Peronema canescens, Pometia tomentosa, Arthrophyllum diversifolium, Oroxylon indicum, Cedrela serrulata Miq., Canarium hispidum, Canarium rostriferum u. s. w. Einen sehr eigenthümlichen Typus zeigen die Blätter der Federpalme Arenga obtusifolia, welche über sechs Meter lang werden, und ebenso charakteristisch sind die Blätter der Pandanussorte von drei bis sechs Metern, welche an den Rändern scharfe Dornen haben und wie eine Spirale um den Stamm geordnet sind.

Von dem Urwald selbst ist der Herr Koorders wenig oder gar nicht entzückt. Wenn der Waldsaum am Ufer (des Kwantan) durch die Farbenpracht der Blumen, durch die pittoresken Formen der Blätter und Stämme und durch die oft gigantische Höhe der Bäume jeden Touristen entzücken, so zeigt der Urwald selbst, welchen ich sah und zwar sowohl auf Sumatra als auf Borneo, ein anderes, aber darum nicht weniger interessantes Bild. Die majestätische Ruhe für das Ohr und für das Auge ist das Charakteristische des Urwaldes stricte dictu d. h. in seinem Innern. Am Waldessaum breiten die Waldriesen ihre Gipfel zu mächtigen Kronen aus; im Innern des Urwaldes stehen sie aneinander gedrungen und formen in einer Höhe von 30 bis 40 Meter ein Gewölbe, durch welches kein Sonnenstrahl dringt; die Bäume

---

[1]) Vide Titelbild, Band I.

selbst sind kaum ein Meter dick und verzweigen sich schon auf eine Höhe von 20 bis 25 Meter. Nur wenige Lianen ziehen von Stamm zu Stamm, und nur mit Mühe schreitet man zwischen diesen vorwärts. Aber keine Sträucher bedecken den Boden. Nur schmutzig gelbe oder licht braune Blätter sind die oberste Hülle der Humusschicht. In diesem Urwalde zwischen den beiden Strömen Kwantan und Kampar sah der Herr Koorders nur das grüne Laubdach und graue Baumstämme; keine Orchideen, nur wenig oder gar kein Moos, nur wenige Blumen (z. B. Pavettasorten), und auf dem Boden nur einige Farrenkräuter (z. B. die Lindsaea mit blaugrünem Laube).

Auf seiner weiteren Reise, welche von Lubuk Ambatjang nordöstlich durch die beinahe ganz unbekannten Gebiete der »unabhängigen Stämme« sich zog, änderte sich bald das Bild der Flora. Auf dem lehmigen Pfade nach Logei, welcher mit Sand durchmengt war, standen zwei bis vier Meter hohe Gleichenias Nepenthes und Lycopodium cernuum Bl.; an sie grenzten Sträucher und kleine Bäume von zehn bis zwanzig Meter Höhe, wie z. B. Eurya acuminata DC., Adinandra dumosa Jack, Vitex pubescens Vahl, Rhodamnia trinervia Bl., Quercus sp., Adenanthera pavonia L., Commersonia platyphylla Andr., Lagerstroemia speciosa Pers., Alpinia und Schlingpflanzen (Lycopodium). Hinter dem Walde war Schilfrohr mit einigen jungen Bäumen der Peronema canescens und Macaranga trichocarpa, und ein hoher Kasehbaum verkündigte die Nähe von Wasser; am jenseitigen Ufer des Batang-ajer stand ein ungefähr sechs Meter hohes, krummes Bäumchen aus dem Geschlechte der Carallia Roxb. und einige stattliche Exemplare der Eurya acuminata, Mallotus cochinchinensis, Adinandra, Wormia excelsa, Macaranga trichocarpa, Pterospermum suberifolium, Glochidion sp., Rhodamnia trinervia Bl. und Eugenia sp. schlossen dieses botanische Panorama.

Bei Logei selbst nämlich war eine beinahe baumlose Fläche von einigen Kilometer Länge und einem halben Kilometer Breite. Der Boden war mit Kieselsand und mit faustgrossen Stücken von Milchquarz bedeckt. In der Mitte zog ein kleines krystallhelles Bächlein, an dessen Ufer die Eriocaulon sexangulare zahlreich vorkam; hin und wieder sah man einige drei bis zehn Meter hohe Bäumchen aus der mit Gras und Kräutern bedeckten Oberfläche hervorragen; z. B. Scleria Sumatrana Retz (Cyperngras), Eriachne gracilis Duper., Hedyotis hispida Retz, Nepenthes Korhalsiana Miq., Rhodomyrtus tomentosa und Archytaea Vahlii Coisy (mit rosenrothen Blüthen und dunkelgrünen glänzenden Blättern, welche purpurnen Rand und Hautnerven haben). Diese Archytaea hatten wie die Vitex pubescens Vahl und Commersonia platyphylla an dieser Stelle nur eine Höhe von ein bis zwei Metern. Auf dem dürren Boden dieser Ebene sah der Herr Koorders auch einige Exemplare der Fagraea fragrans (eine Loganiacea) und Greenia Jackiana Wight (Rubiacea), Calophyllum Inophyllum L. und Tetramerista glabra Miq. Am Ende dieser Ebene standen wieder Vertreter der wahren Waldvegetation. Evodia Roxburghiana Benth, Symplocos ferrugineus Roxb., Glochidion superbum Baill., Aporosa microcalyx Hasik, Mallotus cochinchinensis, Galearia aristifera, Myristica iteophylla, Carallia lanceaefolia, Sideroxylon ferrugineum, Rhodamnia cinerea, Angelesia splendens, Diemenia racemosa, Adinandra dumosa en Eurya acuminata begrenzten diese Ebene, welche durch ihren kahlen Anblick und durch ihre schwache Vegetation dem Botaniker wie dem Touristen nur wenig Abwechslung bot.

Ein neues Bild zeigten die Ufer des Sigati, eines Nebenflusses des Kamparflusses. Wasser bedeckte die Ufer bis tief in den Wald hinein und gewaltige Rhizophoren verriethen den Sumpfboden. Calophyllum rhizophorum, Dillenia eximia, Elaeocarpus tomentosus, Fagraea racemosa und Kibeuia tuberculata kamen hier bei einer Meereshöhe von 20—30 Meter vor, während z. B. die zwei letzten auf Java erst in einer Höhe von 800 Meter gefunden werden. Am meisten fiel jedoch die grosse Zahl der Tristania Sumatrana auf, deren Rinde stets in grossen Stücken von dem Baume sich löst, und die eigenthümlichen Vitexsorten, welche fünf- bis siebenzählige Blätter mit breitgeflügeltem Stengel haben. Von den spärlich vertretenen Lianensorten war allein die Flagellaria indica erwähnenswerth.

Wenn auch dieser kleine Fluss in seinem ganzen Laufe niedrige Ufer hatte, so dass sein ganzes Flussgebiet zahlreichen Ueberströmungen ausgesetzt war, so zeigt doch der Unterlauf einen andern Charakter der Flora als der Oberlauf. In der Nähe der Mündung (in den Kampar) hatten die Bäume niedere Aeste, krumme Stämme mit zahlreichen Schmarotzern (Loranthussorten und einigen Orchideen) und ihre runden Kronen berührten beinahe die spiegelnde Fläche des Wassers. Dazu gehörten Grewia subcordola, Barringtonia spicata, Pithecolobium lobatum, Elaeocarpus panniculatus, Vitex pteropoda, Gluta Renghas, Pternandra capitellata, Eugenia sp.,

Homalium sp., Ártocarpus Termisalalia sp. und Evonymus sp. Zwischen diesen Bäumen zogen zahlreiche Lianen, von denen besonders der Rottang durch seine Dicke auffiel; natürlich war auch der Boden mit zahlreichen Sträuchern bedeckt, worunter eine Ardisiasorte durch ihre zierlichen Blumenbündel besonders auffiel. Aber auch die Grewia omphacarpa mit ihren goldgelben Blumen und ihren kleinen orangerothen Früchten, die Vitex pubescens Vahl mit ihren grossen violetten Blumensträussen, die Barringtonia mit ihren langen Trauben von rothen und purpurnen Blüthen; die Evonymus mit ihren zahlreichen grünen Früchten und die Pithecolobium mit ihren braunen und grünen Schoten ergötzten das Auge des Wanderers.

Auch die unverfälschte Sumpfvegetation beschreibt uns der Herr Koorders ziemlich ausführlich. Vom 20.—22. März befand sich die Expedition in dem Sumpf am linken Ufer des Kamparflusses (0^0 15' N. B. und 101^0 40' O. L.). Ein Stock von sechs Meter Länge erreicht hier noch nicht festen Boden. Auch hier stand ein hochstämmiger Wald; zur Fixirung in den weichen Boden hatten sie jedoch zwei bis vier hohe Luftwurzeln, starke Wurzelleisten, aufrechtstehende Athmungswurzeln, Schlingwurzeln und endlich ein grosses Netz von Haarwurzeln. (Alle diese Wurzelarten erleichtern übrigens die Aufnahme des Sauerstoffes, welcher im sumpfigen Boden im freien Zustand nicht vorkommt.) Calophylla, Eugeniae, Chischeta, Pandani, Canarii und Myristicae hatten an diesen Stellen solche Luftwurzeln. Nebstdem fielen auf: Zwei bis drei Meter hohe Baumfarren, riesige Pandanisorten und eine Zalacca mit sehr sauren Früchten. Am 26. März befanden sich unsere kühnen Pioniere der Civilisation im Sumpfe bei Pankalan Dulei. Ein ganz anderes Bild zeigte hier die Vegetation. Die Form der Rhizoforen trat in den Hintergrund; die Bäume hatten jedoch ein dicht anliegendes Netz von schlingförmigen Luftwurzeln, zwischen deren Lücke sich das abgefallene Laub aufhäufte, sie waren niedriger (höchstens bis 15 Meter), hatten krumme Stämme und dichte Kronen. Im 7. Capitel bespricht der Herr Koorders den Ackerbau im äquatorialen Sumatra. Natürlich widmet er dem Reise, welcher in den Tropen die Hauptnahrung der auf niedriger Stufe der Civilisation stehenden Eingeborenen ist, die grösste Aufmerksamkeit. Wie auf Borneo[1]) kennen die Sumatraner nur den

---
[1]) Vide I. Band, Seite 77.

trockenen Reisbau Cassave, Bataten (B. edulis), Zuckerrohr, Ananas, Pisang, Gurken, Labu, Tabak, Kaffee, Lombok, Terong (Solanum melongena), Hülsenfrüchte, Indigo (Mais sah der Herr K. in diesem Theile Sumatras nicht). Artocarpus, Nangka, Kapok (= Pflanzendune), Pinang, Kemiri (= Aleurites triloba), Cocosnuss und andere Fruchtbäume werden in diesem Landstriche häufig gebaut.

Nebstdem führt der Herr Koorders viele Pflanzen an, welche in Java vorkommen und von ihm auf Sumatra nicht gesehen wurden, und umgekehrt auf Java viele Familien und sehr viele Species vermisste, welche er auf Sumatra gesehen hatte; noch auffallender war es, dass in Sumatra viele Pflanzenfamilien in der Ebene gedeihen, welche auf Java erst auf einer Höhe von 8—900 Meter vorkommen, während auf der Halbinsel Malacca dieselben pflanzengeographischen Verhältnisse herrschen.

Wenn der Herr Koorders diesen diesbezüglichen Unterschied zwischen Java und Sumatra betont und wenn anderseits auch die Fauna dieser beiden Inseln solche Lücken in dem einheitlichen Bilde der Tropenwelt zeigt, so haben wir dennoch keine Ursache zu zweifeln an der Richtigkeit der Tradition, dass Java und Sumatra in historischer Zeit ein zusammenhängendes Ganzes gewesen sein solle. Seitdem mit mehr oder weniger Recht die Entstehung der Sorten von einem einzigen Paare nicht mehr angenommen wird, darf die geographische Verbreitung der Flora und Fauna allein nicht mehr als Basis zur Beurtheilung solcher Fragen herangezogen werden.

7. Capitel.

Nach Atjeh — Eine neue Kohlenstation — Uléë Lhöë — Die Strandpalme — In Kuta radja — Auch eine Frauenfrage — Eine Tropenkrankheit.

Dreimal habe ich die Reise von Batavia nach Atjeh[1]) unternommen; das erste Mal (im Jahre 1883) und das letzte Mal (1896) war mein Aufenthalt im Norden Sumatras nur auf einige Tage beschränkt, weil ich nur ein Bataillon Soldaten dahin »gebracht« hatte; das zweite Mal jedoch blieb ich zwei volle Jahre in dieser durch den Krieg und durch die Beri-Beri (früher Malaria) seit Jahrzehnten heimgesuchten, heute beinahe bereits unterworfenen Provinz von Nord-Sumatra.

Gewöhnlich ging den 3., 15. und 22. eines jeden Monats damals ein Dampfer von Batavia via Telók Betóng längs der Westküste der Insel nach Atjeh. Wenn sich jedoch das Material oder die Passagiere zu stark angehäuft hatten, welche auf diesen Dampfer warteten, stellte die indische Dampfschifffahrtsgesellschaft einen Extradampfer. Als ich im Juli des Jahres 1886 nach Atjeh transferirt wurde, bekam auch ich den Befehl, mit einer solchen Specialgelegenheit zu reisen und zwar mit der »Tambora« unter dem Commando des Schiffscapitäns Hoffmann. Die Regierung zahlte damals für uns Beide, d. h. für mich und meine Frau, 600 fl. = 1000 Mark; nebstdem erhielt ich allein 3 fl. per Tag für meinen Aufenthalt auf dem Schiffe und Ersatz der Reisespesen der Eisenbahn Weltevreden-Batavia und Uléë-Lhöë-Kuta radja per 39,19 fl. = 65,30 Mark. Die Tarife der gegenwärtigen »Paketvaartmaatschappy« sind mir nicht bekannt, werden aber wahrscheinlich nicht viel niedriger sein. Ich war sechs Tage zu Schiff; die Gesellschaft rechnete also

---

[1]) Schon im Jahre 1633 haben die Dänen eine Factory in Atjeh errichtet.

50 fl. damals per Tag und Kopf für Transport und Verpflegung. Das war ein ganz netter Preis, der durch die zahlreichen Transferirungen der damaligen Zeit der Gesellschaft hohe Dividende sicherte.

Ich war damals so zu sagen noch auf meiner Hochzeitsreise, und dennoch drohte mir die Gefahr, für $1^1/_2$ Jahr von meiner Frau geschieden zu werden. Jede Officiersfrau muss nämlich vor ihrer Verheirathung einen Revers unterschreiben, in dem sie sich verpflichtet, bei etwaigen Expeditionen ihrem Manne nicht »in das Lager zu folgen«. In Atjeh bestand aber nur (??) de facto Kriegszustand; de nomine war Atjeh eine eroberte Provinz im Friedenszustande, den nur »böswillige Marodeure« hin und wieder stören wollten. Täglich, wie wir später sehen werden, rückten zahlreiche Patrouillen von 40 bis 50 Mann aus, um diese »Banden« aufzusuchen und unschädlich zu machen; häufig mussten zu diesem Zwecke ganze Bataillone das eroberte Gebiet durchsuchen und kamen bald mit drei bis vier Verwundeten oder Todten, bald wieder mit Verlust von zwanzig bis dreissig Mann nach Hause; die Hauptstadt war mit Stacheldraht umgeben, welchen grosse Schildwachen beschützten; die Clubabende, welche Sonnabend Abends gehalten wurden, und die Aufführungen des Officiertheatervereines waren nur möglich, wenn eine Patrouille von zehn Mann für die Sicherheit sorgte; es war also Frieden (??), aber — nicht alle Officiersfrauen durften bei ihren Männern in der Garnisonstadt Kuta radja verweilen. Jeder Officier, welcher nach Atjeh transferirt wurde, musste also vorher von dem commandirenden General (Gouverneur von Atjeh) Erlaubniss erhalten, seine Frau mitnehmen zu dürfen. Diese wurde ertheilt je nach der Zahl der disponiblen Wohnungen für verheirathete Officiere. In einzelnen Fällen war auch das Armeecommando in der Lage, diese Erlaubniss zu geben und zwar mit dem Vorbehalt der späteren Zustimmung des Gouverneurs von Atjeh. In diesem Falle verkehrte ich. Sobald ich das Ziel meiner Transferirung erfuhr, ersuchte ich den Sanitätschef, für mich die Erlaubniss einzuholen, meine Frau mitnehmen zu dürfen; ich erhielt sie; so hat auch meine Frau zwei Jahre im feindlichen Lande verlebt, reich an interessanten, aber auch gefährlichen Episoden, die heute zu ihrer schönsten Rückerinnerung gehören und sie zu der stolzen Behauptung veranlassen, dass sie mehr Kriegserlebnisse hinter sich habe, als der älteste General der ganzen (natürlich nicht der indischen) holländischen Armee.

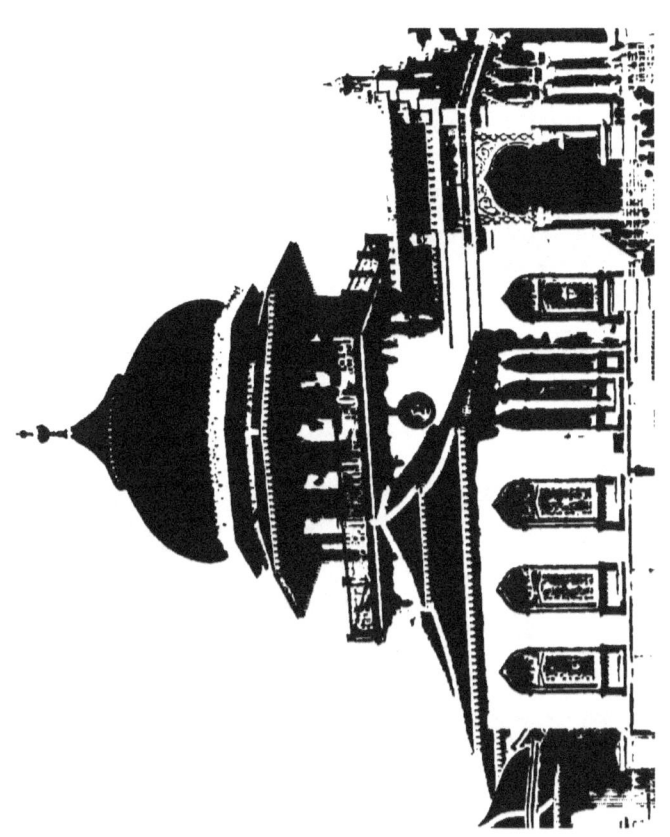

Die Fahrt ging durch die »Sundastrasse«, welche ein liebliches und schönes Bild den Reisenden bietet. Wir liessen alle Inseln zur Rechten und durchschnitten mit Leichtigkeit die dünne Bimssteinschicht, welche seit dem Ausbruch des Krakatau (26. bis 27. August 1883) die See bedeckte. Bei dem Tandjong Sleman = Cap flache Ecke begann der Curs längs der Westküste Sumatras, und weit ins Land hinein (3 km) erstreckte sich die Zone, welche von den wüthenden Elementen jener Tage verwüstet worden war. Während der ganzen Reise sahen wir diese Küste und liessen die Inseln Enganon, Nassau, Mentawei, Batu (= Stein), Mansalar und Nias zu unserer Linken. Die Städte Kroë und Benkulen, bei welchen die Dampfer der gewöhnlichen Touren anlegen, bekamen wir nicht zu Gesicht; in Padang, der Hauptstadt des Gouverneurs der Westküste Sumatras, liessen wir zum ersten Male den Anker fallen, und zwei Tage später erreichten wir bei dem »Königspunkte« die Nordküste von Sumatra. Die »Surattepassage« ist ein gefährlicher Weg; zahlreiche Inseln versperren die Einfahrt in diese Strasse; die Insel Bras (= Reis) und Nassi (= gekochter Reis) sind die bedeutendsten und grössten derselben. Auf der Reisinsel befindet sich ein Leuchtthurm und eine kleine Garnison. Die grösste aller dieser Inseln ist jedoch Pulu (= Insel) Wè, welche gegenwärtig eine Kohlenstation geworden ist und mit Vorliebe von den Franzosen und Russen bei ihren Fahrten nach Ostasien zur Ergänzung ihres Kohlenvorrathes benutzt wird. Wird es ein zweites Singapore werden?[1])

Wenn auch die Einfahrt in diese Strasse wegen der Nähe der Küste und der zahlreichen Inseln die ganze Vorsicht des Steuer-

---

[1]) Die Insel (Pulu) Wè ist 162,62 ☐km gross und wird von ungefähr 1000 Seelen bewohnt, welche sich hauptsächlich mit Landbau, speciell mit der Cultur des Reises und Pfeffers beschäftigen. Die geologische Beschaffenheit dieser Insel ist noch nicht bekannt; es wird jedoch mitgetheilt, dass sich zwei Kraterseen mit Trinkwasser im Innern der Insel befinden, und dass Schwefel dort gefunden wird; vor drei Jahren gab die Regierung die Erlaubniss, diese Insel bergmännisch zu untersuchen; das Resultat dieser Untersuchung ist mir nicht bekannt.

Im Jahre 1884 kam Wè in den Besitz Hollands und erst im Jahre 1893 in die Verwaltung eines holländischen Beamten; im Jahre 1895 wurde im Freihafen von Sabang eine Kohlenstation errichtet, die im Jahre 1897 telegraphisch mit der Hauptstadt Kuta radja verbunden wurde, und im Jahre 1898 wurde von Surabaja ein trockenes Dock von 2800 Tons dahingebracht. Der Eingang in den Hafen ist 750 Meter breit, der Ankerplatz 1500 Meter lang und 900 Meter breit, und 25 Dampfer können ungehindert in diesem Hafen nebeneinander liegen. Der Boden des Hafens besteht aus Sand und Korallen.

mannes erfordert, so ist dennoch die Fahrt in der »Malakkenpassage« eine angenehme und schöne. Endlich fuhren wir in den Hafen von Uléë Lhöë, und Arm in Arm stand ich mit meiner Frau auf dem Deck und wir Beide liessen unsere Blicke über das flache Ufer schweifen, dessen Hintergrund vom waldbedeckten Goldberge (1726 Meter hoch) zu unserer Linken und von der lieblichen Bergschlucht zu unserer Rechten begrenzt wurde, welche sich, von sanft absteigenden Hügeln begrenzt, bis zur Küste hinzog. Feindliche Kugeln, Fieber, Cholera und Beri-Beri waren die Gespenster, welche über dem Horizont unserer jungen Ehe ihr graues Haupt erhoben. Das Panorama, welches zu unseren Füssen lag, war ja auch ein düsteres, unfreundliches Bild und zeigte nur zu unserer Rechten durch die sanft absteigenden Hügel mit dem Thale von Lepong eine angenehmere und frischere Abwechslung zu dem monotonen, echt tropischen Strande der Hafenstadt Uléë Lhöë. Vor uns lag ein ungefähr hundert Meter langer Pier; dahinter mattgrünes, von Staub bedecktes Laub, aus welchem die schmutzigbraunen Häuser der Eingeborenen mit nicht weniger schmutzigen Atapdächern sich erhoben (Fig. 12). Hin und wieder störte das eintönige Bild eine schlanke dünne Palme, welche mit ihren zerrissenen, herabhängenden Blättern geradezu eine Travestie zu jenem überschwänglich beschriebenen Bilde gaben, welches die Touristen gewöhnlich von den Palmen in ihren Reisebriefen entrollen. Ich habe die gewöhnliche Palme (Cocos nucifera) im Urwalde gesehen, ich wandelte in schön gepflegten und gereinigten Palmengärten, und immer und immer gab ich mir Mühe, das »Schöne und Reizende« der Palme zu suchen und zu sehen. Es soll ungefähr tausend »Palmensorten« geben; darunter sind natürlich einige Species, welche mit mehr oder weniger Recht jedes Künstlerauge befriedigen oder entzücken; ich spreche aber nur von der Cocos- oder Strandpalme, welche unter dem Namen »Klapperbaum« auf den Inseln des indischen Archipels eine so häufige Erscheinung ist, dass sie als Prototyp der Palmensorten dieser Inseln gelten kann. Diese Palme kann ich unmöglich schön nennen. (Vide Fig. 21.) Es ist ein ungefähr 30 cm dicker Stamm, welcher eine Höhe von 30 bis 40 Metern erreicht; in seiner ganzen Länge ist er ast- und blätterfrei, besitzt nur Ringe, welche von den abgefallenen Blättern stammen, und nur an der Spitze des Baumes befinden sich die jeweiligen zerfetzten und zerrissenen Palmenblätter, zwischen welchen die bis zu Mannskopf-Grösse entwickelten Früchte herabhängen — und manchmal selbst gefährlich werden. Ich selbst sollte dieses im Jahre 1881 erfahren. Ich stand mit dem Controleur von Malimping unter einem »Klapperbaum« im Gespräche, als eine überreife Frucht herabfiel und kaum einen Centimeter entfernt von meinem Kopfe zu Boden fiel. Vor zwei Jahren wurde das Söhnchen meines Collegen, des jetzigen Stabsarztes X., von einer solchen mit grosser Wucht herabstürzenden Cocosnuss getödtet! Anderseits ist allerdings der Nutzen eines solchen Baumes ein so vielseitiger und ein so grosser, dass er in dem Leben der Eingeborenen eine grosse Rolle spielt und die Dichter geradezu zu überschwänglichen Hymnen begeistert. Während meines Aufenthaltes in Magelang (Java) hatte ich einen Kutscher, welcher ein ebenso frommer Mohamedaner, als ein treuer Bedienter war. Seine Frau bekam ein Kindchen, und an demselben Tage bat er mich um die Erlaubniss, in dem Garten, welcher mein Haus umgab, eine »Klapper« pflanzen zu dürfen und diesem symbolischen Acte durch meine Gegenwart die Weihe zu geben. Mich überraschte diese Einladung, weil ich noch niemals gehört hatte, dass ein Malaie auf fremdem Grund und Boden dieses gethan hatte, und ich frug ihn also um Aufklärung für diesen aussergewöhnlichen Vorgang.

»Barangkáli,« erwiderte der Kutscher, »Tuwan Allah kassih.« »Vielleicht giebt es Gott der Herr, dass auch mein Sohn so alt wie dieser Baum wird; und wenn in zehn oder zwanzig Jahren dieser Baum viele Früchte trägt, wird mein Sohn auch so brav und so nützlich wie dieser Baum sein, und ich werde ihm dann erzählen, dass Sie, Herr Doctor! die Saat dem Boden anvertraut haben und dass Sie, Herr Doctor, stets gut gegen seinen Vater gewesen sind. Auch bitte ich Sie, zum Slametan (= Feste) zu kommen, welches ich zu Ehren dieses neugeborenen Kindes geben werde.« Ich versprach ihm, dies zu thun, natürlich mit dem üblichen Vorbehalte, durch ein Geldgeschenk mich davon loszukaufen. Er schickte mir auf einem grossen Tablet die Einladung zu dem Feste. Darauf lagen eine Cocosnuss, zehn Hühnereier, ein Kolben Pisang, zwanzig Mangistan und ein Huhn. Ich gab dem Ueberbringer einen Ryksdaalder (= $4^{1}/_{4}$ Mark) und meine Glückwünsche, ohne meinen Kutscher durch meine persönliche Anwesenheit bei dem Feste in Verlegenheit zu bringen.

Ueber den vielseitigen Nutzen dieses Baumes will ich kein Wort verlieren, weil dieser im Allgemeinen bereits hinreichend bekannt ist;

ich glaube aber, bevor ich den Faden meiner Erzählung wieder aufnehme, die Rolle andeuten zu müssen, welche dieser Baum im Arzneischatze der Malaien spielt. Aus dem Blüthensafte wird Sagower, Tuwakwein und Legèn bereitet, welche mit Loutar-Zucker gemischt gegen Urin-Erkrankungen gegeben werden; die jungen getrockneten Früchte werden innerlich gegen Diarrhoe und äusserlich gegen die Krätze verwendet; die Cocosmilch ist ein Diureticum und der Saft der unreifen Frucht ein Antilueticum und wird auch bei Lungenkrankheiten angewendet; auch der Ausbruch der Masern soll durch das Trinken von Cocosmilch befördert werden. Selbstverständlich wird das aus der Nuss gewonnene Oel in der Pflege der Haut, der Haare und in der Behandlung zahlreicher Hautkrankheiten häufig gebraucht.

Kaum war der Anker gefallen, sah ich einen Kahn mit der Gouvernementsfahne am Steuerruder befestigt sich dem Schiffe nähern, und bald stieg auf der Falltreppe Lieutenant X. auf's Schiff, um mir mitzutheilen, dass ich in der Hauptstadt = Kuta radja = Königsstadt dem grossen Militärspital zugetheilt, und dass mir eine Wohnung in der Vorstadt Pantej Perak angewiesen sei, welche zwar nicht ganz den Ansprüchen einer Officierswohnung gerecht werde, aber für ein junges Ehepaar, wie er lächelnd hinzufügte, mehr als genug Raum biete; übrigens würde ich für den Mangel an Comfort, welchen die Wohnung gewiss biete, weil sie ganz aus Bambus bestehe, durch den Erhalt von Quartiergeld von 70 fl. = 116 Mark monatlich entschädigt werden.

Meine Frau hatte allerdings in diesem Augenblick keine Ahnung, in welchen Räumlichkeiten sie ihre Flitterwochen zubringen sollte. — Auf sein Anrathen beeilten wir uns, unser Gepäck in seinen Kahn bringen zu lassen, um mit dem nächsten Zug nach der Hauptstadt fahren zu können, weil wir im andern Falle bis in die späte Nachmittagsstunde warten müssten. Vielleicht zwanzig Treppen führten auf den Brückenkopf des Pier, und kaum hatten wir ihn bestiegen, so bemächtigten sich einige chinesische Kulis lärmend unsers Gepäckes und liefen damit zum Stationsgebäude. (Für grössere Waarentransporte geht allerdings vom Stationsgebäude ein Zweig der Eisenbahn bis gegen das Ende des Pier.)

Zu unserer Rechten stand das »Kampement« mit seinen Officierswohnungen, und links zog sich der Seestrand mit seinen

Clubgebäuden und einigen europäischen »Tokos« 1 km weit nach Osten. Von dem westlichen Ende des Kampement hatte man eine schöne Aussicht auf den Hafen und über den Sumpf hin auf ein kleines Fort, welches von dieser Seite Uléë-Lhöë beschützen sollte, anderseits mit seinen Kanonen auch das westliche Ende der »Ceinturebahn« bestrich, welche rings um die Königsstadt zog, von sechs Forts in einem Abstand von je 1000 Metern beschützt wurde und bei Pakan Krung Tjut wieder das sumpfige Ufer der See erreichte.

Schon bei dieser ersten Fahrt im feindlichen Lande sollte uns ein kleiner Schrecken nicht erspart bleiben, der glücklicher Weise nur ein blinder Schuss war. Während unser Wagen mit einer Geschwindigkeit von 15 km durch die Sümpfe von Uléë-Lhöë fuhr, öffnete ein Herr plötzlich die Thüre und rief: »Ein Stoss, Acht geben!« Alle Anwesenden verstanden jedoch »ein Schuss«, und mit Blitzeseile waren alle Damen unter den Bänken. Der gepanzerte Waggon hatte nämlich nur zwei Bänke. Gleich darauf erfolgte thatsächlich ein Zusammenstossen mit einem vom Stationsgebäude abgesandten Rangirzug.

Nach einer viertel Stunde erreichten wir die Hauptstadt.[1]) Ein niedriges unansehnliches Stationsgebäude empfing uns, wir gingen bei dem schönen Clubgebäude vorbei und kamen auf einen Damm, welcher am rechten Ufer des Atjehflusses lag. Eine Brücke führte auf das jenseitige Ufer und zwar nach Pantej Perak. Der erste Weg in dieser Vorstadt war eine hübsche Allee, welche auf ihrer rechten Seite eine Reihe schöner hölzerner Officierswohnungen mit Dächern aus galvanisirtem Eisen hatte; zur linken Seite standen das Pfarrhaus (Fig. 13) und eine Reihe alter verfaulter Wohnungen aus Bambus, von denen eine unser »Heim« werden sollte. Eine Wachstube schloss sich daran an, und zehn Schritte davon entfernt war schon das Gehege aus Stacheldraht, welches die ganze Hauptstadt vor einem unerwarteten Ueberfalle der Atjeer beschützte.

Während wir wehmüthigen Blickes unser »Haus« besichtigten, ertönten hinter uns auf dem Wege, welcher nach dem grossen Militärspitale und nach dem Kampong Kuta Alam führte, die dumpfen Klänge einer Trommel, welche mit einem schwarzen Tuch

---

[1]) Kuta radja hatte im Jahre 1896 ohne Garnison 4799 Einwohner, worunter sich 158 Europäer, 2427 Chinesen, 1854 Eingeborne, 22 Araber und 338 „andere Fremde" befanden.

bedeckt war. Ein eingeborener Sergeant war der Beri-Beri erlegen, und die Hälfte seiner Compagnie begleitete ihn zu seiner ewigen Ruhestätte. Da wir unser Hôtel aufsuchen mussten, wo unterdessen unser Gepäck unter Begleitung unserer Bedienten angelangt sein konnte, folgten wir dem Trauerzuge, nachdem ich — ich war ja in Uniform — dem Sarge den militärischen Gruss gegeben hatte. Wir gingen zurück über die schöne eiserne Brücke und hatten vis-à-vis dem Clubgebäude das Hotel »Kugelmann« und zwar auf dem Wege nach Gedàh. Der Leichenzug ging hinter dem Stationsgebäude nach dem Kirchhof, welcher in der Nähe des Kunstberges auf dem Terrain des ehemaligen Kampongs Petjut lag.

Im Hôtel fanden wir vorläufig unser Unterkommen, und wir hatten genug Gelegenheit, für die Einrichtung »des Hauses« zu sorgen. Das Hôtel hatte nämlich »einen Toko« = »einen Kaufladen« für alle täglichen Bedürfnisse, und an dieses schloss sich eine Reihe von »Häusern«, in denen sich noch andere europäische Geschäfte befanden, so dass thatsächlich die ganze Einrichtung der neuen Wohnung aus dem Vorrath dieser Geschäfte gedeckt werden konnte. Da wir ja doch das Meiste mitgebracht hatten (selbst ein eisernes Bett mit Mosquito-Netz), so beschränkten sich unsere Einkäufe auf Möbel und Küchengeschirr.

So manche stillen Thränen sind aus den Augen meiner Frau, wie sie späterhin mittheilte, geflossen, als sie zum ersten Male das Innere dieses »Hauses« betrat und nichts als kahle, schmutzige, gelblichbraune, mit Staub und Spinnengewebe bedeckte Wände sah, zwischen welchen sie das trauliche Heim ihrer jungen Ehe gründen sollte. Nicht einmal Fenster hatte die Wohnung; nur Oeffnungen, welche mit kleinen Thüren aus demselben Material geschlossen werden konnten. Wo sollten die zahlreichen Nippessachen, die Hochzeitsgeschenke hingehängt oder aufgestellt werden? Wir hatten einen grossen Spiegel und zwei grosse Stahlgravüren mitgebracht und fanden Wände aus Bambusmatten vor, in welchen Nägel keine Stützen finden konnten.

Die Noth macht erfinderisch. In den Querlatten der Wände wurden lange hölzerne Stifte eingeschoben und daran wurden der Spiegel, die Gemälde und zahlreiche petits riens aufgehängt. Wir hatten ja zwei Zimmer (?) und eine vordere Veranda; hinter dem Hause befanden sich die Küche, das Badezimmer und die Aborte. Das Haus lag tief, $1/2$ Meter unter der Strasse, und stand auf kleinen Pfählen, so dass der Eingang des Hauses im gleichen Niveau des Dammes lag; die Küche hatte jedoch keine Treppe; ihr Flur war die des alluvialen Landes und bestand nur aus Lehm, und sobald es regnete, drang das Wasser sofort in die Küche. Als später im December der Atjehfluss während der Regenzeit aus seinen Ufern trat, stand das Wasser mehr als einen halben Meter hoch in der Küche.

Dennoch gelang es meiner kleinen, aber energischen Frau, aus diesem »Stalle« ein trautes Heim zu schaffen, in welchem wir bis 1. Februar 1887, also sechs Monate, angenehm wohnten.

Es drängt sich hier unwillkürlich eine Frage auf, welche oft bald im Scherz, bald im Ernste von berufener und unberufener Seite besprochen wird, die Frage nämlich, ob überhaupt den Officieren gestattet sein sollte, »ihre Frauen nach Atjeh mitzunehmen«.

Die Gegner dieser Zustände verneinen diese Frage auf Grund folgender Argumente: (Die Zustände haben sich seit dieser Zeit in Atjeh bedeutend gebessert; der Guerilakrieg hat sein Terrain seit vier Jahren weit hinaus über das Gebiet von Kuta radja verlegt; auf anderen Inseln können sich aber diese Zustände wiederholen; es ist also die Besprechung dieser Verhältnisse keine überflüssige!) Der Eine behauptet, dass die Misèren des Lagerlebens überhaupt seiner Frau erspart werden sollten; sie stünde für ihn zu hoch, um sie solchen unwürdigen Verhältnissen auszusetzen; er selbst müsse sich diesen Zuständen unterwerfen, weil es sein Beruf sei; seiner Frau aber wolle er jedwelchen Comfort des Lebens verschaffen, und dieses sei in Atjeh geradezu unmöglich. Andere Officiere motiviren ihr Strohwittwerthum auf empirische Weise. Sehr oft sei es geschehen, dass Kuta radja von einem Anfall der Feinde bedroht wurde. Die anwesenden Officiersfrauen wurden nervös und aufgeregt; hin und wieder sei eine Dame unter dem Schreck der Gefahr ohnmächtig geworden, so dass die Officiere nicht mit Ruhe ihre Maassregeln nehmen konnten. Nur zu häufig sei es geschehen, dass Officiere ihre übliche Patrouille machten, verwundet oder sogar getödtet wurden, und eine Frau unerwartet ihren verwundeten oder getödteten Mann in's Haus erhielt, wodurch wiederum eine störende »Scene« veranlasst wurde. Endlich giebt es Officiere, welche ein freiwilliges Strohwittwerthum aus praktischen Ursachen auf sich nahmen. Nach der gesetzlichen Bestimmung war ein verheiratheter Officier, welcher seine Frau nicht bei sich hatte, nur zu einem Aufenthalte von vierzehn

Monaten in Atjeh verpflichtet und bekam für jeden Fall Quartiergeld ausgezahlt, ob er nun eine standesgemässe Wohnung in Atjeh erhielt, oder eine Bambushütte, wie sie oben geschildert wurde, beziehen musste; ein Lieutenant erhielt nämlich in Atjeh 840 fl. = 1400 Mark, ein Hauptmann 1200 fl. = 2000 Mark u. s. w. Quartiergeld[1]) u. s. w. Mit diesem Betrage allein kann in der Regel die in einer Friedensgarnison zurückgebliebene Frau ihren Lebensbedarf decken.

Natürlich giebt es auch Haudegen, welche aus Principien allgemeiner Natur gegen den Aufenthalt der Officiersdamen in Atjeh sind und kurzweg erklären, dass »Frauen in einem militärischen Lager nichts zu thun und zu schaffen hätten und durch ihre Launen und nervösen Charakter und durch ihre Bemühsucht und durch ihre Unbeständigkeit überhaupt den Officierskreisen fern bleiben, für jeden Fall jedoch aus einem militärischen Lager entfernt werden sollten, weil sie eben durch diese genannten Eigenschaften den Officieren in der genauen Erfüllung ihrer Pflichten hinderlich seien«. Ja noch mehr; sie bedauerten es selbst, dass durch Aufhebung der Caution die Ehen der Officiere in schreckenerregender (?!) Weise zugenommen hätten.

Die angegebenen Motive dieses Frauenhasses sind manchmal nur der Deckmantel anderer Ursachen; es giebt ja Officiere, welche ein schweres, ja sehr schweres Ehejoch zu tragen haben; für diese ist eine vierzehnmonatliche Trennung von ihrer besseren (?) Ehehälfte natürlich — eine Erleichterung. Aber gerade diesen unglücklichen Ehekrüppeln spielt das Schicksal den traurigen Streich, dass die eigene Frau die Richtigkeit seiner Argumente nicht anerkennt und darauf besteht, ihn nach Atjeh zu begleiten. Sie behauptet mit mehr oder weniger Recht, dass Eheleute Freud und Leid theilen müssen; wenn er verurtheilt sei, Entbehrungen zu leiden, so könne sie sich unmöglich einem üppigen und luxuriösen Leben in einer Friedensgarnison ergeben. Nebstdem sei er ja zahlreichen Gefahren ausgesetzt; sie selbst werde ja Tag und Nacht von der grauen Sorge verzehrt, dass jeden Augenblick sein Leben bedroht sei; durch die grosse Entfernung werde diese Sorge noch gesteigert; in Atjeh jedoch sehe sie ihn täglich und wisse sich täglich seiner Gesundheit zu erfreuen. Wenn er jedoch krank würde, oder wenn

---

[1]) Das Quartiergeld wird auch in Indien je nach den herrschenden Ortsverhältnissen in verschiedene Classen eingetheilt; in Atjeh wurde die höchste Classe gerechnet.

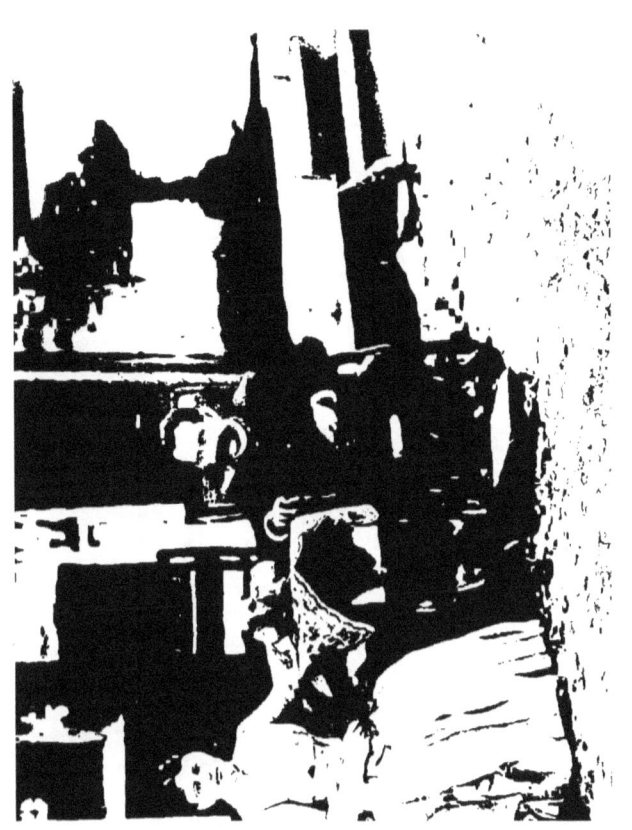

er durch den Klewang (= langes Schwert) oder durch die feindliche Kugel verwundet nach der pflegenden Hand seiner liebevollen, aber abwesenden Frau Verlangen habe, würde es Tage oder Wochen dauern, bis er sein Sehnen erfüllt sehen könne. Die übrigen Argumente des Haudegens lassen sich ebenfalls leicht widerlegen.

Wenn die Regierung seinerzeit durch Abschaffen der Caution das Eingehen der Ehe erleichterte, hat sie vollkommen Recht gehabt. Eine Soldatesca passte nicht in den Rahmen einer Colonial-Politik und noch weniger in das moderne Staatsleben. Der Berufssoldat vertritt in den Colonien den erhaltenden, schützenden und — vermehrenden Theil der europäischen Civilisation. »Die Armee ist das Korkholz, auf dem die ganze Colonialpolitik schwimmt«, und da die Ehe die Basis des ganzen modernen gesellschaftlichen Lebens ist, so müssen auch die Vertreter einer colonisirenden Macht die Ehe in ihr Programm aufnehmen. Nebstdem wird ja nicht immer gekämpft; nur ein kleiner Theil der Armee ist jederzeit auf dem Kriegsfusse; selbst der eingefleischte Haudegen wird den civilisirenden Einfluss der Ehe auf das Individuum nicht ableugnen; warum sollte also der Officier diesem entzogen bleiben? Was den Aufenthalt in einem militärischen Lager betrifft, so ist dieser Haudegen ebenfalls im Streite mit der Erfahrung. Ich habe zwei Jahre in Atjeh gelebt und habe als Arzt nur zu oft Gelegenheit gehabt, hinter die Coulissen des ehelichen und Familienlebens zahlreicher Officiere blicken zu können, und kann also aus eigener Erfahrung mittheilen: Kein einziges Mal hat ein Officier durch die Anwesenheit seiner Frau sich zu einer Pflichtverletzung verleiten lassen. Jener Officier, welcher scheinbar davon eine Ausnahme machte, ist wirklich der Uebermacht erlegen; er war ein zweiter Falstaff, d. h. nur was seinen Körperumfang betrifft; seine Frau warnte ihn immer und immer, den Strapazen des »Ausrückens und des Patrouillirens« sich auszusetzen. Endlich stürzte er einmal auf offenem Felde zusammen, und seine Frau bewies dem behandelnden Regimentsarzte, dass ein Sonnenstich ihn »beinahe getödtet« habe. Seine 113 Kilo Körpergewicht zwangen ihn, Atjeh zu verlassen, und nicht der Einfluss seiner Frau. Ja noch mehr. Wenn ich die Liste der Officiere nachsehen würde, welche während meiner Dienstzeit wegen ihrer Heldenthaten mit dem »Willemsorden« decorirt wurden, so würde ich gewiss die verheiratheten Officiere in grösserer Zahl als die der ledigen finden. Ich kann aber auch aus eigener Erfahrung versichern, dass die Anwesenheit der Frau auf das Pflichtgefühl und den Muth der Männer gar keinen Einfluss nimmt und genommen hat. Die Frau ist ja eitel — wie der Mann, und sie will ihren Mann ob seines Muthes nicht minder geehrt und geachtet wissen, als jeder Officier es nur wünschen kann.

Mit dem wahren Pflichtgefühl ausgerüstet wird kein Officier mit Absicht oder im Leichtsinn einem gefährlichen Unternehmen sich entziehen. Der Muth dazu stellt sich bei dem pflichteifrigen Officier in allen Situationen des Soldatenlebens ein.

Niemand wird also mit Recht behaupten, dass verheirathete Officiere weniger Pflichtgefühl als ledige hätten. Warum sollte also die Regierung das Heirathen der Officiere erschweren? Auch fehlt jede Ursache, den Aufenthalt der Officiersfrauen in einer militärischen Colonie zu erschweren oder zu verweigern. Das »Lagerleben« ohne die gesetzlich getrauten Frauen mag für einige Officiere einen Reiz haben; die Mehrzahl sehnt sich nach des Tages Mühe und Arbeit nach dem ruhigen und gelassenen Familien- und ehelichen Leben.

Die Officiersfrauen fanden ja übrigens, wie wir sehen werden, auch in Kuta radja ihre Rechnung.

Nachdem wir in dem Hôtel uns für einige Tage eingemiethet und ich mich beim Gouverneur von Atjeh, beim Platzcommandanten und beim Spitalschef gemeldet hatte, war es Zeit zur »Rysttafel« und zur Nachmittagssiesta geworden, und um 5 Uhr machten wir unsern Spaziergang, um uns die »Königsstadt« näher anzusehen. Vom Hôtel aus sahen wir vor uns eine kleine Strasse, die »Kratonallee« mit dem Officiersclub zur rechten und der Amtswohnung des Landesingenieurs zur linken Hand. Nebstdem standen noch drei schöne Häuser aus Holz, von denen das eine für den »Garnisonsdoctor« bestimmt war und welches auch ich sechs Monate später bezog. Die beiden anderen »Häuser« wurden von dem Controleur der Hauptstadt und von dem Assistent-Resident von Atjeh bewohnt. Die Jury fand unter dem Vorsitze des Assistent-Residenten gewöhnlich in einem dieser beiden Häuser statt. (Fig. 14.)

Diese vielleicht 120 Meter lange Allee stiess auf die Mauer des Kraton, während links ein Weg nach Pendëeti und rechts nach dem Stationsgebäude führte. Der Name Kraton[1]) stammt aus der Zeit der Eroberung Atjehs durch die Holländer (1873—1874). Hier stand nämlich der Kraton (= Palast) des Sultans von Atjeh. Die ungefähr vier bis fünf Meter hohen steinernen Mauern haben zahlreiche Schiessscharten. Sein Inneres besteht gegenwärtig aus Casernen für zwei Bataillone Soldaten, zahlreichen Officierswohnungen, dem Palaste des »Gouverneurs von Atjeh«, und in der nordwestlichen Ecke stehen noch zwei steinerne Grabmäler früherer Sultane.

Die Mauern des Kraton bilden ein Quadrat und an der Südseite schliesst sich Nesuh an, welches gegenwärtig einen grossen Platz mit zahlreichen »Häusern« für Officiere und Beamte und mit einer Caserne umschliesst. Das Stacheldrahtgehege zog hinter der südlichen Front links nach Petjut mit dem Kirchhof und der neuen, schönen, von den Holländern erbauten Moschee (Fig. 15), nach Gedáh, Penájong, Pántej Perak, Kuta-Alam und Pendéeti zurück zur östlichen Mauer des Kraton und Nesuh.

Mir ist nicht bekannt, ob noch heute alle diese Vorstädte, welche damals in einem grossen Bogen den Kraton umgaben, dieses Gehege aus Stacheldraht besitzen.

In Kuta radja blieb ich ein Jahr in Garnison und hatte im ersten Halbjahre (bis 1. Februar 1887) Spitaldienst, während ich bis zum 1. August als »Garnisonsdoctor« den täglichen Krankenrapport in den Casernen halten, die Frauen, Kinder und Revierkranken behandeln und die hygienischen Zustände der militärischen Gebäude u. s. w. controliren, resp. Vorschläge zu Verbesserungen einreichen musste, welche durch die Hände des Landessanitätschefs gingen. Zur Assistenz hatte ich einen jungen Oberarzt, dem ich den Revierdienst im Kraton und in der Vorstadt Nesuh zuwies, während ich selbst die übrigen Theile der Stadt täglich besuchte; den Officieren liess ich die freie Wahl, mich oder den Oberarzt X. zum Hausarzt zu wählen. Auch allen hygienischen Fragen in dem Kraton und in der Vorstadt Nesuh musste mein junger, lebenslustiger Assistenzarzt die nöthige Aufmerksamkeit schenken, ohne darum die Vertretungen derselben gegenüber dem Landessanitätschef und dem Platzcommandanten auf sich zu nehmen. Einer meiner Vorgänger, Dr. Kobler, von dem sofort noch mehreres mitgetheilt werden muss,

---

[1]) Die Atjeer nennen das Schloss ihrer Fürsten nicht Kraton (J.), sondern Dalam (A.).

hatte nämlich kurz vorher so manche üble Stunde sich dadurch bereitet, dass er den »hierarchikken Weg« verliess und seine Vorschläge zur Verbesserung der hygienischen Zustände direct an den Gouverneur einreichte und dabei, oder vielmehr dadurch seine zwei unmittelbar über ihm stehenden Chefs »passirte«.

Es handelte sich nämlich um die Frage der Contagiosität der Beri-Beri, welche Dr. Kobler damals behauptet hatte, und alle seine Vorschläge der Desinfection fanden bei dem Landessanitätschef nur taube Ohren, während der General Demmeni mit der ganzen Autorität seiner Stellung eine radicale Desinfection von allen Gebäuden, allen Utensilien der Casernen und Spitäler, ja selbst aller Personen auf Vorschlag des Dr. Kobler erzwang.

Man muss sich nur die Situation vergegenwärtigen, um das Vorgehen des Dr. Kobler und des Generals Demmeni zu verstehen und zu — verzeihen. Im Jahre 1885 wurden an Beri-Beri

	behandelt	und starben
europäische Soldaten und Matrosen .	507	25 = 5%
eingeborene » » » .	2369	357 = 15,1%
Sträflinge	3453	1193 = 34,6%
Frauen	32	12 = 40%

Die Militärärzte standen dieser Epidemie rathlos gegenüber, weil sie von dem Wesen der Beri-Beri-Krankheit — nichts wussten.

Im Jahre 1886 blieb die Epidemie in ihrer Ex- und Intensität stationär, und die Aerzte thaten wieder — nichts. Da steht nun einer der Militärärzte auf und erklärt, das Geheimniss der Entstehungsweise dieser Krankheit und eine radicale Behandlung gefunden zu haben, und seine Chefs — thun wieder nichts; sie schwiegen aber auch und beantworteten seine Vorschläge nur mit einem Zucken der Schulter oder mit einer spöttischen Bemerkung. Als dies General Demmeni erfuhr, erliess er an den Sanitätschef den Befehl, die Vorschläge des Regimentsarztes Dr. Kobler sofort und genau auszuführen. Es waren ja im Jahre 1886

I. Stand an Beri-Beri erkrankt, an Beri-Beri gestorben

Europäer . .	1238	2252 = 181%	62 = 5% d. I. Standes	
Eingeborene .	870	3186 = 366%	224 = 25%	» »
eingeb. Frauen	780	42 = 5%	16 = 2%	» »
eingeb. Kinder	240	3		

Trotzdem blieb der Landes-Sanitätschef bei seinem passiven Widerstand, den er im Spitale als ausserhalb der Machtsphäre des Generals Demmeni stehend hielt; General Demmeni war jedoch nicht der Mann, um von seinen Untergeordneten passiven Widerstand zu dulden; ich erinnere mich noch heute dieser wirklich eigenthümlichen Scene in allen Details, welche die Folge dieses vielleicht (?) gerechtfertigten Vorganges war; es war an einem Samstag, als um 9 Uhr der General im Spital erschien und den Oberstabsarzt X. aufforderte, ihm zu zeigen, welche Maassregeln genommen worden seien, um im Spitale selbst die Infection durch die anwesenden Beri-Beri-Kranken unmöglich zu machen. Es war nichts geschehen. Ohne nur einen Augenblick aus seiner Ruhe zu kommen gab er folgenden Befehl: Um 11 Uhr komme ich zurück; bis dahin müssen alle Beri-Beri-Patienten isolirt sein; das Magazin für Leibwäsche u. s. w. muss ebenfalls in zwei Theile getheilt sein, um die Leibwäsche dieser Kranken nach dem Gebrauch einer radicalen Desinfection unterwerfen zu lassen. Die Krankenwärter müssten gerade so wie auf den Cholera- und Pockenabtheilungen ihre eigene Wäsche haben u. s. w.

So geschah es auch; die Aerzte mussten nach allen Krankensälen eilen und alle Patienten, welche gleichzeitig an Beri-Beri litten, heraussuchen, sie sofort nach den nördlichen Sälen transportiren lassen, und die Officiere der Administration sorgten für die nöthige Isolirung dieser Krankensäle und für die getrennte Administration und Verpflegung.

Ich war diesbezüglich weniger glücklich in meiner Stellung als Garnisonsdoctor; ich sah in der B.-B. eine miasmatische Krankheit, und niemand hielt es damals der Mühe werth, diese Auffassung auch nur in Betracht zu ziehen.

Es war nämlich auf Ansuchen der Regierung zu dieser Zeit Professor Pekelharing mit zwei Assistenten in Atjeh angekommen, um bacteriologisch die Krankheitsursache der Beri-Beri zu suchen und zu finden. Wenn auch durch diese Untersuchungen erst die Bestätigung für die Kobler'sche Infectionstheorie gefunden werden sollte, so war doch gewissermaassen eine Anerkennung ex cathedra dieser Theorie gegeben, und ich — vertrat eine Theorie, welche unter dem Scepter der alleinseligmachenden Lehre, nämlich der Bacteriologie, nicht einmal einer Discussion würdig gehalten wurde.

Seit dieser Zeit sind 15 Jahre verflossen; die miasmatische Entstehungsweise der Beri-Beri wurde oft geleugnet, ebenso oft aner-

kannt, um endlich in diesem Kampfe der Ansichten Siegerin zu
werden und zu bleiben — es sei, dass die momentan herrschende
Entstehungstheorie der Malaria auch auf die Beri-Beri übergehen
wird, d. h. dass man Mosquitos, Mücken oder ähnliche Insecten
suchen und finden wird, welche die bis jetzt unbekannte Beri-Beri-
bacterie in ihrem Leibe züchten und daher (? ?) auch die Erreger
dieser Krankheit sein sollen.

Von den Theorien, welche das Entstehen der Beri-Beri-Krankheit
erklären sollten, verdienen einige gewiss, der Nachwelt überliefert zu
werden. So z. B. die des Generalstabsarztes Y., welcher behauptete,
diese Krankheit sei nichts anderes als die Folge des Heimweh, weil
constatirt wurde, dass die eingeborenen Soldaten von ihrem Leiden
befreit wurden, sobald sie den Dienst verlassen haben und in ihre
Heimath zurückgekehrt seien. Eine andere vielleicht etwas weniger
phantastische Entstehungsursache beschäftigte jahrelang die indische
Regierung und zwar, dass der schöne weisse Reis durch den Mangel
des »Silberhäutchens« die Beri-Beri-Krankheit errege, während die
Kulis und Gefangenen, welche den rothen ordinären Reis täglich
verzehren, von dieser Krankheit verschont bleiben sollten??.

Einen wohlthätigen Einfluss hatten die Maassregeln, welche auf
Grund der Ernährungsstörung als Entstehungsursache der Beri-
Beri genommen wurden. Der Marinestabsarzt van Leent glaubte
nämlich beobachtet zu haben, dass die Naturalverpflegung der
europäischen Matrosen, welche durch einen grösseren Gehalt von
Fleisch und Butter charakterisirt war, bei ihrer Anwendung in der
Küche der eingeborenen Matrosen die Zahl der B.-B.-Fälle auf ein
Minimum habe fallen lassen. Es wurde also im Jahre 1886 dieses
Princip auf die Truppen der Landarmee angewendet; der wohl-
thätige Einfluss zeigte sich aber nur darin, dass — die grossen
Portionen an Fleisch, Butter, Erbsen u. s. w. den Frauen und
Kindern der eingeborenen Soldaten zu Gute kamen, welche von der
Regierung nur $1/_2$ Kilo Reis und 3 Loth Salz pro Tag erhielten.

Ich will mich nicht weiter mit der Theorie der Beri-Beri-
Krankheit beschäftigen und nur den Schlusssatz meiner Abhandlung
beifügen, welche in der Internationalen Klinischen Rundschau 1887
Nr. 28—33 erschienen war: »Die Beri-Beri ist eine miasmatische
Krankheit«.

Ich kann aber nicht umhin, noch einige diesbezügliche Beobachtungen mitzutheilen, weil ich voraussetze, dass auch der Laie

einiges über diese interessante und so wenig bekannte Tropenkrankheit gerne lesen wird.

So z. B. kam im Anfange des Jahres 1887 ein Bataillon Hülfstruppen von der Insel Madura nach Atjeh, welches nach den Mittheilungen ihrer eigenen (eingeborenen) Officiere und nach jenen des begleitenden europäischen Arztes niemals Beri-Berifälle aufzuweisen hatte. Nach einem Aufenthalt von einem einzigen Monat waren von diesen 360 Mann 33 = $9\,^1/_2\,^0/_0$!! der Beri-Beri erlegen, und als Anfang April der Befehl ertheilt wurde, das Bataillon in seine Heimath zurückzusenden, war es gänzlich durchseucht. Zuvor untersuchte ich auf Befehl des Platzcommandanten als Garnisonsdoctor die in Kuta radja anwesenden Maduresen; ungefähr 100 Mann kamen zur Untersuchung; von diesen hatten 59, also mehr als die Hälfte! ein oder mehrere Symptome der Beri-Beri: Wassersucht, Kachexie (Blutarmuth), grosses Herz, beschleunigten Puls und aufsteigende Gefühllosigkeit (Anaesthesia ascendens). (Keiner von ihnen hatte aber die atrophische oder trockene[1]) Beri-Beri.)

Die Degeneration der Nerven beginnt, wie ich schon erwähnt habe, an den unteren Extremitäten und steigt successive nach oben; ich habe mich damals während meines Aufenthaltes im Spitale oft genug bemüht, durch elektrische Untersuchung der einzelnen Nerven frühzeitig die Diagnose zu sichern; die Resultate waren so ungünstig, dass ich zuletzt jeden weiteren Versuch aufgab, obzwar diese Untersuchungsmethode gerade von Pekelharing und seinem tüchtigen Assistenten, dem jetzigen Professor Winkler, geübt und empfohlen wurde. Ich schrieb die mangelhaften Resultate theilweise meiner unentwickelten Technik und theilweise den unbekannten Gesetzen der elektrischen Verhältnisse in den Tropen zu.

Die ausgesprochenen Formen der Beri-Beri werden jedoch durch die klinischen Symptome so leicht diagnosticirt, dass die elektrische Untersuchung überflüssig ist.

Ein Fall von atrophischer Beri-Beri oder trockener Beri-Beri, wie sie von den Malaien genannt wird, welchen ich damals im grossen Militärspital zu Kuta radja beobachtete, betraf einen wirklich beklagenswerthen Sträfling; er war an allen vier Extremitäten gelähmt und die Abmagerung war so stark, dass man zweifeln konnte, ob er denn wirklich Muskelfleisch besessen habe. Nicht

---

[1]) Beri-Berikring (M.).

einmal soviel Kraft hatte er, dass er die Speisen zum Munde führen
konnte; dennoch heilte er in 4 Monaten so weit, dass er nach dem
Hochlande der Provinz Padang transferirt werden konnte, wo die
meisten Beri-Beri-Patienten sich beinahe bis zur Norm erholten.

Wenn ich auch an dieser Stelle die medicinischen Streitfragen
der Beri-Beri nicht ausführlich besprechen kann und will — die
Motivirung meiner Behauptung, dass sie eine miasmatische Krankheit
sei, kann ja Jeder im oben erwähnten Aufsatze in der Internationalen
Rundschau 1887 Nr. 28 ff. finden —, so glaube ich doch noch einige
markante Momente aus jener fürchterlichen Beri-Beri-Epidemie mittheilen zu müssen.

Die indische Regierung stand damals (und steht noch heute)
im Norden Sumatras auf dem Kriegsfusse. Der Guerillakrieg
wüthete schon seit 1873, und in diesen 13 Jahren war durch den
ewigen Wechsel des Regierungsprincipes, wie wir noch sehen werden,
Holland gezwungen, sich auf den äussersten Punkt im Norden
Sumatras und noch einige Küstenplätze zurückzuziehen. Diese
wenigen Punkte musste sie, coûte que coûte, besetzt halten, wollte
sie überhaupt den Norden Sumatras nicht verlieren und England
dadurch zwingen, an ihre Stelle zu treten. Die Atjeer waren ja von
jeher die gefürchtetsten Seeräuber, welche nicht nur die Strasse von
Malacca stets bedrohten, sondern ihre Raubzüge bis auf den Continent
und die entferntesten Inseln des Archipels ausstreckten.

Durch die Concentrirung im Jahre 1885 wurde der Feind aber
übermüthig; er wagte es selbst, Kuta radja zu attaquiren; die
Garnison musste also eine gewisse Stärke besitzen, sei es zur Ver-
theidigung, oder sei es, um hin und wieder Ausfälle zu machen und
dadurch den Feind in unschädlicher Entfernung zu halten. Dazu
gehört eine hinreichend grosse Zahl valider Mannschaften. Das
epidemische Auftreten der Beri-Beri decimirte aber die Garnison,
und die am Leben Bleibenden waren zu schwach, um Ausfälle oder
Patrouillen zu machen. Es war daher ein steter Wechsel der
Garnison nöthig. Aus dem ganzen Reiche: von Java, von Borneo,
selbst von den Molukken mussten die Truppen nach Atjeh gesandt
werden, um die erschöpften invaliden Soldaten abzulösen; im Hochgebirge des westlichen Sumatra oder Java erholten sich diese
allerdings in der Regel in 4—5 Monaten; aber im Laufe der Zeit
wurde die ganze indische Armee auf diese Weise durchseucht. (Der
europäische Theil war gegen die Beri-Beri widerstandskräftiger als

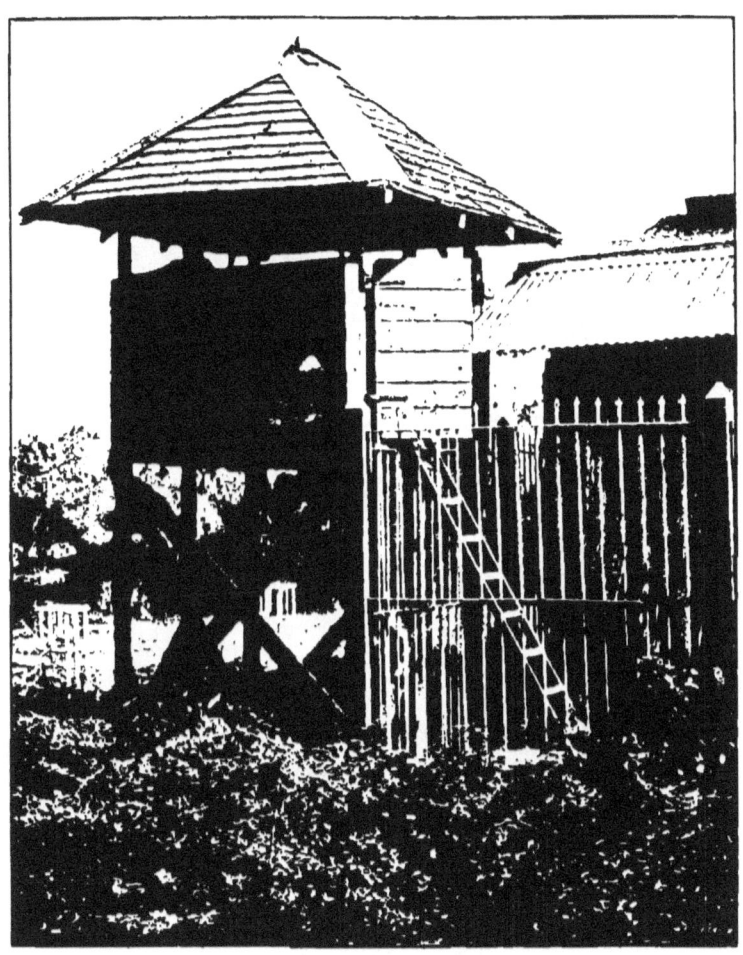

Fig. 17. Im hohen Schilderhaus.
(Vide Seite 142.)

die Eingeborenen, und auch die Mortalität war nur unter den eingeborenen Soldaten eine sehr hohe.) Diese Andeutungen sind hinreichend, die Schwierigkeiten erkennen zu lassen, mit welchen diesbezüglich die holländische Regierung zu kämpfen hatte.

Glücklicherweise beherrschte dieses graue Gespenst keineswegs die allgemeine Stimmung der (europäischen) Officiere und ihrer Familien. In Indien muss man Fatalist sein oder es werden, und im Bivouak muss man es bleiben. Der Officiersclub war jeden Abend stark besucht, jeden Sonnabend concertirte die Militärmusik nach dem Nachtmahl (von 9 Uhr ab) für die Freunde des Kartenspiels, und jeden Sonntag spielte die Musik von 6 bis 8 Uhr ihre fröhlichen Weisen für die Jugend und für die Damen. Die Officiere hatten nebstdem einen Dilettantenverein für die Aufführung von Operetten und Lustspielen errichtet, und die Unterofficiere gaben oft genug schöne Tingel-Tangelvorstellungen. Regelmässig hielten die angesehensten Officiere und Beamten ihre festen Empfangsabende, und häufig genug gab der Gouverneur »van Atjeh en Onderhoorigheden« einen Ball, auf welchem bis in die frühe Morgenstunde getanzt wurde, obwohl es nur zu oft geschah, dass um 5 Uhr früh das Alarmsignal die Officiere zum Ausmarsch rief vom Clubgebäude weg, wohin sie sich nach dem Tanze geflüchtet hatten, um das Fest ungestört durch die Anwesenheit von Damen oder Chefs besprechen zu können.

Auch die Freimaurer »arbeiteten«, d. h. sie hielten häufig Vereinsabende und feierten besondere Anlässe. Den 10. März 1887 hielten sie z. B. von 3—6 Uhr eine Trauerloge zur Ehre ihres verstorbenen Präsidenten und Meisters »Civil- und Militär-Gouverneur von Atjeh und Vasallenstaaten, Generalmajor der indischen Armee Henri Demmeni«, welcher zu spät den Schauplatz seiner Thätigkeit verliess und in Paya Combo (im Hochland von Padang) Heilung und Rettung von seiner schweren Beri-Beri vergebens suchte; er starb den 13. December 1886.

»Schwesterlogen« wurden gehalten, z. B. am 18. März 1888, zu denen die Frauen resp. die Töchter der Freimaurer Zugang hatten, und welche hauptsächlich in einem gemeinsamen Souper bestanden. Die Neugierde der Damen wurde dabei natürlich nur in geringem Maasse befriedigt.

Das Gebäude hiess im Volksmunde rumah séthan = das Haus des Teufels, war ein einfaches unansehnliches Haus und stand auf dem Wege nach Gedäh zwischen zwei Tokos (= Geschäftshäusern).

Mir war immer unverständlich, welchen Zweck die Loge »Prins Frederik« damals in Kuta radja, am 20. August 1880 constituirt, erfüllen sollte. Damals war die Hauptstadt im Kriegszustande; ein Verkehr mit den Eingeborenen des Landes fand nicht statt; die kosmopolitischen und menschenfreundlichen Principien der Freimaurer können in Kriegszeiten unmöglich ein Feld zur Bethätigung finden. Sollte die Loge also nur den Zweck gehabt haben, den Gesinnungsgenossen den Austausch ihrer Erfahrungen, Ansichten und Zukunftspläne in freundschaftlichem Verkehr (den ersten Mittwoch eines jeden Monats) zu ermöglichen?

Der Krieg auf Sumatra wüthete damals schon seit vierzehn Jahren mit allen seinen Schrecken; aber, wie ich schon oben erwähnt habe, er vermochte nicht, die Officiere in ihrem fröhlichen täglichen Leben zu hindern, und zahlreiche Gelegenheiten wurden gesucht und gefunden, um den Ernst des Lebens durch Feste und Spiele vergessen zu lassen.

Ich und meine Frau betheiligten uns an diesen Festlichkeiten nur als passive Zuschauer; die erste Operette, welche wir in dieser Garnison sahen, war die »Grande Duchesse«, welche wir kurz vorher in Wien von Berufs-Schauspielern aufführen gesehen hatten. Einstimmig war unser Beider Urtheil, dass in Wien nicht schöner gesungen, nicht besser gespielt wurde, und die Ausstattung nicht schöner war, als in Atjeh, im Bivouak von Kuta radja. Auch ein Assaut, welches von Unterofficieren am Geburtstage des Königs aufgeführt wurde, war geradezu vortrefflich vom Stapel gelaufen. Es herrschte wirklich eine fröhliche und zielbewusste gute Stimmung unter uns Allen, obzwar täglich, oft selbst stündlich des Lebens Ernst mit der grössten Anforderung an uns trat. Die Beri-Beri, die Cholera, die Malaria und die Dysenterie mordeten in den Reihen der eingeborenen[1]) Soldaten ebenso stark als die feindlichen Kugeln; oft hörten wir an einem Tage sechs bis sieben Mal den Trauermarsch, mit welchem diese Opfer zu Grabe getragen wurden.

Jeden Tag gingen Patrouillen von 40 Mann nach allen Richtungen das Terrain untersuchen, welches sie zwischen Kuta radja und der »Linie«, d. h. der Grenze des eroberten Landes durchstreiften; nur zu oft durchbrachen grosse Schaaren des Feindes die Linie und bedrohten die Hauptstadt. Dies geschah auch

---

[1]) Selbst gegen die echte Tropenkrankheit Beri-Beri zeigten die Europäer grössere Widerstandskraft als die eingeborenen Soldaten.

am 4. April 1887, ohne dass die Regierung von ihrer Anzahl auch nur eine Ahnung hatte. An diesem Tage kam die Nachricht nach Kuta radja, dass eine Schaar bewaffneter Atjeer sich bei Kuta radja bedil, also nur ungefähr 2—2$^1/_2$ Stunden von der Hauptstadt entfernt, versammelt hätte, um an den alten Sultansgräbern zu beten, und die »befreundeten Atjeer« zur Theilnahme an dem Kriege gegen die »Kâpirs« aufzufordern. Ein Bataillon Soldaten wurde sofort dahin geschickt, um sie anzugreifen und — gefangen zu nehmen. Um 10 Uhr Morgens ging ich von Gedâh nach Kôta âlam und passirte den Anfang des Pedirdammes. Hier kam im Laufschritt der Capitain van den Generalenstab, Hauptmann X., athemlos gelaufen und rief mir zu: »Keine Tragbahren, keine Artillerie, 30 Todte, keine Medicamente und 69 Verwundete!« Ein trauriges Ende einer Patrouille, welche ein »paar Fanatiker« gefangen nehmen sollte!

Sofort ging natürlich Hülfe dahin ab, und alle Aerzte bekamen den Auftrag, um 5 Uhr im Spital sich zu versammeln und die heimgebrachten Opfer in Behandlung zu nehmen. — Die Gefangennahme war nicht gelungen. Es wurde Kriegsrath gehalten und beschlossen, in der Nacht eine zweite Expedition dahin zu senden, um Rache zu nehmen. Ich bekam den Auftrag, mit einem Assistenzarzt und der nöthigen Ambulanz die Expedition mitzumachen, und wurde Abends um 9 Uhr eingeladen, mich an dem Kriegsrath zu betheiligen. Es wurde der Plan entworfen, um $^1/_2$4 Uhr Morgens aufzubrechen, um gerade bei Sonnenaufgang das Lager der Feinde angreifen zu können. Es war ein kühler Morgen; der Himmel war unbedeckt, und die Sterne erhellten hinreichend das Terrain, um ungehindert auf dem Damme marschiren zu können, zu dessen beiden Seiten nur niedriges Alang-Alang den trockenen Sumpfboden bedeckte; um 5$^3/_4$ Uhr erhob sich die Sonne zu unserer Rechten, und hohes Schilfrohr bedeckte das Terrain der alten Sultausgräber. Oberst Barthelemy, der Commandant der Expedition, liess eine Salve geben, um sich zu vergewissern, dass im Schilfrohr kein Feind sich verborgen halte, und — »der Vogel war geflogen«.[1]) Der Feind hatte sich mit dem moralischen Erfolge des vorigen Tages begnügt, die Gewehre der getödteten und verwundeten Soldaten mitgenommen und das Schlachtfeld verlassen — ohne die Truppen »nach Hause zu begleiten«.

---

[1]) Holländisches Sprichwort = entronnen.

Es gingen nämlich jeden Tag regelmässig Patrouillen in der Stärke von 40 Mann von der Hauptstadt aus, um in verschiedenen Richtungen das Terrain innerhalb der »Linie« zu durchsuchen und jeden Atjeer, der bewaffnet war, ohne einen Pass dafür zu besitzen, gefangen zu nehmen; oder aber es zogen grössere Truppenmassen aus, weil der Spionenbericht eingelangt war, dass auf irgend einer Stelle der Linie« eine Schaar feindlicher Atjeer einen Einfall unternommen habe. Wurden in diesen Fällen feindliche Truppen angetroffen, so blieben sie nicht stehen und wichen so lange aus, bis die Patrouille der Verfolgung ein Ende machen zu müssen glaubte und umkehrte. Dann erst gingen die Atjeer zu dem Anfalle über: entweder griffen sie die letzten Männer der Nachhut mit dem Klewang (grosses Schwert) an oder legten sich in den Hinterhalt und schossen einige aus der Haupttruppe nieder und flüchteten sofort, sobald die Soldaten zum Angriffe übergingen; dieses wiederholte sich so lange, bis die Patrouille sich dem Hauptplatz genähert hatte. Die Atjeer combinirten nämlich ganz richtig, dass diese Patrouillen auf ihrem Rückwege schon ermüdet und übrigens auch weniger vorsichtig als beim Ausmarsch seien; in diesem damals schon 15jährigen Guerillakriege hat dieses »nach Hause begleiten« der Truppen vielleicht gerade so viel Opfer gekostet, als alle grösseren oder kleineren offenen Feldschlachten zusammen. Glücklich hat dieser »kleine Krieg« schon seit einigen Jahren aufgehört, weil die Holländer sich endlich entschlossen haben, ihr Ziel, Atjeh zu unterwerfen, unentwegt vor Augen zu halten, d. h. dem ewigen Laviren in der Weise von Kriegführen ein Ende zu machen. Einer der bedeutendsten Officiere der indischen Armee, der damalige Major Pompe van Meerdervort, theilte mir nämlich mit, dass Holland schon längst in den Besitz von Atjeh hätte sein können, wenn es nur ein einziges Mal an »Einem Princip« einige Jahre lang festgehalten hätte.

Das Princip der »alten ostindischen Compagnie« war ein sehr einfaches: sie eroberte sich an der Küste einer Insel einen Hafenplatz, erbaute ein Fort, errichtete eine Factory und wartete und wartete, bis die eingeborenen Fürsten in ihren ewig dauernden Fehden abwechselnd die Hülfe der Factory anriefen und dann: divide et impera.

Auch die Küste von Gross-Atjeh besass eine grosse Zahl von kleineren oder grösseren Fürsten, die sich von jeher stark bekämpften:

ein Sultan, welcher mit Recht Sultan von Atjeh oder sogar von Gross-Atjeh genannt werden könnte, hat niemals existirt. Allerdings erhoben einzelne Sultane von Gross-Atjeh Anspruch auf Souveränitätsrechte von ganz Atjeh, von Deli, Siak, ja selbst von Djohor (auf Malacca); aber die Zahl dieser Prätendenten war zu gross, um praktische Erfolge zu haben; die Fürsten von Pasir, Pedir, Segli, Samalangan und Edi auf der Ostküste und die von Tenom, Analabu, Trunom, Singkel und Baros auf der Westküste Atjehs haben abwechselnd grossen politischen Einfluss gehabt, ohne dass ein Einziger von ihnen de jure und noch weniger de facto Sultan von Atjeh sich nennen konnte. Noch weniger hatte auf diesen Titel jener »Sultan von Kamala« Anspruch, welcher in der gegenwärtigen Zeit das Haupt der feindlichen Opposition auf Atjeh genannt wird.

Es trachteten die Holländer, getreu dem Princip: Divide et impera, die eifersüchtigen Streitigkeiten aller dieser zahlreichen Fürsten zu ihrem Ziele zu gebrauchen, aber über das »Wie« hatte jeder Gouverneur-General von N.-Indien und jeder Gouverneur von Atjeh eine andere Ansicht, und nur der oben erwähnte Pompe van Meerdervoort legte sein Amt nieder, als sich seine Ansichten in Widerspruch mit jenen des Gouverneur-General in Batavia stellten.

Seitdem England durch Tractat vom 2. November 1871 Holland »freie Hand auf Sumatra liess« und Atjeh sich weigerte, nicht nur die Souveränität von Holland anzuerkennen, sondern auch den Sclavenhandel auf der Insel Nias aufzugeben und den Seeraub in der Strasse von Malacca einzustellen, gab sich Holland alle Mühe, auf gütlichem Wege diese drei Bedingungen erfüllt zu bekommen, um endlich den 26. März 1873 den Krieg zu erklären und Atjeh dazu zu zwingen. Die Eroberung von Kuta radja gelang und ebenfalls das Errichten eines Forts in der alten Sultansstadt von Atjeh; aber die Fortsetzung blieb aus; bald bemühte sich Holland, durch Geld die anderen Fürsten zu gewinnen, d. h. die Souveränitätsrechte abzukaufen, bald durch die Waffen; der eine Gouverneur blockirte diesen oder jenen Theil der Küste, um die Ausfuhr der Landesproducte zu verhindern, der andere öffnete alle Hafenstädte und legte einen Ausfuhr-, der andere wieder einen Einfuhrzoll auf; der eine warb bei diesem oder jenem Fürsten Hülfstruppen und gab ihnen europäische Waffen; der andere nahm ihnen wieder alle Gewehre ab und liess ihnen nur das nationale Schwert, den Klewang. Bald wurde eine geringfügige polizeiliche Uebertretung zum Anlass genommen, einen Kampong (Dorf) dafür zu züchtigen, und bald wiederum wurde der Ueberfall einer Patrouille »als vereinzelt stehender« Racheact eines Privatmannes erklärt, welcher vor dem Friedensrichter sich verantworten musste. Die weitestgehende Veränderung der Politik geschah im Jahre 1885, welche, wie wir sehen werden, nach allen Richtungen hin traurige Folgen nach sich zog.

Auch die Elemente brachten, wenn auch nicht angenehme, so doch reichliche und oft interessante Episoden in unser tägliches Leben.

Bekanntermaassen zieht von den Philippinen eine stattliche Reihe von Vulcanen um die Südküste Asiens bis zu der Westküste von Hinterindien. Ob nun Java oder Sumatra »das grossartigste Vulcanenland der Erde« sei, weiss ich nicht; auf Sumatra sollen 60 Vulcane sich befinden, was bei einer Länge von 1117 km eine Durchschnittsziffer von 1 Vulcan auf 18 km Länge geben würde.

Wir hatten während unseres zweijährigen Aufenthaltes im Norden Sumatras also (?) häufig genug Gelegenheit, Erdbeben zu fühlen; aber einen thätigen Vulcan sah ich nicht; das Innere dieser Provinz ist beinahe ganz unbekannt, das Centrum des Erdbebens kam also stets aus einer terra incognita, umsomehr weil, wenigstens damals, auf ganz Atjeh sich kein Seismometer (Erdbebenmesser) befand. In der Regel beunruhigte man sich auf Sumatra sehr wenig durch das Auftreten von Erdbeben; mir selbst hätte ein solches (März des Jahres 1887) beinahe grosse Unannehmlichkeiten bereitet. Ich sass an diesem Tage im Officiersclub neben dem Dr. X., der seine Stellung als Stabsarzt etwas überschätzte. Er spielte L'hombre und meldete ein sans prendre an, welches wirklich sehr schwach war. Er gewann es, und ich wollte ihm das Lob geben, durch gutes Spiel dieses Solo gewonnen zu haben, und schlug ihm mit der Hand auf die Schulter mit den Worten: Jetzt haben Sie gut gespielt. In diesem Augenblicke warf mich ein Erdbeben so stark gegen ihn, dass dieser Schlag auf die Schulter unbeabsichtigt empfindlich wurde. Dr. X. sprang auf und mass mich mit seinen Blicken und rief mir zu: Wie erlauben Sie sich eine solche Vertraulichkeit zu mir? Das Schlingern der Lampen und das Klirren der Gläser bestätigten hinreichend meine unbeabsichtigt etwas stärker ausgefallene Aeusserung der Anerkennung seines guten Spieles und der Friede wurde nicht gestört.

Eine »Baudjir« (= Ueberströmung M.) brachte in der ersten Woche des Monat December (1886) ebenfalls hinreichende Abwechslung des täglichen Lebens und selbst mannigfache Zerstreuung. Damals war ich dem Spitale zugetheilt und wohnte demzufolge in der Vorstadt Pántej-Pérak (= Silberufer? M.) am linken Ufer des Atjehflusses. Ein Damm theilte diese Vorstadt in zwei Hälften; links standen die Kirche und das Pfarrhaus, und daran schlossen sich einige alte Häuser aus Bambus. Das Terrain war der alte angespülte Alluvialboden ohne Erhöhung, sodass das Entrée in dem Hause mit dem Damme in gleichem Niveau lag; am rechten Ufer war das Terrain im Niveau des Dammes, und die Häuser standen auf Pfählen von ein Meter Höhe.

Die Regenzeit des Jahres 1886 war eine ausgesprochene; täglich regnete es einige Stunden lang; der Atjehfluss wuchs täglich, und kaum hatte sein Wasser das Ufer erreicht, stand schon das Terrain links von dem Damme in der Vorstadt Pántej-Pérak unter Wasser; mein Haus hatte, wie gesagt, $1/2$ Meter hohe Pfähle und blieb einige Tage von dem Eindringen des Wassers verschont; aber die Nebengebäude standen direct auf dem Lehmboden. In das Badezimmer, in den Abort und in die Küche konnte man nicht trockenen Fusses gelangen; schon am 1. December stand in diesen Räumen das Wasser 40 cm hoch, ohne dass die Köchin sich in ihrer Arbeit stören liess; sie schürzte einfach ihren Sarong bis zum Knie in die Höhe; dasselbe mussten ich und meine Frau thun, wenn wir die Nebengebäude benutzen wollten. Die Köchin wusste sich noch auf andere Weise zu helfen. In der Küche stand nämlich ein gemauerter Herd mit 5 Oeffnungen für das Holzfeuer; sie stieg einfach auf den Herd und bereitete auf diesem die Speisen in hockender Stellung, die sie ja bei allen ihren Arbeiten einzunehmen gewöhnt war. Bald stieg jedoch das Wasser bis über den Damm und drang auch in unsere Wohnung ein, und am 5. December sahen wir uns gezwungen, die Wohnung zu verlassen und von der Gastfreundschaft Gebrauch zu machen, welche uns von dem Intendanten des Spitals angeboten wurde. Auch das Terrain rechts vom Damme bekam bald eine Wasserschicht von ungefähr $1/2$ Meter Höhe, und die Aerzte, Apotheker und Administratoren des Spitals hatten die Wahl, per Kahn, zu Fuss oder per Grobak täglich dahin zu gehen. Am häufigsten geschah es per Grobak, d. h. in einem Bauernwagen, welcher von einem Büffel gezogen wurde und seine Bestimmung hatte, Utensilien und Lebensmittel für das Spital vom Bahnhofe zu holen oder dahin zu bringen. Konnten wir diese weniger elegante Equipage nicht erhalten, so gingen wir zu Fuss: bekleidet mit der Nachthose, welche bis über die Knie heraufgeschlagen wurde, wateten wir durch das Wasser, und im Spitale erwarteten uns die Bedienten mit Schuhen, Strümpfen und Hosen.

Das Spital selbst lag ebenfalls auf ein Meter hohen Pfählen und bestand aus sieben Pavillons, welche mit einem ungefähr 800 Meter langen und bedeckten Corridor verbunden waren.

Hinter dem Spitale lag eine Caserne in der Vorstadt Kóta âlam, deren Terrain ebenfalls beinahe dreiviertel Meter hoch mit Wasser bedeckt war, so dass der Commandant, der damalige Major Pompe van Meerdervort, sein Pferd in seine Veranda stellen musste; er hatte sich aber einen grossen Kahn zu verschaffen gewusst, welchen die Officiere und die Officiersfrauen zu ihrer Spazierfahrt nach Kuta radja benutzen konnten: oft genug thaten sie diese zu Fuss und hoben ihren Sarong coquet in die Höhe. In den Tropen ist ein solcher Marsch im Wasser gar nicht bedenklich; wenn auch im December in Europa eine Ueberschwemmung gewiss eine Reihe von Erkältungs-Krankheiten oder wenigstens von sehr unangenehmen Zuständen veranlassen würde, auf Sumatra beschränken sich diese Unannehmlichkeiten auf die Verkehrsstörungen und auf das Auftauchen — vieler kleiner, aber sehr giftiger Schlangen, welche sich so viel als möglich auf trockenes Terrain flüchten und dadurch oft in die Nähe der Menschen gelangen; wenn sie auch, wie selbst die grössten Schlangen es nicht wagen, den Menschen zu attaquiren, so werden sie doch sehr gefährlich, weil man sie unbemerkt treten kann — sie sind ja höchstens 25 cm lang — und dann von ihnen gebissen wird.[1)]

[1)] In den Sanitätsrapporten der englischen Colonien wurde von jeher eine so grosse Zahl von Menschen mitgetheilt, welche durch Schlangenbisse ein jähes Ende gefunden hatten, dass mir jedes Verständniss dafür fehlte. Das Verhältniss dieser mitgetheilten Opfer zu jenen, welche in den holländischen Colonien dem Schlangenbisse erlegen waren, überschritt oft die Grenzen 1:1000! Erst vor wenigen Tagen wurde mir dieses Räthsel gelöst. Die Tagespresse theilte nämlich mit, dass in Englisch-Indien die Eingeborenen alle Todesfälle von allen ansteckenden Krankheiten in die Rubrik: „Tod durch Schlangenbisse" eintragen lassen, um die Desinfectionsmaassregeln, deren Werth von ihnen nicht anerkannt wird, zu umgehen.

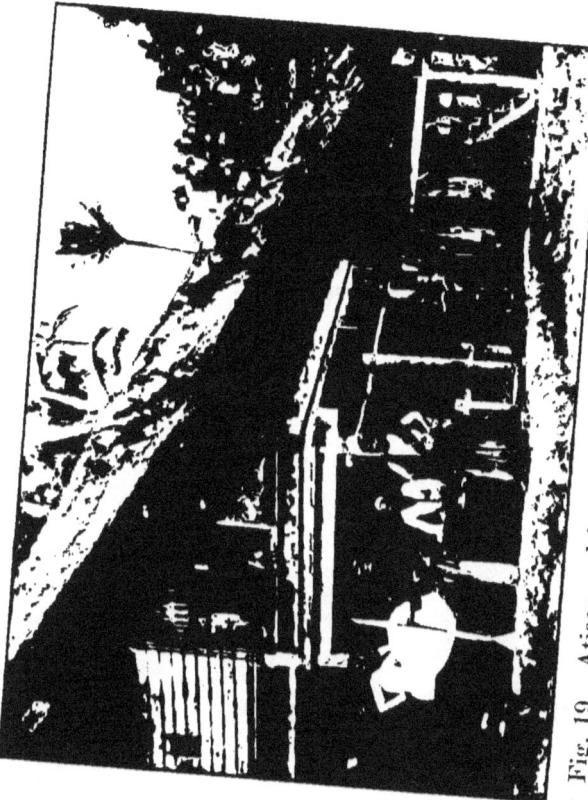

Fig. 19. Atjeer, welche einen Drachen fliegen lassen wollen.
(Vide Seite 157.)

Der Marabu, welchen ich kurz vor meiner Abreise von Kuta radja erhielt, darf nicht unerwähnt bleiben, wenn ich von meinen Zerstreuungen in dieser Garnisonstadt Ausführliches mittheile; er ist ja ein drolliger, komischer Kauz, so dass es wirklich Mühe kostete, sich über ihn und mit ihm nicht zu amüsiren; in seinem ganzen Thun und Lassen trägt er das Gepräge eines alten Herrn und ist nebstdem geradezu ein nützliches Hausthier; er lebt nämlich von thierischen Abfällen und wird in Indien in den Dörfern darum gerne geduldet; in meinem Garten verscheuchte er die kleinen Schlangen und Frösche, erhielt aus der Küche die Abfälle des Geflügels und jeden Tag seine Portion kleine Fische, welche ich auf dem Markte kaufen liess. Als ich Kuta radja verliess, gab ich ihn einem meiner Freunde zum Geschenk, ohne dass ich mich dazu entschliessen konnte, ihm die schönen weissen Federn herauszuziehen, welche bekanntlich kostbarer als die schönsten Straussfedern sind.

8. Capitel.

Eine sogenannte Friedensgarnison — Campierpfähle — Ein Deserteur (?) — Ein freigebiger Compagniecommandant — Eine Kirmes — Ein Klewang-Anfall — Im Kugelregen — Geringschätzung der Militärärzte — Chinesen in Atjeh — Kleider und Schmuck der Atjeer — Musikinstrumente der Atjeer — Atjeische Prüderie.

Im Jahre 1885 kehrte, wie schon angeführt wurde, die indische Regierung in ihrer Politik zum Principe der alten indischen Compagnie zurück, d. h. sie beschloss, von der Offensive zur Defensive überzugehen und sich vorläufig mit dem eroberten Gebiete, so klein es auch war, zu begnügen. Zu diesem Zwecke wurde dieses Terrain mit einem Damme begrenzt, auf welchem eine »Ceinturebahn« gebaut und in einer Entfernung von je tausend Metern Forts und Blockhäuser errichtet wurden, von denen vier direct mit dem Centrum, d. h. mit Kuta radja verbunden waren. Jenseits der »Linie« wurde tausend Meter breit das Terrain »rasirt«, ohne dass die Herren am grünen Tische bedachten, dass in den Tropen die Flora zu üppig ist, um auf Commando sich unterdrücken zu lassen; beinahe sofort spross auf dem entwaldeten Boden das Alang-Alang so üppig aus dem Grunde, dass der Feind sich nach Belieben in diesem hohen Schilfgrase ungesehen und unbemerkt bewegen konnte. Der südliche Theil »der Linie« bekam einen eigenen Commandanten, welcher in dem Fort Lambaro den Sitz hatte, und den 15. August des Jahres 1887 bekam ich den Auftrag, dahin zu übersiedeln und mich »unter die Befehle des Liniencommandanten zu Lambaro zu stellen«. Da die meisten Aerzte von Atjeh ein Jahr lang in der »Linie« dienen mussten, überraschte mich diese Transferirung keineswegs, und meine Frau bekam die Gelegenheit, zum ersten Male Auction unserer Einrichtung halten zu müssen. Wir bekamen ja in Lambaro nur ein einziges Zimmer, das nur $3^{1}/_{2}$ auf 4 Meter gross

Eine sogenannte Friedensgarnison.

war, zu unserem Gebrauche angewiesen. Der Ertrag der Auction war nicht gross (355 Fl. 50 Ct.), und mit Thränen in den Augen nahm meine Frau von den Möbeln Abschied, welche nur ein einziges Jahr in unserem Besitze gewesen waren. In Holland hatte sie beinahe $^1/_5$ Jahrhundert lang in demselben Sessel geträumt, in demselben Bett geschlafen, an demselben Schreibtische ihren Freundinnen ihre Herzensfreuden und -leiden mitgetheilt, und hier an den Ufern des Atjehstromes musste sie schon nach einem Jahre ihre kaum liebgewordenen Kasten, Tische, Sessel u. s. w. verlassen und hatte nebstdem beinahe gar keine Hoffnung, auch in Zukunft jemals ein festes und trautes Heim sich gründen zu können, d. h. Jahrzehntelang sich des Besitzes ein und derselben styl- und geschmackvollen Einrichtung erfreuen zu können. Der Officier der indischen Armee hat ja ein Zigeunerleben; er ist ein Bohême, der heute — ich spreche nur von Friedensgarnisonen — auf einem der Küstenplätze des indischen Archipels in seinem »Hause« sich mit dem ganzen Luxus der europäischen Civilisation umgeben kann, um sich schon ein Jahr später mit einer sehr bescheidenen Wohnungseinrichtung begnügen zu müssen und vielleicht schon nach einigen Monaten sich auf die Befriedigung der dringendsten Bedürfnisse des alltäglichen Lebens zu beschränken.

Atjeh war ja auch eine Friedensgarnison de nomine, und als wir am 15. August nach einer Fahrt von $^1/_2$ Stunde mit der Dampftramway in Lambaro eintrafen, bekamen wir von meinem Collegen, den ich ablösen sollte, eine ganz eigenthümliche Illustrirung des Begriffes: Friedensgarnison.

Das Fort bestand aus zwei Theilen: Die Caserne für die Truppen, die Cantine, die Wohnungen der Officiere, das Marodenzimmer und das Pulvermagazin waren von $3^1/_2$ Meter hohen Palissaden in Quadratform eingeschlossen, während die »Häuser« des Liniencommandanten und der Officiere des »kleinen Stabes« im Westen des Forts nur durch ein eisernes Gitter gegen einen Ueberfall der Atjeer geschützt waren.

Zu dem »kleinen Stabe« gehörten der Adjutant des Bataillons, der Garnisondoctor und der Bezahlmeister.

Der Liniencommandant bewohnte ein eigenes Haus, während diese drei genannten Officiere ihre Wohnungen in einem langen Gebäude hatten, welches durch zwei Zwischenwände in drei »Häuser« getheilt war. Das Haus des Garnisondoctors nahm die Mitte des

Gebäudes ein und bestand aus zwei Zimmern mit einer vorderen und einer hinteren Veranda. Die erstere hat durch das Gitter des eisernen Geheges die Aussicht auf die Ceinturebahn und auf ein Blockhaus, welches 1000 Meter von Lambaro entfernt war. Die Schilderhäuser bewachten zwar das umliegende Terrain, so dass bei Tage man ungefährdet in dieser Veranda sitzen konnte. Im Dunkel der Nacht war jedoch die hier brennende Petroleumlampe für die schiesslustigen Atjeer geradezu eine hellerleuchtete Scheibe, welche so häufig das Ziel ihrer Schiessübungen wurde, dass mein Vorgänger nur selten Abends in der Veranda sitzen konnte; ja noch mehr; sobald in seinem Hause die Lampen angezündet wurden, bedeckte er die hintere Wand seiner Veranda mit Matratzen, um die durchrasenden Kugeln der Atjeer unschädlich zu machen.

Auch erzählte er, dass er eines Abends mit einigen Officieren an dem L'hombretische sass und ein »Solo« verlor, weil ihm eine durchfliegende Kugel das Pique As aus der Hand geschossen hatte. Hierauf erklärte meine Frau ganz einfach, diese Wohnung nicht beziehen zu wollen, um so weniger, weil in dem durch Palissaden geschützten Fort eine Wohnung leer stände. Ce que femme veut, Dieu le veut; ich legte dem »Liniencommandanten« die kategorische Erklärung meiner Frau vor und, etwas von Pantoffelheld murmelnd, gab dieser gute Mann die Einwilligung, die von Mevrouw Doctor gewünschte Wohnung von mir bewohnen zu lassen. Diese lag in der Mitte eines langen hölzernen Hauses (mit einem Dach aus galvanisirtem Eisen) ohne Stockwerk. Die mir zugewiesene Wohnung bestand aus einem Zimmer von $3^{1}/_{2}$ Meter Länge und 4 Meter Breite; ein 1 Meter breiter Gang führte von der vorderen zur hinteren Veranda: dies war alles; die vordere Veranda (Fig. 16) war unser Empfangszimmer und die hintere unser »Tagverbleib«. Beide waren nicht tiefer als $1^{1}/_{2}$ Meter und hatten eine Länge von 4 Meter. Vor uns war ein Platz mit einem Baum in der Mitte und im Hintergrunde (15 Meter weit) die Caserne. Zur Linken standen das Bureau des Compagniecommandanten und die »inwendige« Cantine. Von der hinteren Veranda sahen wir auf unsere »Nebengebäude«: Küche, Abort und Badezimmer. Von unseren beiden Nachbarn waren wir durch eine Bretterwand getrennt. Da wir voraussichtlich ein Jahr in diesem Käfig wohnen mussten, machte ihn meine Frau so viel als möglich comfortabel. Die vordere Veranda bekam einen kleinen runden Tisch mit 6, sage sechs Sesseln.

Waren alle besetzt, mussten die Besucher an der vorderen Seite sehr ruhig und vorsichtig sitzen bleiben; sonst wären sie über den Rand der Veranda gefallen, welche ungefähr 50 cm. über dem Boden lag. Sie lag gegenüber der südwestlichen Front der Palissaden, welche den Weg und Damm nach Anagalong bestrich. Dort lag beinahe das ganze Jahr der Feind und schoss auf das Fort. In der Regel gingen die Kugeln über das Fort hinweg. Thatsächlich wurde während meines Aufenthaltes in diesem Fort, also während eines Jahres, niemand im Fort getroffen. Wurde das Schiessen zu stark, flüchtete sich meine Frau in die hintere Veranda und schützte sich den Rücken durch Aufhängen der Matratzen aus den Betten. Dreimal hat während dieser Zeit das feindliche Blei unsere Wohnung getroffen; das erste Mal schlug es in die vordere Veranda ohne jemand zu verletzen. Die zweite Kugel streifte so schwach die Köchin, dass sie schreiend und weinend in die vordere Veranda zu mir mit den Worten lief: Kòkki máti = die Köchin stirbt. Nur der Sarong war durch den Streifschuss versengt. Die dritte Kugel — wurde eine Atjehsche Berühmtheit. Eines Tages erschütterte ein gewaltiger Schlag das Dach des Hauses; ich sah über meiner Küche ein grosses Loch im eisernen Dach. Wir suchten überall die Kugel, welche hier herabgefallen sein musste; wir fanden sie nirgends. Bei der »Rysttafel« wurde das faschirte Fleisch auf den Tisch gebracht und der erste Schnitt traf — die gesuchte Kugel. Lange Zeit behielt meine Frau den Namen: die Dame mit der Kugel im »Fricadel«.

Rings um die Palissade lief ein Laufgraben mit diversen »Chicanen«, welche von dem wuchernden Grase bedeckt waren; sie bestanden aus einem Drahtnetze und grossen Stiften aus Eichenholz, welche mit der oberen Spitze schief nach aussen standen; hinter diesen war ein kleiner Damm, auf welchem in gemessener Entfernung Laternenpfähle standen. Vor Sonnenuntergang ging ein Sträfling hinaus, um die Laternen anzuzünden; eine Patrouille von 4 Mann begleitete ihn auf dem Banket. Beinahe ohne Ausnahme wurde täglich der Sträfling beschossen, und die Patrouille feuerte vom Banket aus zurück; aber nur einmal wurde dieser wackere Missethäter verwundet. Noch zwei Opfer hatte ich während dieses Jahres zu behandeln, welche auf diese Weise durch feindliche Kugeln getroffen wurden. Vor Sonnenaufgang beschossen die Atjeer ebenfalls den Sträfling, welcher unter gleichen Vorsichtsmaassregeln die Lampen auslöschen ging. Eine Kugel flog eines Tages über das Fort hinweg und traf eine Frau, welche zum nahen Flusse gegangen war, um zu baden. Das dritte Opfer war ein Soldat, welcher im hohen Schilderhaus Wache hielt. Dieses stand zwischen dem Stationsgebäude und der grossen Cantine vor dem chinesischen Viertel. So ein »hohes Schilderhaus« (Fig. 17) steht auf vier Pfählen von ± vier Metern und wird auf einer Seite von den Soldaten bestiegen. Bei Nacht wird die Leiter von der Schildwache zu sich hinaufgezogen, nachdem die »Kosakenwacht« sich eingestellt hat. Diese besteht aus drei bis vier Mann, von denen nur Einer Wache hält, während die Anderen schlafen. Natürlich ist auch die nächste Umgebung dieses Postens erleuchtet, um zu verhindern, dass ein Feind sich heranschleiche, auf den Pfählen hinaufklettere und in einem »Klewanganfalle« Alle ermorde. In diesem Schilderhause wurde zufällig ein Soldat verwundet.

Die Liniencommandanten, welche abwechselnd in diesen Forts das Commando führten, hatten ganz verschiedene Ansichten, wie sie sich gegenüber diesen Schiessübungen der Atjeer verhalten sollten. Mein Commandant, der Oberst X., huldigte dem Principe, die Atjeer in ihrem Vergnügen nicht zu stören. Sie lagen ja in einem Laufgraben, welcher 600 Schritt weit entfernt war; wer von ihnen zu Hause nichts zu thun hatte, zog nach dem Laufgraben und schoss auf's Fort. Rückte in früherer Zeit eine Patrouille aus, um diese Ruhestörer unschädlich zu machen, liefen sie davon, feuerten einige Kugeln in die Patrouille, trafen hin und wieder einen Soldaten; sie selbst jedoch wurden niemals erreicht, weil die Patrouille sich nicht zu weit von »der Linie« entfernen durfte, um sich den Rücken gedeckt zu halten.

Am meisten von allen Forts wurde das benachbarte Siroen beschossen, welches am linken Ufer des Atjehflusses lag und thatsächlich jahraus, jahrein täglich dem Feuer der Atjeer ausgesetzt war; aber auch in diesem Fort wurde während meiner Dienstzeit im Fort Niemand verwundet. Ich muss jedoch von Schüssen Erwähnung thun, welche wirklich einen interessanten Lauf nahmen. Lieutenant Y. war der Commandant von Sirun; einmal näherten sich in der Nacht die Feinde so stark dem Fort, dass die Schildwacht Alarm schlug und Lieutenant Y. aus seinem Bette hinauseilte, um die nöthigen Maassregeln zu treffen. Er liess seine Leute antreten, und einige Salvenfeuer trieben die Leute in respectvolle

Entfernung. Auch die Schildwache unseres Forts hatte an den Flammen der Gewehre ihr Vorrücken bemerkt; auch sie schlug Alarm, und der Artillerieofficier feuerte auf Befehl des Liniencommandanten einige Kartätschen in die angegebene Richtung ab. Endlich war das Feuer des Feindes zum Schweigen gebracht; Lieutenant Y. kehrte in sein Schlafzimmer zurück, und eine Kugel hatte in seiner Abwesenheit — das Kopfpolster zerfetzt!

Einen ähnlichen günstigen Zufall erfuhr auch mein Nachbar, Lieutenant X. Er sass eines Tages in der Veranda der Cantine, sein »Bitterchen« zu trinken, und war mit einem Kameraden im eifrigen Gespräche über den sonderbaren Weg, welchen oft Kugeln unter dem Einflusse verschiedener Muskelbewegungen im Körper nehmen können, so dass es sehr oft unmöglich sei, aus dem Orte der Eingangs- und Ausgangsöffnung auf die Richtung des Wundcanals oder auf den Ort des Schützen einen Schluss zu ziehen. In dem Augenblicke, dass er sich über den Tisch beugte, um ein Stück Kreide in die Hand zu nehmen, sauste eine feindliche Kugel zwischen seinem Rücken und der grossen Lehne des Sessels hindurch und zerschmetterte die seitliche Lehne.

Der Dienst während meines Aufenthaltes in Lambaro war mitunter anstrengend, in der Regel jedoch forderte er nicht viel Mühe oder Arbeit. Reglementär musste ich zweimal in der Woche nach den Forts Lampörömey und Tjot Iri in der östlichen Richtung der Ceinturebahn und zweimal nach Lamp-rööng (im Westen) gehen, um dort die petites misères der Garnison zu behandeln und die Soldaten auf gewisse Haut- und andere ansteckende Krankheiten zu untersuchen. Natürlich geschah es oft genug, dass eine Verwundung oder plötzliche Erkrankung aus einem dieser drei Forts telephonisch dem Liniencommandanten gemeldet wurde; dann wurde ich davon verständigt, mit einer Patrouille von 40 Mann unter Commando eines Lieutenants dahin zu gehen, wenn nicht zufällig die Eisenbahn benutzt werden konnte, welche zweimal des Tages Lambaro passirte.

Am unangenehmsten war der Marsch nach Lampörömey in nächtlicher Stunde. In der Nähe der Cantine machte nämlich die Eisenbahn eine starke Krümmung nach dem Osten und zwar durch ein Gebüsch, so dass weder von Lambaro noch von Lampörömey die Patrouille gesehen werden konnte. Spione umgaben ja immer unser Fort, und durch diese musste ja mein Marsch den »feindlichen« Atjeern bekannt werden; sie konnten natürlich bis zu meiner Rückkehr sich hier versammeln und unter dem Schutze der Nacht und des Gesträuches uns überfallen. Dieses ist gerade bei Nacht niemals geschehen. Nur einmal wurde ich beim Eintritt in diesen kleinen Wald mit Kugeln aus Lîlahs[1]) beschossen, welche jedoch 20—30 Meter vor uns niederfielen und daher niemanden trafen.

Im Ganzen wurde ich nur neunmal für aussergewöhnliche Fälle während dieser Jahresfrist nach den erwähnten Forts gerufen und musste entweder im Fort selbst oder auf offenem Felde (dann unter Deckung von 40 Mann) meine ärztliche Hülfe leisten. Wenn in jüngster Zeit die Campierpfähle den Militärärzten warm empfohlen werden, so kann ich in den Hymnus nicht einstimmen; sie sind nur für die Manöver, und dann allerdings von grossem Werthe. Es ist richtig, dass die Behandlung auf offenem Felde sehr lästig und beschwerlich ist; wenn aber aus grosser Entfernung die Kugeln das Operationsfeld bestreichen, dann ist es ein Gebot der Nothwendigkeit, so wenig als möglich über den Boden erhoben zu sein. Im Manöver wird man allerdings von den Kugeln nicht bedroht und für diesen Fall kann ich das Anschaffen derselben auch der indischen Armee empfehlen, weil sie nicht einmal von der Verwaltung angeschafft werden müssten, sondern leicht improvisirt werden können. Bambus oder Holz sind ja überall bei der Hand; es werden also vier Stöcke von einer Höhe von 1—1½ Meter in die Erde in passender Entfernung gestossen. Jeder Soldat hat ja die »Sprei« bei sich d. h. eine Decke aus Barchent oder Molton. Sie wird als Nothbehelf und häufig genug zum Transport von Kranken verwendet, wenn keine Tragbahre bei der Hand ist. In Atjeh trägt jeder Soldat, auch wenn er den Tornister zu Hause lässt, diese Decke um die Schultern geschlagen bei sich. Diese »Sprei« wird also auf diese vier Stöcke befestigt, und der Arzt kann stehend die etwaigen Untersuchungen und nothwendigen Eingriffe vornehmen. Aber, wie gesagt, für den Kriegsschauplatz kann ich sie nicht empfehlen.

Zahlreiche Episoden aus dieser Zeit haben in unseren Aufenthalt in diesem Fort oder, wie es meine Frau nannte, in diesem »cellulären Gefängnisse« wirklich interessante Abwechslungen gebracht.

Eines Tages begossen die Atjeer von der Südseite aus den umgebenden Wall mit Petroleum und steckten es in Brand; unter

---

[1]) Lîlah oder Lèlah werden im Gegensatz zu den modernen Kanonen (mariam) alte, schmale, kleinkalibrige Kanonen genannt, welche im Principe nichts mehr als längliche Mörser sind.

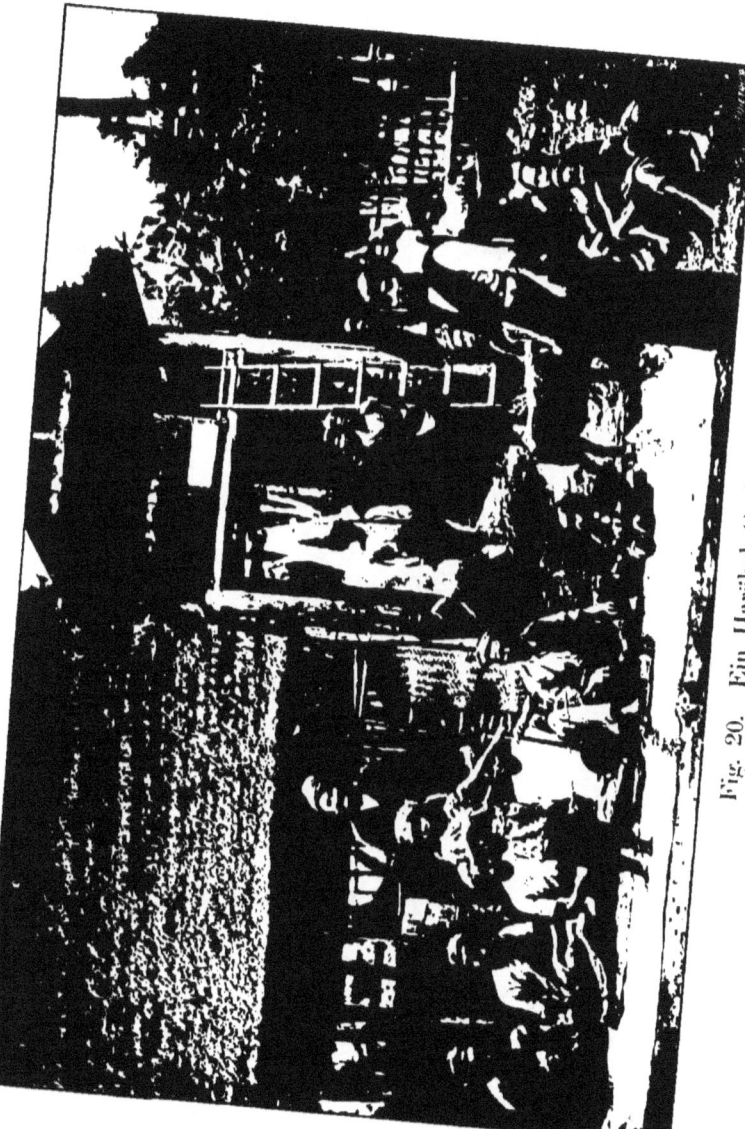

Fig. 20. Ein Haröbab-Orchester.
(Vide Seite 157, 166.)

dem Schutze dieser ungeheueren Rauchmassen hatten sie sich bis auf hundert Schritte genähert und uns mit einem Meer von Kugeln überschüttet. Der damalige Liniencommandant, Major Pompe von Meerdervort, verlor keinen Augenblick seine olympische Ruhe und Geistesgegenwart. Das Feuer wurde gelöscht und niemand verwundet.

Weniger Ruhe zeigte im folgenden Vorfalle der Liniencommandant X., welcher ein guter, braver Mann, ein zärtlicher Ehemann war und dennoch im Eifer des ersten Augenblickes eine Härte zeigte, welche ihm sonst fremd war und nur ein warnendes Beispiel ist, wie der Krieg selbst ein edles Männerherz sich verleugnen lässt.

Am 10. Juli circa um $12^1/_2$ Uhr Mittags alarmirte die Schildwache das Fort mit dem Rufe: »Ein Deserteur«. Wir eilten sofort auf das Banket und sahen thatsächlich einen europäischen Soldaten auf dem Damme ruhigen und gelassenen Schrittes den Weg nach Anagalong nehmen. Der Oberst X. befahl sofort 10 Mann mit dem Gewehr anzutreten, liess ihn dreimal anrufen, und als er demungeachtet, als ob er nichts hörte und sah, wie in Gedanken versunken, ohne den Schritt zu beschleunigen oder Deckung hinter dem Damm zu suchen, weiter ging, gab Oberst X. das Commando Feuer, und sofort fiel er von dem Damm in den Graben.

Jetzt erst liess Oberst X. eine kleine Patrouille ausrücken, welche gedeckt durch die auf dem Bankete stehenden Truppen die Leiche des Deserteurs (?) ins Fort bringen sollte. Der ganze Vorgang spielte sich so rasch ab und musste sich nothwendiger Weise so rasch abspielen, dass die Erkenntniss erst später sich einstellen konnte, dass dieser Soldat — er kam aus der Cantine — gar keine Absicht hatte, zu desertiren, oder wenigstens seines Thuns sich nicht bewusst war, dass er wahrscheinlich betrunken den Weg statt ins Fort, hinter dem Fort auf dem Damme weiterschritt, ohne zu wissen oder daran zu denken, dass er sich auf dem Wege in das Feindesland befand; hätte er die böse Absicht gehabt, zu desertiren, so hätte er nicht zur Ausführung seines Planes die Mittagsstunde gewählt, in welcher er von der Schildwache gesehen werden musste; er wäre nicht auf dem Walle, sondern hinter dem Walle unsichtbar für Jeden gegangen, und er hätte wenigstens in dem Augenblicke, als ihm der Zuruf die Entdeckung seines Verrathes bewies, im Laufgraben Schutz vor den Kugeln der Soldaten gesucht. Alle diese Gedanken durchkreuzten mein Gehirn, als ich auf dem Banket diesen Vorgang sich abspielen sah. Wenn ich bedauerte, dass keiner der übrigen Officiere meine Ansicht acceptiren wollte oder es wagte, gegen das Commando des Oberst X. Einspruch zu erheben, und wenn ich dieses Opfer des Alcohol-Teufels beklagte, so wurde noch mehr das Menschlichkeitsgefühl späterhin in mir verletzt. Die Patrouille brachte den Deserteur (??) bei den Füssen ins Fort, und sein Kopf sprang wie eine elastische Kugel über den unebenen Boden, obzwar er noch lebte!! Unterdessen hatte ich mich mit einem Krankenwärter bei dem Thore eingestellt, um ihn in Empfang zu nehmen. Endlich liess Oberst X. den Soldaten in das Marodenzimmer bringen. Hier auf meinem Terrain war er nur der unglückliche Kranke, für den die ärztliche Hülfe zu spät kam. Er lebte noch zwei Stunden, ohne das Bewusstsein wieder erhalten zu haben. Eine Kugel war unter dem linken Rippenbogen eingedrungen, hatte die vergrösserte Milz durchbohrt und bei der Wirbelsäule den Körper verlassen.

Der Kriegszustand untergräbt bekanntermaassen keineswegs den Humor eines guten Soldaten. Den 19. Februar wurde im Fort der Geburtstag des Königs von Holland gefeiert.

Hauptmann X. war sehr gern freigebig; als ich z. B. den 31. August um 8¼ Uhr des Abends nach Tjot-Iri gerufen wurde und um 4 Uhr früh zurückkam, hatte er von seiner Frau ein completes Souper für mich bereiten lassen! Er war für die Soldaten seiner Compagnie mehr als der »Vater der Compagnie«, er war eine Grossmutter, die ihren Enkeln nicht genug Leckereien bieten kann; thatsächlich hatten die Truppen in Lambaro unter seinem Commando ein besseres Frühstück als — seine Officiere. Die böse (?) Welt behauptete sogar, dass der Hauptmann X. aus seinem Privatvermögen so manches »gouden Tientje« (10 Guldenstück aus Gold) zur Soldatenmenage beigesteuert hätte. In der Regel ist diese Freigebigkeit überflüssig, weil die Portionssätze in Atjeh so reichlich bemessen sind, dass ein Theil derselben zum Vortheile der Soldatenmenage (an die Officiere) verkauft werden kann; nebstdem erhält diese einen geregelten Zuschuss aus dem Ertrage der Kugeln und Hülsen, welche nach dem Scheibenschiessen, ja selbst oft im Ernstfalle nach Abgabe einiger Salven von den Soldaten gesammelt und gegen eine reglementär festgestellte Entschädigung in die Kriegsmagazine eingeliefert werden.

Der europäische Soldat erhält z. B. fünfmal in der Woche 400 gr. Reis; für 50 Soldaten sind dies 20 Kilo, welche niemals aufgegessen werden; beinahe jeder Compagniecommandant verkauft daher an seine Officiere den überflüssigen Reis gewöhnlich um denselben Preis, als der Lieferant ihm in Rechnung bringt. Jeder Soldat erhält täglich 30 Gramm Kaffee; bei einer geschickten Manipulation haben 150 Mann (dies ist der I. Stand einer Compagnie) niemals $4^1/_2$ Kilo für ihr Frühstück nöthig. Brandholz wird gewöhnlich gar nicht in Empfang genommen; d. h. der Compagnie-Commandant lässt sich von dem Lieferanten den Geldbetrag ausbezahlen und seine Soldaten in den freien Stunden Holz aus dem benachbarten Walde holen. (Jeder Soldat erhält pro Tag 0.003 M^3 Holz.) Diese Nebeneinkünfte der Soldatenmenage sind in der Regel mehr als hinreichend, um den Soldaten ein schmackhaftes Essen mit reichlicher Abwechslung zu bieten. Ja noch mehr; wenn ich mich an einem Teller Erbsensuppe delectiren wollte, liess ich sie mir aus der Soldatenmenage holen; bei Privatleuten wird sie niemals so schmackhaft als in der Caserne bereitet. Capitän X. setzte aber einen Stolz darein, s e i n e n Soldaten die beste Menage von ganz Atjeh zu besorgen, und dieser Mann nahm es auf sich, am 19. Februar 1888 den Geburtstag des damaligen Königs von Holland im Fort Lambaro durch eine echte veritable Kirmes feiern zu lassen. Ehre, dem Ehre gebührt. Es war wirklich ein schönes Fest, welches nebstdem den Beweis brachte, dass die Gefahren des Krieges einem tüchtigen Soldaten für keinen Augenblick den guten Humor rauben.

Es war eine wohlgelungene Parodie auf einen holländischen Kirmestag; hier sah man den Beri-Beri-Bacillus von Professor Pekelharing (welcher damals in Atjeh weilte); ein Bambusrohr stellte den Tubus eines Mikroskopes, und ein Streichhölzchen den gefundenen Bacillus dar; ein Wachsfigurencabinet, in welchem z. B. Dornröschen, von einem bartlosen Corporal dargestellt, mit Blumen und Kränzen geschmückt, in einem Bette mit einem Mosquitonetz lag; die »Hyäne von Amersfoort« (einem Dorfe bei Utrecht) war mein »Babi« (Fig. 16), ein kahles Windspiel aus Mexiko, welches nur auf dem Kopfe und auf der Spitze des Schweifes einige Haare hatte. Den grössten Zuspruch hatte jedoch die friesische Waffelbäckerei. Ein junger Trompeter hatte sich die ganze Toilette einer Friesin zu verschaffen gewusst und buk den ganzen Vormittag veritable Waffeln und »Poffertjes«. Weisse Hühner waren blau oder feuerroth gefärbt und sassen auf dunkelvioletten Eiern und waren antidiluvianische Hühner aus der Fingalshöhle u. s. w. Mit dem Mittagszug kam eine halbe Capelle aus Kuta radja, und um 9 Uhr schloss ein schöner Zapfenstreich den wirklich fröhlichen und gemüthlichen Festtag.

Wie ich schon erwähnt habe, lag das Fort Sirun in unserer nächsten Nähe, war jedoch von der Ceinturebahn mehr als 2 Km. entfernt, bei günstiger Windrichtung hörten wir selbst alle Signale, welche im Laufe des Tages gegeben wurden. Zwischen diesen beiden Forts lief ein Damm mit einem Laufgraben an der Nordseite; die dem Fort gegenüberliegenden Kampongs waren von wahren Irridentisten bewohnt, und beinahe den ganzen Tag und oft genug auch ganze Nächte lauerten die feindlichen Bewohner vor dem Fort und hielten dort ihre Schiessübungen. Wurde das Schiessen zu stark, verständigte der Commandant des Forts den Liniencommandant per Telephon, und es wurden von unserm Fort aus einige Kartätschen in die angegebene Richtung geworfen; gewöhnlich aber liess auch der Commandant von Sirun den Atjeern ihre Freude und störte sie nicht in ihren Schiessübungen; aber »Sicherheit, das wisst ihr lange, führt die Menschen zum Untergange«. Der Laufgraben neben dem Damme, welcher nach Sirun führte, war gewöhnlich durch den Regen aufgeweicht, und nur ungern marschirten die Soldaten in diesem; auf dem Damme waren sie aber den feindlichen Kugeln blossgestellt.

Am 2. Januar 1888 wurde ein europäischer Sergeant von Sirun abgelöst und ging unter dem Geleite einer Patrouille unter dem Commando eines javanischen Sergeanten nach Lambaro, um von dort aus per Eisenbahn nach Kuta radja zu fahren; um sich weder den feindlichen Kugeln auszusetzen, noch den Weg durch den schmutzigen Laufgraben zu nehmen, marschirten sie durch das Zuckerrohrfeld und durch den befreundeten (?) Kampong Sirun, welcher zwischen Sirun und Lambaro lag. 4 Uhr Nachmittags befand ich mich im Badezimmer, als plötzlich das Signal: der Doctor! zu meinen Ohren drang; in meiner indischen Haustoilette eilte ich sofort ins Spital, der Bediente brachte mir noch den Helmhut und den Uniformrock, und in zwei Minuten stand ich mit der Ambulanz beim nördlichen Eingang, wo 40 Mann unter dem Commando eines

Lieutenants auf mich warteten. In wenigen Minuten hatten wir (im Laufschritt) die Unglücksstätte erreicht. Von 15 Mann waren 5 unter einem Klewang-Anfall einer kleinen Truppe Atjeers zu Boden gefallen, 2 waren todt und 3 schwer verwundet. Der Patrouillencommandant, der eingeborene Sergeant Singodjojo, hatte nicht weniger als 6 (!) Wunden und — kam mit dem Leben davon! Auf dem Scheitel, auf dem Hinterkopf, unter dem linken Schulterblatte und am linken Vorderarm hatte er grosse klaffende Hautwunden, das rechte Knie war durchgeschlagen, so dass der Unterschenkel nur auf dem Fleischlappen der Kniekehle hing, und nebstdem hatte er einen Lanzenstich unter dem Herzen erhalten.

Zwei Tage später schickte ich diese Patienten nach Kuta radja; unter Deckung von einer kleinen Patrouille wurden sie zum Bahnhof gebracht, welcher ungefähr $1/_2$ Km. vom Fort entfernt war; die feindlichen Atjeer hatten offenbar durch ihre Spione schon früher Nachricht erhalten; denn auf dem Wege zur Station überschütteten sie uns mit einem Kugelregen, ohne jedoch jemanden zu treffen; dies war wirklich ein besonderer Zufall, denn die Kugeln schlugen vor mir und hinter mir in den Sand.

Zwei Tage später (den 6. Januar) war ich geradezu die Scheibe, auf welche die Feinde ihre Schiessübungen hielten.

Der Thierarzt Schilstra war nach Sirun gegangen, um das erkrankte Pferd des Commandanten zu behandeln. Auf seinem Rückwege richteten die Feinde das Feuer auf ihn resp. auf die Patrouille, welche ihn deckte, und ein Schuss traf den europäischen Infanteristen Kaufmann ins Schienbein; er fiel nieder, und während der Trompeter durch das Signal: der Doctor! mich zur Hülfe rief, legte sich die Truppe in den Laufgraben nieder und erwiderte das Feuer; als ich mit der Ambulanz erschien, da begann das Schiessen mit erneuerter Wuth; die ganze Ambulanz bestand nur aus vier Mann; ich hatte nur einen Krankenwärter und zwei Sträflinge zum Transport der Verwundeten mitgenommen; aber wir gingen auf dem Damme, und die übrigen lagen im Laufgraben und gaben von Zeit zu Zeit eine Salve auf den Feind. Ich verband den Unglücklichen »unter dem Feuer des Feindes«, und noch heute frage ich mich, woher ich soviel Muth (??) damals nahm; ohne Deckung ging ich dem feindlichen Kugelregen entgegen, und unter einem Kugelregen behandelte ich meinen Verwundeten, ohne auch nur einen Augenblick zu zögern; nun, ich wiederhole es, das Pflichtgefühl war der

Motor, und der Muth, feindlichen Kugeln zu trotzen, ist nichts anderes als in die Praxis umgesetztes Pflichtgefühl, welches iu rebus militaribus durch die Disciplin, durch den Drill und durch die Dressur zur Bethätigung erzwungen werden kann.

Ich hatte damals an mir selbst oft genug Gelegenheit, dieses zu beobachten.

Eines Tages z. B. ging ich (mit 40 Mann) auf dem Damm nach Lamrö-eng. Unterwegs gesellte sich zu mir der Liniencommandant Major Pompe van Meerdervort mit seinem Adjutanten. Beide waren zu Pferde. Auf einmal fingen die Atjeer an, auf uns zu schiessen. Der Major und sein Adjutant und die Patrouille unter dem Commando eines Lieutenants liessen sich dadurch nicht im geringsten in ihrem gewöhnlichen Schritte stören; dadurch fühlte auch ich mich nicht im geringsten beunruhigt und schritt mit den beiden Officieren, ohne auch nur unser Gespräch zu unterbrechen. Endlich frug mich der Liniencommandant spöttisch: Warum gehen Sie nicht in den Laufgraben? »Wenn Sie es, Herr Major! nicht thun, obwohl Sie hoch zu Ross sitzen,« antwortete ich, »besteht für mich noch weniger Ursache, um mein Leben besorgt zu sein.« Als aber die Schüsse immer zahlreicher und zahlreicher wurden und sogar eine ganze Salve über unsere Häupter hinwegflog und zu gleicher Zeit aus dem Fort Lamrö-eng eine Kartätsche auf die Atjeer abgefeuert wurde, gab er endlich den Befehl: »rechtsum in den Laufgraben« und — die ganze Truppe folgte wie eine Heerde Schafe dem Beispiel des Leithammels. Wenn ich auch heute über den Vorfall ganz anders als damals urtheile, weil ich es heute für eine überflüssige Waghalserei oder ein ruchloses Blossstellen von 40 Mann halte, so kann ich doch seinen pädogogischen Werth nicht verkennen. Wenn Major Pompe mir mittheilte, er habe dies gethan, um den Atjeern zu zeigen, dass der Europäer Muth habe, so hat er eben stillschweigend das pädagogische Moment eines solchen Vorfalles hervorgehoben. Wenn aber dadurch einige Soldaten verwundet oder sogar gefallen wären?! A la guerre comme à la guerre wäre wahrscheinlich die Antwort gewesen. Ich nahm während des weiteren Gespräches Anlass, den Major darauf aufmerksam zu machen, dass man in Europa die Arbeit der Militärärzte geradezu unterschätze. Wenigstens Deutschland und Oesterreich haben bis jetzt in diesen nur Officiere zweiten Ranges gesehen; diese Staaten gaben ihnen bis jetzt noch nicht die Feldbinde, und viele militärische Auszeichnungen werden ihnen vorenthalten; nichts ist unbilliger als dieses. Die moderne Kriegswissenschaft ist in ihrem Principe ebenso auf die Leistung des todten als auf die des lebenden Materials angewiesen; die Militärhygiene ist also ein bedeutender Theil der Kriegswissenschaft, und ihre Vertreter — die Militärärzte — sind schon aus diesem Grunde ein gleichwerthiger Theil des Heerwesens. Häufig genug wird der Unterschied zwischen combattanten und nichtcombattanten Truppen zum Nachtheile der Militärärzte hervorgehoben; auch die einzelnen Theile der combattanten Truppen zeigen aus verschiedenen Ursachen eine oft weitgehende Rivalität untereinander. Die Artillerie, die Cavallerie und die Infanterie bestreiten oft genug gegenseitig ihre Vorzüge; aber gegenüber den Militärärzten zeigen sie eine rührende Harmonie. Alle combattanten Truppenofficiere sehen in diesen minderwerthige Officiere, weil sie nicht mit der Waffe in der Hand ihren Dienst verrichten, also keines persönlichen Muthes bedürfen sollten, der die Grundbedingung eines guten Soldaten sei. Dies ist eine ganz falsche Ansicht; der persönliche Muth ist für den Militärarzt noch mehr Grundbedingung seiner Existenz als für den Truppenofficier; die Kugeln wählen sich nicht ihre Opfer; die Gefahren des Aufmarsches, der Schlacht, des Rückzuges bedrohen den Militärarzt nicht weniger als den combattanten Officier; ja noch mehr; während die Kugeln um ihn pfeifen, muss er ruhigen Blutes dem Laufe des Kampfes folgen, dort eine zerrissene Ader aufsuchen, sonst verblutet das Opfer unter seinen Händen; hier muss er ein zerschmettertes Glied lege artis verbinden, sonst bleibt der Verwundete sein Leben lang ein Krüppel; der Truppenofficier schwingt während der Schlacht den Säbel, läuft, schiesst den Revolver ab, ruft mit lauter Stimme sein Commando, den Aufruhr in seinem Innern braucht er nicht zu dämpfen, er folgt seinem Impuls, sich und seine Soldaten zum Ziele zu führen und sein Leben zu vertheidigen. Der Arzt dagegen muss den Sturm in seiner Seele unterdrücken; er darf sein Leben nicht vertheidigen; er muss das Leben seiner Nächsten retten; er lässt die Kugeln um seine Ohren sausen, er denkt nicht an sein Leben — er muss ruhig bleiben; er ist muthiger, weil er nicht kämpfen darf, er ist tapferer, weil er nicht kämpfen kann, auch wenn das Schwert des Cavalleristen seinen Kopf, der Huf des Rosses seine Brust und die Kugel oder das Bajonett des Infanteristen seinen Leib zu zerschmettern drohen.

Meine Privatpraxis unter den Eingeborenen war unbedeutend und konnte auch nicht gross sein, weil der Verkehr der europäischen Beamten und Officiere sich nur auf dienstliche Angelegenheiten beschränkte und der Kleinhandel in Lambaro ganz in den Händen der Chinesen sich befand. Ihr Quartier befand sich ungefähr $^1/_2$ Km. vom Fort entfernt und wurde jede Nacht abgeschlossen; es war insoweit also ein Ghetto; aber einer grossen Sicherheit ihrer Person oder ihres beweglichen Vermögens erfreuten sie sich deswegen nicht; im Dunkel der Nacht konnten sehr leicht räuberische Ueberfälle von Seiten der »feindlichen Atjeer« stattfinden und selbst bedeutenden Erfolg haben, bevor aus dem Fort die nöthige Hülfe eintreffen konnte. Thatsächlich wurde während meines Aufenthaltes in Lambaro nur ein einziges Mal die Alarmglocke im chinesischen Viertel geläutet, und als die Hülfe beim Thore anlangte, berichtete der chinesische Häuptling, dass die Räuber bereits entflohen seien.

Es war ja auch nicht zu erwarten, dass aus politischer Ursache jemals die Chinesen von den Atjeern etwas zu fürchten hätten. Sie waren ja für die Eingeborenen des Landes geradezu unentbehrlich. Gestattete die Regierung den Export der Naturproducte, so waren die Chinesen die officiellen Agenten oder Exporteure. Glaubte die Regierung den Export verbieten zu müssen, so waren die Chinesen die heimlichen Exporteure und leiteten mit grosser Geschicklichkeit den Schmuggelhandel; zu allen Zeiten leisteten sie aber den Atjeern — ausgezeichnete Spionendienste. Natürlich war dieses der Regierung kein Geheimniss; aber es war ihr unmöglich, diesem mit Erfolg entgegenzutreten und — sie gebrauchte die Chinesen ebenfalls zu Spionendiensten. Solche Zustände sind nur dort möglich, wo die politischen Zustände keinen ausgesprochenen Charakter haben. Atjeh war in diesem Jahre unterworfen, der Kriegszustand war nach dem erzwungenen Abtritte des Generals van der Heyden officiell beendigt, Friede[1]) war im Lande und nur gegen »vereinzelte isolirte Marodeure« musste hin und wieder die bewaffnete Macht einschreiten. So hatte es der Gouverneur Pruys van der Hoeven urbi et orbi verkündet; ja noch mehr; die Dictatur wurde der zielbewussten Leitung der militärischen Macht abgenommen und die oberste Leitung der civilen Macht anvertraut, welche durch »Polizei-

---

[1]) Da in Atjeh officiell der Friedenszustand erklärt war, hatte die holländische Regierung keinen gesetzlichen Grund, den Chinesen die Ansiedelung in diesem Lande zu verweigern.

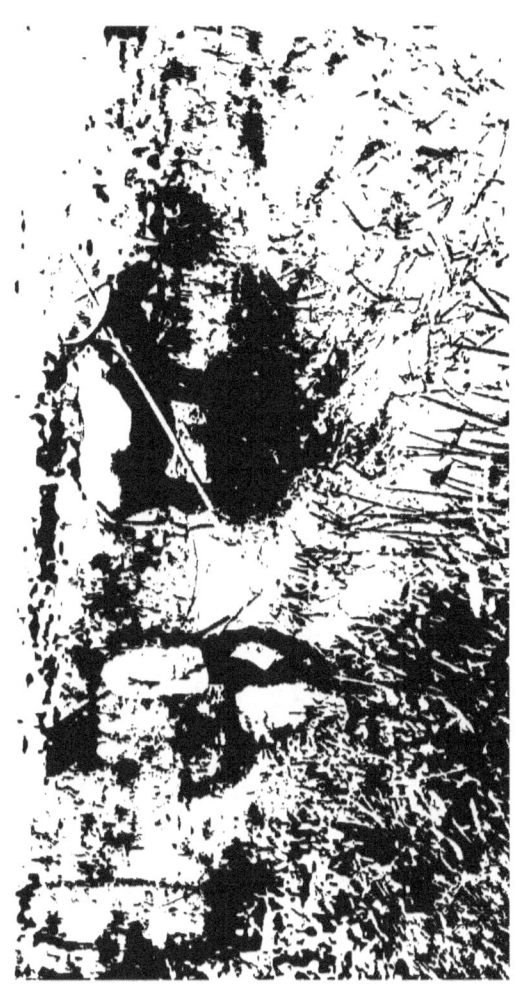

männer« diese »kleinen unbedeutenden räuberischen Ueberfälle« unterdrücken wollte. Ein Fiasco war das Resultat dieser Politik und, wie schon erwähnt wurde, die »Concentration« des eroberten Gebietes hinter der »Linie« unter militärischem Commando musste diesen groben Fehler restauriren, ohne dass darum auch der Kriegszustand wieder officiell erklärt wurde.

Die innerhalb der Linie befindlichen Kampongs gehören zu den »Freunden«; aber ihre »Freundschaft« (?) hinderte sie nicht, ihren Brüdern, welche sich ausserhalb der »Linie« befanden, im Geheimen ihre werkthätige Hülfe zu leisten; der Atjeer besitzt ja, wie mir ein atjeischer Häuptling mittheilte, »zwei Herzen«; er ist falsch und heimtückisch, und die traurigen Erfahrungen, welche die Regierung mit dem Bündniss des Tuku Umar machte, sind nicht vereinzelt. Sein listiger und heimtückischer Charakter zeichnet sich auch in seinen Zügen, und jedesmal wenn ich auf meinen Märschen einem dieser Männer begegnete, oder wenn ich in einem Kampong Halt machte, freute ich mich, 40 Mann hinter und neben mir zu haben.

Selbstbewusst, wenn nicht stolzen Hauptes traten sie uns entgegen in alten schmutzigen Hosen und kleinen Röckchen; das ordnungslose, lange, rabenschwarze glatte Haar wurde nur mühsam mit einem Kopftuche zusammengehalten; um die Hüften hatten sie ein Lendentuch (= idja pinggang), welches über dem Knie mit einem schiefen Rande endigte; in dem Gürtel steckte der Dolch (röntjong), und in seiner rechten Hand trägt er das lange Schwert (Klewang) ohne Scheide. Auffallend ist es, dass ihre Hose weit ist, d. h. kein Lendenstück hat. und dass sie dieser weiten Hose eine »sittliche« Berechtigung geben, gerade wie das Lendentuch mit mehr oder weniger Recht, ich möchte sagen ihre weitgehenden Keuschheitsgesetze in der Theorie demonstrirt — obschon (in der Praxis) die Päderastie zu ihren nationalen Lastern gehört.

In Atjeh selbst habe ich keinen Oberländer (orang tunòng) gesehen, welcher von den Bewohnern der Küste ein Bauer = Dorfbewohner = orang dusson gescholten wird, während jener als orang baròh den Ehrentitel banda = gebildet oder städtisch sich selbst giebt. Der »gebildete Mann« wie die gebildete Frau (orang banda) (Fig. 18) unterscheidet sich auch in der Kleidung von dem »ungebildeten Bauern«. Während meines Aufenthaltes in Seruway hatte ich Gelegenheit, hin und wieder einen solchen Oberländer zu sehen, und der Unterschied in den Hosen, dem Lendentuche und bei den Frauen in der Form der Kopfhaare ist auffallend.

Nur selten sieht man einen Oberländer mit einem kurzen Röckchen bekleidet; er gebraucht eine Art Slendang, welche er idja nennt und entweder über die Schulter oder um die Lenden trägt, oder mit welchen er den Kopf bedeckt, wenn er darauf eine Last transportirt. Der civilisirte »Niederländer« hat ein Röckchen mit langen Aermeln; in diesem Falle wird es in der Mitte von einem kegelförmigen goldenen Knopf (doma) geschlossen, oder die Aermel reichen nur bis zum Ellbogengelenk, und dann sitzt dieser Knopf obenan. Auf dem Kopfe sitzt ein Fes (Kupiah genannt), welches die Form eines umgekehrten Blumentopfes hat und in der Mitte des Deckels mit einem Knopf aus Goldfäden oder Seide verziert ist.

Als Tuku Baïd uns in Lambaro besuchte, sah ich auf seinem Kupiah einen Knopf aus Gold mit grossen Diamanten umgeben.

Manchmal wird um das Kupiah ein Tuch als Tulband (Tangkuh) gewunden. Zur Strassentoilette gehört noch ein Sacktuch (??) (bungkoëh ranub = zusammengelegtes Tuch), in welchem Kleinigkeiten aufbewahrt werden; am häufigsten sah ich Schlüssel daran hängen und das Material für Sirihkauen darin eingewickelt.

Die Toilette der Frauen unterscheidet sofort die Bäuerin aus dem Gebirge und die »gebildete« Grossstädterin. Beide tragen dieselben Hosen und ein Lendentuch wie die Männer; die Frauen an der Küste haben beide Kleider bis zu den Füssen, wollen sie modern gekleidet sein, und die Aermel von ihrem Röckchen (badjè) sind weit und reich verziert, nebstdem tragen sie zwei Slendaugs, wovon der eine den Kopf umhüllt, während die Bäuerin des Gebirges sich mit einem Slendang (um die Schulter) begnügt. Die Haare verrathen auch durch die Art und Weise des Knotens die Abstammung der Trägerin. An der Küste ist dieser Knoten in der Form »eines chinesischen Fächers« (= mökipaih Tjina) in der Mitte des Kopfes angebracht; d. h. vielleicht sollte der Haarknoten diese Form annehmen; was ich sah, war mehr zwei Füllhörnern ähnlich. Die Bäuerin im Gebirge will ihrem Zopfe die Form eines Pferdepenis (= mubòh guda) geben, ohne aber mehr als ein wurstförmiges Gebilde zu zeigen, welches entweder zur Seite oder hinten im Nacken herabhing.

Armbänder, Fussbänder, Gürtel, Ringe, Colliers besitzen die reichen Frauen, ebenso tragen sie grossen und schönen Ohrenschmuck und zahlreiche Haärnadeln in den Haaren. Ich oder vielmehr meine Frau besitzt ein Paar Schnallen, welche ursprünglich eine Kette schlossen; diese wird wie von wahren Modedamen um die Hüfte getragen; sie heisst Taloè Kiieng und wird sehr oft auf dem nackten Leib, aber noch öfter über dem Lendentuch getragen.

Ein Jahr lebte ich im Fort Lambaro, und während dieser Zeit hatten sich im Ganzen 6 Atjeer meiner ärztlichen Behandlung anvertraut. Es waren natürlich nur chirurgische Fälle; bei internen Krankheiten wendet sich überhaupt nicht leicht ein Atjeer an einen europäischen Arzt, gerade so wie die grosse Masse des javanischen Volkes noch heutzutage sich lieber von den eigenen »Dukuns« als von einem europäischen Arzt behandeln lässt, der ihre Entstehungsweise der Krankheiten durch Geister, Gespenster (Sundal bolong) u. s. w. nicht kennt und daher in seiner Behandlungsweise mit diesem Factor keine Rechnung hält, d. h. alle Formen der zahlreichen Gelübde unberücksichtigt lässt.

Midin, einer dieser Patienten, zeigte sich selbst dankbar für meine ärztliche Behandlung. Ich erhielt von ihm ein Stück — Zuckerrohr.

Ich hatte die Gewohnheit, täglich mit meiner Frau zwischen 5—6 Uhr vor dem Fort spazieren zu gehen, um wenigstens einmal des Tages meiner Frau die unentbehrliche körperliche Bewegung zu ermöglichen. Dieses war natürlich den Atjeern der umgebenden befreundeten Kampongs bekannt, und hier war es auch, wo wir uns in den wenigen Fällen, dass ein Atjeer oder eine Frau uns besuchen wollte, »zufällig« begegneten.

Eines Tages trat Midin mit seiner Frau auf uns zu und hielt in seiner Linken das lange Schwert ohne Scheide (den Klewang) und in der Rechten ein grosses Stück Zuckerrohr, welches er mir anbot. Seine Frau war der malaiischen Sprache nicht mächtig und zeigte durch ein freundliches Lächeln ihre wohlmeinende Gesinnung gegen uns, während ihr Mann das Zuckerrohr als Geschenk bezeichnete für die mit so grossem Erfolg geleitete Behandlung seines Blasenkatarrhs. Es war $5^{1}/_{2}$ Uhr, wir hatten also noch eine halbe Stunde Zeit, bevor wir ins Fort zurückkehren mussten, und ich beschloss daher, mit Midin mich in ein Gespräch einzulassen, um etwas von den Musikinstrumenten zu erfahren, deren mitunter rührende Weisen sehr oft Abends und in der Nacht zu unseren Ohren drangen. Midin

nannte mir den Namen seiner Frau: Putröë und fügte lächelnd die
Uebersetzung in malaiischer Sprache: Putri = Prinzessin bei. Als ich
ihm den Namen meiner Frau mit Margarete bezeichnete und ihm mittheilte, dass dieser Name ursprünglich Perle (Mutyâra im Malaiischen)
bedeutete, wandte er sich gegen seine Frau und verdolmetschte ihre
Antwort mit den Worten: Sâma djuga = ebensoviel, und beide
stimmten ein lautes Lachen an. Die »Prinzessin« war eine hübsche,
vielleicht sogar eine schöne Frau zu nennen. Sie trug, wie alle
atjeeischen Frauen, eine Hose und darüber einen Sarong, welcher ungefähr bis zur Mitte der Waden reichte. Die Brust war mit einem Röckchen bekleidet und der Kopf war in einen Schleier eingewickelt, aus
dem ein Paar schöne, in Filigran gearbeitete grosse goldene Haarnadeln mit herabhängendem Blumenschmuck hervorragten. Schwarze
Augen, eine etwas platte Nase, ein ovales Gesicht, von Sirih ge-
bräunte Zähne, üppige Lippen und stark entwickelte Augenbrauen
zeigten uns in ihrem Totaleindrucke ein sympathisches Gesicht.

Bald fand ich Gelegenheit, das Gespräch auf die Concerte (?)
zu lenken, welche ich im Fort so oft aus weiter Entfernung hören
konnte, und frug ihn, ob ich die atjeeischen Musikinstrumente nicht
sehen könnte. Sofort lud er mich ein, mit ihm in seinen Kampong
(Sirun) zu gehen, wo er mir alle zeigen und erklären wolle. Dieses
Anerbieten konnte ich leicht zurückweisen mit dem Befehl des
Commandanten, nach 6 Uhr, d. h. nach Schluss des Thores, nicht
ausserhalb des Forts zuzubringen, und versprach, ihn den anderen
Tag aufzusuchen, d. h. wenn ich dazu nicht nur die Erlaubniss,
sondern auch das Geleite von 40 Mann bekäme, weil, wie er ja
wisse, zahlreiche Brandals (= Bösewichte) unser Fort und auch
seinen Kampong täglich umschwärmten. Er zeigte sich durch dieses
Misstrauensvotum in keiner Weise verletzt, und als das Signal des
Thorschlusses uns zurückrief, versprach er, den andern Tag um
11 Uhr[1]) alle Musikinstrumente in der Veranda seines Hauses aus-
zustellen, und verliess uns.

---

[1]) Midin sprach natürlich nicht von „11 Uhr", sondern von „Pönáb Tjòt
uröë" = wenn die Sonne sich dem Zenith nähere; im Allgemeinen giebt es bei
den Atjeern 19 solcher Ausdrücke, welche die Tageszeit bezeichnen. Auch ihre
Eintheilung des Jahres in 12 (arabische) Monate oder 354 Tage wird von dem
ackerbautreibenden Theile der Bevölkerung im täglichen Leben nicht gebraucht;
diese theilen das Jahr in 13—14 Könòngs von 27½ Tagen ein und zwar nach
dem jeweiligen Eintreffen des Mondes in die Scorpiongruppe.

Da ich vorschriftsgemäss dreimal in der Woche nach dem Fort Sirun gehen musste, bekam ich zur verabredeten Zeit vom militärischen Commandanten das Geleite von 40 Mann unter dem Commando eines Lieutenants und nebstdem die Erlaubniss, auf dem Rückwege mich im Kampong Sirun bei dem Häuptlinge eine Stunde aufzuhalten. Ich und Lieutenant X. betraten die Mönatah (Fig. 19), während die 40 Mann vor dem Eingange ihre Gewehre en haie aufstellten und mit den atjeeischen Frauen und Kindern sich in ein Gespräch einliessen, welches aber nicht recht in Fluss kam; die Soldaten sprachen nur malaiisch, und die atjeeische Sprache ist der malaiischen beinahe so verwandt, als die deutsche mit der holländischen oder dänischen Sprache. (Die mönatah ist das Logirhaus für alle Männer, welche sich zeitlich in einem Kampong ohne ihre Frauen aufhalten, und wird zugleich zu Berathschlagungen und zu öffentlichen Festen benutzt.)

Auf einem balé-balé (= Bank aus Rottanggeflecht) lagen zahlreiche Instrumente, und von jedem einzelnen gab mir Midin die Namen und Gebrauchsanweisungen an. Ich sah einige Flöten, welche er Bangsi und Suléng nannte. Beide waren aus Bambus gemacht; die Bangsi hatte auf der oberen Fläche sieben runde und ein viereckiges Loch und eine Oeffnung auf der unteren Fläche. Die Suléng hatte ebenfalls sieben Oeffnungen auf der oberen Seite; eines derselben war grösser als die übrigen sechs und wurde zum Blasen benützt, wobei der Künstler das Instrument quer vor den Mund hält; das ganze Instrument war mit kupfernen und silbernen Verzierungen versehen. Zahlreiche Rapasi = Tamburins lagen auf dem Boden. Aus seinem Sacktuche nahm er die Wa und die Pib-pib und die Genggong heraus, und theilte mir mit, dass es seine Spielzeuge aus seiner Jugendzeit seien; die Wa war nichts anderes als ein Reisrohr, die Pib-pib eine Flöte (?) aus gebrannter Erde und das Genggong ein »Brummeisel«. Ein Sruné vertrat unsere Klarinette, ein Tambu unsere Trommel, und die Göndrangs sind grosse Trommeln, welche vor dem Bauche getragen und links mit der Hand und rechts mit einem Trommelstock geschlagen werden. Auch eine Rabab, die mein atjeeischer Patient Haröbab (Fig. 20) nannte, und zwei Gödumbas, das sind Handtrommeln mit einem Fussstück, fehlte in dieser Sammlung von Musikinstrumenten nicht. Die in Atjeh so stark verbreiteten Tamtams, welche auf Java unter dem Namen Gong bekannt sind, nannte er Tjanangs. Ich muss noch bemerken, dass die atjeeische Violine (Haröbab) drei Saiten aus Seide hatte, der Streichbogen aus einem Rottangrohr bestand, welcher mit den Fasern der Luftwurzeln eines Waringinbaumes (?) bespannt wurde, und dass der Resonanzboden mit einem Stück eines Karbauenmagens überzogen war.

Unterdessen hatten die Soldaten vor dem Mönasah schlecht und recht mit den atjecischen Kindern und Frauen sich amüsirt; als aber einer der jungen unvorsichtigen europäischen Marssöhne eine atjeeische Schöne streicheln wollte, wurde ihm von allen Seiten ein so ernstes und drohendes Kurang adjâr = Flegel zugerufen, dass der Sergeant es für nöthig erachtete, durch den Trompeter das Signal: »Antreten« geben zu lassen. Ich und Lieutenant X. eilten sofort zur Balustrade, um zu erfahren, von wem dieser unerwartete »Schlussruf« unserer Unterredung ausgegangen war, und mussten diese Vorsichtsmaassregel des Sergeanten in jeder Hinsicht billigen. In Reih und Glied konnte sich dieser etwas zu feurige Füsilier solche Liebkosungen nicht erlauben, die, coram publico erwiesen, geradezu eine Beleidigung für jede atjeeische Frau sind. Bei den Atjeern darf man wie bei allen malaiischen Völkerstämmen die »Katze nur im Finstern zwicken«[1]), und ist überhaupt jede Gefühlsäusserung in Gegenwart Anderer geradezu unschicklich.

---

[1]) Holländisches Sprüchwort.

9. Capitel.

Der heilige Krieg — Habsüchtige Priester (= Ulamas) — Abstammung der Atjeer — Abstammung der Niasser von einem Hunde — Schwanzmenschen — Die Kunst bei den Atjeern — Die Dichtkunst der Atjeer — Derwische — Abschied von Lambaro — Mit meiner Frau im Kugelregen — Ein heikler Auftrag — „Gross-Atjeh".

Wenn ich von den Bewohnern Atjehs ausführliche Beschreibungen bringe, mich mit ihren Sitten und Gebräuchen beschäftige, wenn ich das Gebiet der Ethnographie nicht nur streife, sondern alles mittheile, was mir während meines zweijährigen Aufenthaltes in dieser Provinz Sumatras bekannt wurde und selbst die Lücken des eigenen Wissens, mit den Beobachtungen des Gelehrten Snouck Hurgronje ausfülle, werde ich durch zwei Thatsachen dazu veranlasst. In einem Buche über Sumatra kann ja unmöglich die Ethnographie der malaiischen Völker, welche diese Insel bewohnen, gänzlich vernachlässigt werden; über die Sitten und Gebräuche der Battaken ist in deutscher Sprache schon vom Freiherrn von Brenner ausführlich gesprochen worden; auch Carthaus beschäftigt sich, wenn auch nicht gründlich, mit den Malaien dieser Insel; aber über die Atjeer sind, soweit mir bekannt ist, in deutscher Sprache noch nicht ausführliche ethnographische Beschreibungen in die grosse Menge des Volkes gedrungen. Die Atjeer sind aber das bedeutendste malaiische Volk dieser Insel und führen seit dem Jahre 1873 den Vertheidigungskrieg ihrer Freiheit gegen die Holländer; seit 28 Jahren kämpfen sie also für ihre Freiheit, und wenn es ihnen auch momentan schlecht geht, und wenn die europäischen Waffen seit drei Jahren thatsächlich eines bedeutenden Erfolges sich erfreuen, so müssen wir ihnen unsere Bewunderung ob ihrer Tapferkeit und ob ihres Muthes rückhaltlos aussprechen; sie kämpfen aber auch für ihre Religion.

Der »heilige Krieg« wird von den mohamedanischen Priestern (= den Ulamas) zu jeder Stunde in jedem Dorfe gepredigt, weil sie dadurch in den Besitz der »heiligen Kriegskasse« kommen und sie ihren eigenen Unterhalt daraus hinreichend bestreiten können, ohne arbeiten zu müssen; das »Sabil-Geld« hört auf, in die Kriegskasse zu strömen, wenn keine »Kafirs« zu bekämpfen sind. Die Atjeer sind ein ackerbautreibendes Volk (Fig. 21) und lieben den Frieden; die Ulamas aber wollen herrschen, wollen Einfluss, Macht und Geld erwerben, und dazu bietet ihnen der heilige Krieg reichlich Gelegenheit; denn die Fürsten, die Ulëëbalangs haben nur in ihrem eigenen Lande Macht über ihre Unterthanen, und die Erfüllung der Unterthanenpflicht bringt nur irdische Ruhe und Friede; Gehorsam gegen den Priester schafft aber auch himmlische Freuden und ewige Seligkeit. Sowie auf Java und auf den übrigen Inseln des indischen Archipels die grosse Menge des Volkes nicht nur den Frieden, sondern auch die Oberherrschaft der holländischen Regierung zu erreichen oder zu erhalten wünscht, weil es unter ihrem Scepter der persönlichen Sicherheit sich erfreuen kann, und für seinen Büffel, für seine Frau und seine Tochter nichts zu fürchten hat, während sein eigener Fürst Despot ist und bleibt, so sind es in Atjeh neben den Fürsten auch die Priester, welche das Volk unter allen möglichen und unmöglichen Vorwänden aussaugen. Dazu kommt noch, dass die grosse Masse der Atjeer nur durch die Suggestion der Ulamas strenggläubig ist und als Mohamedaner[1]) jeden Andersgläubigen als Kaphe = Kafir verachten, verfolgen und vertilgen muss. Dies ist der grosse Motor, welcher einen 25jährigen Guerillakrieg möglich machte. Die Strategie kennt der Atjeer ebensowenig als der Javane, der Dajaker oder der Alfure; sie legen keine Magazine an und, nur um ein Beispiel anzuführen, können niemals 1000 Mann länger als 14 Tage beisammen bleiben; den Reis, den sie selbst mitnehmen, haben sie in einigen Tagen aufgegessen; die Vorräthe des Landes sind für eine plötzliche Zunahme der Bevölkerung von 1000 Mann nicht berechnet — der Hunger zwingt sie wieder nach Hause zu gehen; der kleine Krieg jedoch befriedigt den religiösen Hass der Zeloten, giebt den ruhelosen Faulenzern, den durch Spiel, durch die Päderastie und durch den Genuss

---

[1]) Schon Marco Polo erzählt, dass er (Ende des 13. Jahrhunderts) auf Nord-Sumatra ein mohamedanisches Reich vorgefunden habe; in Gross-Atjeh wurde unter Sultan 'Ali Moghâjat Sjâh (1507—1522) der Islam zur Staatsreligion erhoben, während in Canton (China) ein çâhib (= Zeitgenosse) von Mohamed seine Lehre bereits am Ende des 7. Jahrhunderts verkündet haben soll.

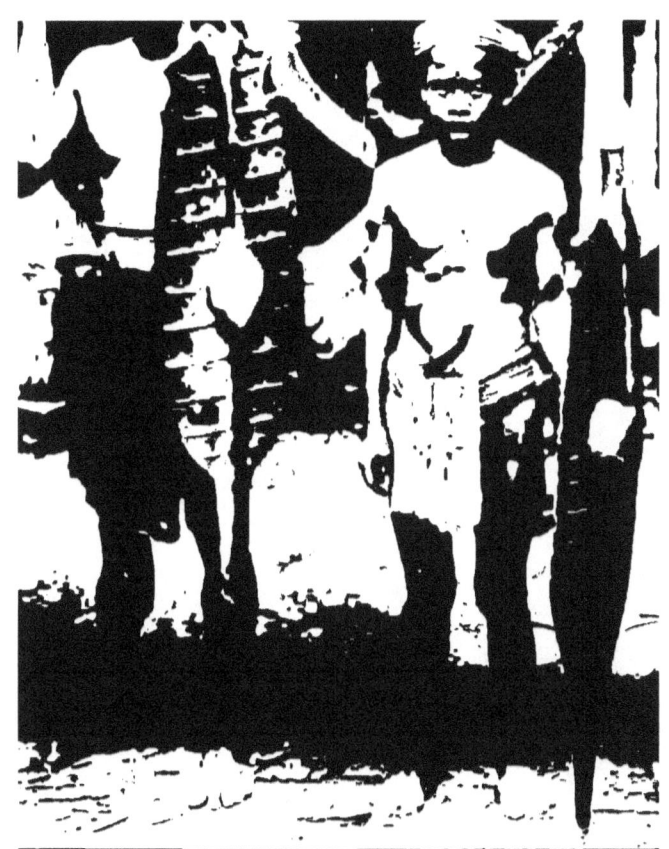

Fig. 22. Niasser auf dem Marsche.
(Vide Seite 176.)

des Opiums verarmte Bauern nicht nur Gelegenheit, durch Raub und Mord im Lande des Feindes Gut zu erobern, sondern auch Ruhm und Ehre durch den Kampf gegen die Kafirs zu gewinnen.

Andererseits trägt aber auch Holland grosse Schuld an diesem langwierigen Guerillakriege; das ewige und ewige Schwanken in der Politik und in der Art der Kriegführung zieht wie ein rother Faden durch die Geschichte dieses Krieges. Holland muss Herr von Atjeh werden und will es sein, weil nur dann Frieden und Ruhe unter den zahlreichen Fürsten des Landes herrschen, die Priesterherrschaft gebrochen werden, Wohlfahrt ins Land kommen und der Seeraub in der Strasse von Malacca und im ganzen Archipel für immer und ewig beseitigt bleiben kann. Dazu gehört aber auch der gute Wille, dem Guerillakrieg ein Ende zu machen, und dieses ist nur dann möglich, wenn Holland sich zu einer grossen That aufrafft.

Die Urbewohner der Insel Sumatra sowie auch der Provinz Atjeh sind unbekannt; als im vierten Jahrhundert die grosse Völkerwanderung von Indien sich über die Inseln des indischen Archipels ergoss, haben wahrscheinlich die Hindus sich auch in Sumatra angesiedelt.

Nach Müller war ja den Chinesen Sumatra schon im neunten Jahrhundert bekannt, und schon im zwölften Jahrhundert besuchten arabische Kaufleute diese Insel und zwar die Ostküste von Atjeh. Beim Diamantencap befand sich damals der Kampong Samudra (5° 15' N. B.), und die ersten arabischen Seefahrer nannten ihn Schamatra und nach ihm die ganze Insel Sumatra, und als 1290 Marco Polo als erster Europäer dort landete, nahm er den Namen an, ohne dass die Eingeborenen selbst jemals und ich glaube auch heute noch nicht einen Namen für die ganze Insel kennen. (Einem russischen Bauern wird der Collectivname Europa auch nicht sehr geläufig sein.)

Ob die eingewanderten Hindus Urbewohner gefunden und sich mit ihnen vermischt haben, ob diese verdrängt wurden oder überhaupt vielleicht nicht einmal sich dort befunden haben, lässt sich bei dem heutigen Stande der Wissenschaft noch nicht behaupten; sofort werden wir sehen, dass die Atjeer keine reine Rasse bilden; aber wenn man sie auch der malaiischen Rasse unterordnen muss, so haben sie dennoch Anspruch auf eine eigene Klasse in dieser Menschenfamilie; sie sind grösser und stärker als die übrigen Malaien dieser Inselgruppe. Schon während meines Aufenthaltes in Seruway, also an der S.-O.-Grenze von Gross-Atjeh, fiel mir der Unterschied zwischen den Atjeern und

den Bewohnern der »Ostküste« auf. Natürlich ist ihnen die braune
Iris und Hautfarbe, das glatte Haar, der stark ausgebildete Oberkiefer
und das hervorstehende Jochbein eigen; aber sie sind durch ihren
schlanken Wuchs, durch ihre kräftige Musculatur, durch ihr sicheres und
selbstbewusstes Auftreten mehr den heutigen Klingalesen als den
Malaien ähnlich, ohne jedoch ein so schön geformtes Gesicht wie jene
(Klingalesen) zu haben. Die Klingalesen sind übrigens noch heute ein
bedeutender Bestandtheil dieses Volkes; vielfach haben sich auch Perser
und Araber, Malaien und Javanen, Buginesen (aus den Molukken) hin
und wieder im Laufe der Jahrhunderte dort angesiedelt und sich mit
ihnen vermischt. Häufig wurden von der Insel Nias die durch ihre
Schönheit berühmten Frauen als Sklavinnen nach Atjeh gebracht und
haben als Kebsweiber die atjeeische Rasse geradezu verschönert. Die
Sklaven, welche von den Battakern abstammten, waren zahlreich genug,
um ebenfalls Einfluss auf die Rasseeigenthümlichkeiten des atjeeischen
Volkes genommen zu haben. Sein nationaler Stolz sah freilich in
diesen beiden Stämmen Menschen von inferiorer Rasse, und sie
lassen die Niasser bald von einem männlichen, bald von einem weiblichen
Hunde abstammen. (Auch auf Java erzählt die Sage, dass eine Fürstin
eines Tages ihren Knäuel fallen liess und das Gelübde that, jenen zum
Manne zu nehmen, der ihr den Knäuel aufheben werde; dies that ein
Hund, und sie nahm ihn zum Ehegemahl an.)

Ich muss noch bemerken, dass auch von Singapore chinesische
Frauen und von Mekka arabische Frauen als Sklaven importirt wurden,
um natürlich im Laufe der Zeit zu einem, wenn auch kleinen Bestandtheil der atjeeischen Bevölkerung sich zu entwickeln.

Jene Fürstin jedoch, welche auf Nias von einem Hund einen
Sohn erhielt, der der Stammvater der Bewohner dieser Insel gewesen
sein soll, war von Atjeh wegen einer garstigen Hautkrankheit dahin
verbannt worden. Sie war das einzige menschliche Wesen dieser Insel,
und als ihr Sohn erwachsen war, wollte er heirathen. Sie gab ihm also
einen Ring und liess ihn auf die Wanderung gehen; die Frau, welcher
der Ring passen würde, sollte seine Ehegenossin werden; nach langer
Wanderung hatte er niemand gefunden, dem dieser Ring gepasst hätte,
als seine Mutter. Er heirathete sie, und aus dieser Ehe sollen die
Bewohner von Nias abstammen.

Auch die Battaker stehen bei den Atjeern nicht hoch ange-
schrieben, denn sie werden von ihnen »Schwanzmenschen« genannt;
dies wird wohl die Ursache sein, dass auch auf Sumatra (wie auf

Java und Borneo) die Existenz von »Schwanzmenschen« angenommen wurde. Wenn selbst die Anatomen und Physiologen (ich will nicht von den Anthropologen und Ethnographen sprechen) sich mit den Schwanzmenschen wissenschaftlich beschäftigen und Erklärung und Beschreibungen dieser Menschen bringen, so kann nur diese Verschwendung von Zeit und Mühe bedauert werden; die Schwanzmenschen als Rasse oder als Volksstamm existiren auf keiner der drei genannten Inseln. Einzelne Individuen, welche ein Hauthorn (cornu cutaneum) am Ende der Wirbelsäule haben, mögen natürlich überall gefunden werden, ich selbst[1]) sah ja einen javanischen Soldaten mit einem solchen Gebilde der Haut am Ende des Steissbeines; es besass aber keinen Wirbel und musste daher als einfaches Hauthorn diagnosticirt werden. Ja noch mehr. Mehr als 120 Fälle von »atavistischen Schwänzen« wurden von Bartels, Schäfer, Virchow, Henning, Räuber, Fleischmann, Gerlach u. s. w. beschrieben, bei denen die betreffenden Gebilde entweder keine Schwänze sein konnten, weil ihnen die wichtigsten und charakteristischen Bestandtheile eines Schwanzes fehlten, oder — wie der zweite Fall bei Virchow, wo das betreffende Individuum selbst zwischen den Schulterblättern ein zweites ähnliches Gebilde besass — entsprachen durch den Sitz des Auswuchses nicht dem Wesen eines Schwanzes.[2]) Ich kann natürlich an dieser Stelle die Beweise für diese Behauptungen der Anatomen Zuckerkandl und Zernoff nicht wiederholen; aber ich weiss, dass auf den drei grossen Sundainseln das Wort »Schwanzmensch« als Schimpfwort für die primitiven Gebirgsbewohner gebraucht wird, dass dieses Schimpfwort die erste Ursache von der Annahme der Existenz solcher primitiven Menschen war, und ich kann heute mit aller Bestimmtheit behaupten: Die Existenz der Schwanzmenschen als Volksstamm auf Sumatra, Java und Borneo muss in's Reich der Fabeln und Legenden verwiesen werden.

Die Atjeer sind, wie wir sahen, Mohamedaner; daher ist die Kunst gewiss nicht ihr Schoosskind; ich kann mich aber nicht dem Ausspruch des holländischen Gelehrten Snouck Hurgronje anschliessen, dass »ihr Kunstsinn sehr gering oder bis jetzt beinahe ganz latent sei«.[3]) Offenbar legt dieser grosse Kenner des atjeeischen Volkes einen europäischen Maassstab oder den des continentalen Indien diesem Aus-

---

[1]) I. Theil Borneo, Seite 48.
[2]) Vide Zernoff: Zur Frage über die morphologische Bedeutung der schwanzförmigen Bildungen beim Menschen.
[3]) Die Atjeer II. Band, Seite 65.

sprüche zu Grunde. Unter den Bewohnern des indischen Archipels
nehmen sie in der Kunst einen hervorragenden Rang ein. Ich sah in
den Haaren der atjeeischen Frauen in Filigran gearbeitete Haarnadeln,
welche jede Modedame zu besitzen wünschen würde; ich besitze Broschen
und Nadeln für Kabajen, welche meiner Frau ein ebenso willkommener
Schmuck waren, als ob sie von dem ersten Goldschmiede Wiens ge-
liefert worden wären. Ihre Sarongs, aus Seide und mit Goldfäden
durchzogen, sind geradezu kostbare Webestücke.

Ich besass einen Dolch (röntjong), dessen Handgriff aus Horn
geschnitzt und mit Gold und Silber reichlich verziert war. Ich sah
genug solche Waffen, um mir das Urtheil zu erlauben: Die Atjeer
sind Künstler im Verfertigen dieser Waffen.

In der Steinhauerei zeigen sie thatsächlich Kunstsinn; wenigstens
die Grabsteine haben hübsche Figuren auf der oberen Seite, und die
ganze Form ist eine regelmässige, selbst edle zu nennen; es sind
Prismen von 4—6—8 Flächen, welche an der Basis schmaler als an
der Spitze sind; der europäische Geschmack kann diese Form vielleicht
als »nicht schön« verurtheilen: aber »Kunstsinn« darf diesen Arbeitern
nicht abgesprochen werden. Hinter dem Kraton steht ein eigenthümliches Gebäude, welches von den Atjeern Tanam = »Lusthof« genannt
wird; man könnte es seiner Form nach einen künstlichen Berg nennen;
schön ist es gewiss nach europäischer Aesthetik nicht zu nennen; aber
es verkündet mit lauter Stimme, dass die Atjeer Kunstsinn haben
oder wenigstens hatten.

Die Musik wird von ihnen ebenfalls gepflegt und gehegt; man
darf natürlich keinen europäischen Maassstab bei der Beurtheilung ihrer
Musik anlegen; aber ich kann es aus eigener Erfahrung behaupten,
dass sie ihrer Haröbab (= Violine) so wehmüthige Klänge zu entlocken
wissen, als der Zigeuner seiner Violine; ich erinnere mich einer
Theatervorstellung auf Java, bei welcher der unglückliche Fischer dem
erschienenen Fürsten der Unterwelt sein Leid klagte, dass alle seine
Arbeit ohne Erfolg bleibe; die malaiische rábab begleitete hinter den
Coulissen sein Flehen und Bitten um reichlicheren Fischfang; es waren
wirklich rührende und ergreifende Töne, welche an mein Ohr
drangen (vide Anhang). Die Zahl der Musikinstrumente (vide Seite
157) ist ja gross genug, um damit kleine Kapellen zusammenzustellen,
wie es thatsächlich ihre Barden täglich thun.

Die Malerei hat bei den Atjeern bis jetzt ganz brach gelegen,
wie überhaupt alle malaiischen Stämme diese Kunst nur in ihren

primitivsten Elementén ausüben. Der javanische Maler Rhaden Salem[1]) ist und bleibt vorläufig eine Ausnahme.

Die Dichtkunst steht bei den Atjeern ziemlich hoch, obzwar viele Dichtungen nur mündlich sich fortpflanzen und erst durch äussere Veranlassungen zu Papier gebracht werden; viele sind in malaiischer und vielleicht ebenso viele in arabischer Sprache und nur einige in der Sprache des Landes verfasst. Die zahlreichen Märchen und Erzählungen (= hababs) werden wie die zahlreichen Sagen und Legenden, wie z. B. »der kleine Hirsch« oder der Eulenspiegel« (nach dem arabischen Chodjah Naçr addin) oder der Fürst Beo (die indische Elster) oder »der gespaltene Stein« bei dem Scheine einer Damar oder einer kleinen Petroleumlampe ebenso häufig erzählt, als der Hausvater den Inhalt von malaiischen oder arabischen Erzählungen oder grösseren Heldengedichten als Selbsterlebtes und Selbstgesehenes seinen Kindern mittheilt.

Die Zahl der Gedichte ist jedoch sehr gross; in erster Reihe stehen die Minnelieder = Pantons, welche sich nur wenig von den im ganzen Archipel üblichen malaiischen Liebesliedern unterscheiden. Die Hikajats sind grössere Gedichte mit lyrischem Charakter, in welchen oft genug auch kleine Erzählungen eingeschlossen sind, und sie fangen immer mit einem Loblied auf Gott und seinen Propheten an; selbst den Humor findet man nicht selten in einem Hikajat vertreten, z. B. in der Pferdesage (Hikajat guda). Ein altes Pferd wird geschlachtet und unter Bekannte vertheilt; jeder benutzt seinen Theil nach Belieben. Der Schweif wird zu einem Chignon verarbeitet; der andere macht aus der Rippe ein Schwert, und eine alte Frau erhält den Penis, den sie sich vergebens bemüht, durch Kochen gar zu bekommen. Es giebt auch viele rein epische Hikajats, welche geradezu einen hohen literarischen Werth haben, so z. B. das Epos »Malém Dagang«, welches die Eroberung Malaccas unter Alexander dem Jüngeren im 17. Jahrhundert behandelt. In dem Heldengedichte Hikajat Prang Kompöni sehen wir das Entstehen und die Entwicklung eines nationalen Epos im Volke der Atjeer, und es giebt uns vielleicht ein lehrreiches Beispiel für die Entstehung der Iliade, Odyssee und Aeneide. Ihr Freiheitskrieg gegen die Holländer wird in einem Gedicht von Abdulkarim besungen, der nicht einmal lesen oder schreiben konnte, und mündlich pflanzt das

---

[1]) Dieser berühmte Maler wurde 1814 in Semarang (Java) geboren und starb 1880 zu Buitenzorg (Java).

Gedicht sich fort und wird immer und immer verändert; nur wenige Bruchstücke werden zu Papier gebracht, und erst dem holländischen Gelehrten Snouck Hurgronje blieb es vorbehalten, das ganze Gedicht durch den Druck der Nachwelt zu erhalten.

Natürlich giebt auch das Leben der Heroen und Götter der indischen Mythenwelt einen reichlichen Stoff zu zahlreichen Hikajats, so wie auch die Thierfabeln eine grosse Rolle in der atjeeischen Literatur einnehmen; zur Zeit Thoelojmans (= Salomon) haben ja die Thiere die Sprache besessen, so dass dieser Prophet sehr leicht ihre Sprache verstehen konnte.

Die dramatische Kunst hat in Atjeh gar keine Vertretung, es sei denn, dass man analog den Mysterien, Officien, Moralitäten, Passionsspielen u. s. w. des mittelalterlichen Europas gewisse Spiele der Atjeer als gleichwerthige Anfänge eines zukünftigen Dramas ansehen will. Diese Spiele, Ratébs genannt, werden von Snouck Hurgronje »nicht mehr oder weniger als Parodien auf gewisse religiöse Uebungen« genannt. Laut werden einzelne Dogmen unter forcirten Bewegungen des Körpers ausgerufen, und in den Pausen werden einige profane Liebeslieder (= Nathib) gesungen. Aus diesen religiösen ratébs entwickelten sich im Laufe der Zeiten die ratébs tädatti, welche einen schon mehr prononcirten dramatischen Charakter tragen. Zwei junge Knaben werden in die schönsten Frauenkleider gehüllt (Fig. 20) und treten mit ihren Brodgebern, den »älteren Brüdern« (auf jeder Seite 15—20 Mann) auf, um im Zwiegesang und unter anmuthigen Bewegungen des Körpers einen Wettstreit zu halten. In Fragen und Antworten besprechen sie religiöse, politische, sociale, alltägliche und wissenschaftliche Fragen, und wer die anmuthigsten, gut einstudirten Bewegungen zeigt und den besten Rhythmus im Gesange hält, ist Sieger im Ratéb, und wer die besten Erzählungen und die besten Witze in den Pausen bringt, ist Sieger im Nathib.

Dazu gehören gewiss auch die Vorstellungen der Derwische, welche, wie Snouck Hurgronje ausführlich beschreibt, jeden Freitag stattfinden. Die »Brüder« stellen sich in zwei Reihen auf und begrüssen ehrerbietig den Gurée, d. i. den Leiter der Aufführung. Dieser beginnt mit dem Vaterunser der Mohamedaner (Fa Tihah) und fährt mit einigen Ratébs fort, welche in einem eigenthümlichen Tone unter Begleitung eines Orchesters (rapai) und unter leichten Bewegungen des Körpers aller Derwische gesungen werden. Diese Bewegungen werden nach und nach stärker, die Stimmen lauter, die Tamburins werden stärker und stärker geschlagen und geschüttelt; wenn die ganze Schaar beinahe eine rasende Heerde geworden ist, springt einer auf, fasst eine Waffe oder eine glühende Kette und schwingt sie nach allen Seiten und trifft bald diesen oder jenen Theil seines Körpers; hin und wieder zeigt eine Wunde mit dem herabströmenden Blute, dass diese Derwische nicht so unverwundbar seien, als sie gewöhnlich behaupten, es zu sein.

Nur ungern verlasse ich dies Thema, weil die Dichtungen im Volke der Atjeer den Ethnographen eine reiche Quelle für ihre vergleichenden Studien bieten. Wer den Einfluss der Araber und der Hindus auf die Sitten und Gebräuche aller malaiischen Völker des indischen Archipels studiren will, kann und darf die Literatur dieses Volksstammes nicht vernachlässigen, von welchem Snouck Hurgronje (geboren 8. Februar 1857 in Oosterhout) in seinem grossen Werke »Die Atjeers« eine ausführliche ethnographische Beschreibung gebracht hat.

In der ersten Woche des Monats August 1888 erhielt ich von befreundeter Seite in Kuta-radja die officiöse Nachricht, dass ich mit »erster Gelegenheit« Atjeh verlassen müsse, weil ich bereits zwei Jahre in dieser Garnison verweilt habe, ohne dass ich den »Wunsch geäussert hätte, in Atjeh zu bleiben«. Es sind nur wenige Officiere, welche sich dazu entschliessen, um eine Verlängerung ihres Aufenthaltes in dieser Garnison zu ersuchen. Die reglementär festgesetzte Dauer war damals für ledige Officiere und für Strohwittwer vierzehn Monate und für verheirathete Officiere zwei Jahre. Abgesehen von den günstigen pecuniären Verhältnissen fesselte damals nur weniges den Officier an die Garnisonsplätze Atjehs.

Der Ehrgeiz, in einer grossen Feldschlacht sich auszeichnen zu können und den Wilhelmsorden zu erhalten, fand nur selten Gelegenheit, befriedigt zu werden; im »kleinen Kriege« wird diese schöne Auszeichnung selbstverständlich nur wenigen zu Theil und dann nur — wenn sie sich der Protection zu erfreuen wussten; ich hatte zwei Mal »im Feuer verbunden«, ohne dass ich nur ein anerkennendes Wort dafür erhalten habe. Nun ist es richtig, dass die Statuten dieses Ordens auch eine persönliche Bewerbung unter Anhörung von Zeugen seiner Heldenthat gestatten; da ich jedoch mir bewusst gewesen war, meine Pflicht und nichts als meine Pflicht gethan zu haben, kam mir der Gedanke, mich um diesen Orden zu bewerben, nicht einmal in den Sinn und — der Landessanitätschef hat aus eigener Initiative auch nichts gethan.

Was die günstigen pecuniären Verhältnisse betrifft, waren sie ja für den Militärarzt von untergeordneter Bedeutung. Ich erhielt nämlich 1200 Fl. jährlich Quartiergeld, ohne für die Wohnung etwas bezahlen zu müssen; aber ich hatte (wenigstens auf Lambaro) keine Civilpraxis, während in den meisten übrigen Garnisonen des indischen Archipels der Militärarzt Gelegenheit hat, oft das Drei- bis Vierfache pro Jahr durch die Civilpraxis zu verdienen. Diese Triebfeder, auf Atjeh zu bleiben, bestand für mich also nicht.

Im übrigen waren ja die äusseren Verhältnisse so ungünstig als möglich. Das Leben in den Tropen mit allen seinen Entbehrungen, mit allen seinen Gefahren für meine und meiner Frau Gesundheit, das Leben in einem kleinen Fort mit allen seinen Beschränkungen im täglichen Leben, mit allen seinen Aufregungen, mit allen seinen Gefahren und mit seiner Monotonie forderte von meinen Nerven so viel, dass das Gefühl der Erleichterung mich bei der Nachricht beseelte, endlich Atjeh verlassen zu können.

Noch bei meiner Abreise von Lambaro sollten ich und meine Frau in unangenehmer Weise ein uns zugedachtes Andenken erhalten. Mein Nachfolger war mit dem Morgenzug von Kuta-radja angekommen, hatte meine Möbel übernommen, und um 11 Uhr begab ich mich, begleitet von dem »Liniencommandant«, dem damaligen Major Schneider, zum Bahnhofe. Wir hatten noch keine 25 Schritte zurückgelegt, als aus dem nahegelegenen Schilfrohr ein Kugelregen uns überfiel; wir mussten uns in die Cantine flüchten. Endlich stellte der Feind seine Schiessübungen ein, ohne nur einen von uns getroffen zu haben, und wir eilten so rasch als möglich zum Bahnhofe und bestiegen sofort die Waggons, welche mit dicken Panzern gegen die feindlichen Kugeln geschützt waren.

Denselben Abend gab der Landessanitätschef in Kuta-radja uns beiden zu Ehren ein Abschiedsfest, und den anderen Morgen verliessen wir mit dem »General Pel« diese Garnison, und jene Gespenster, welche bei unserer Ankunft ihr graues Haupt über den Rand des Horizontes uns drohend zugewendet hatten, sanken trostlos in die Tiefe der glatten und ruhigen See. Mit heiler Haut waren wir den meisten Gefahren entronnen, welche uns während des zweijährigen Aufenthaltes in Atjeh bedroht hatten. Nur die Beri-Beri hatte mich ergriffen. Beim Verlassen der Insel war jedoch nur die Herzaffection zurückgeblieben; jede körperliche oder geistige Anstrengung brachte meinen Puls auf 120—130 Schläge in der Minute.

Unsere Reisegesellschaft war nicht gross; der »General Pel« war ein alter Dampfer, welcher uns auf der Reise noch manche unangenehme Augenblicke verschaffen sollte.

Zunächst hatte ich in Analabu¹) eine heikle Aufgabe zu lösen. Hier lag eine Compagnie Soldaten unter dem Commando eines Hauptmanns in Garnison. Da dieser Küstenplatz mitten im Sumpfe lag, war die Garnison immer und immer vom Fieber heimgesucht, und ein steter Wechsel der Bemannung war dringend nöthig; die Officiere wurden reglementär nach 3 Monaten von dort abgelöst; natürlich konnte im Nothfalle mit jedem Schiffe, welches zwei mal im Monat dort landete, eine Evacuation stattfinden. Uebrigens lag ein Kriegsschiff im Hafen, welches in der Zwischenzeit in aussergewöhnlichen Fällen von Kuta-radja Hülfe holen konnte.

Der Oberarzt war seit vier Wochen dieser Compagnie zugetheilt und hatte sofort nach seiner Ankunft das Wechselfieber bekommen und mit erster Gelegenheit den Landessanitätschef in Kuta-radja per Brief ersucht, ihn von Analabu ablösen zu lassen. Warum der Oberstabsarzt Y. nicht sofort einen Arzt dahin schickte — und wäre es nur um diesen Collegen behandeln zu können —, dies war mir nicht bekannt; auch überraschte mich nicht wenig der geheime Auftrag, den ich von ihm bei meiner Abreise erhielt. Ich sollte in Analabu an das Land gehen und den dortigen Garnisonsdoctor X. untersuchen. Nach meinem Ermessen sollte ich dann entweder den Befehl zurücklassen, mit nächster Gelegenheit Dr. X. nach der Hauptstadt zu evacuiren, oder aber den Oberarzt B. zurücksenden, welcher mir mitgegeben wurde, um eventuell den Dienst vom Garnisonsdoctor X. zu übernehmen.

Den 21. August erschien unser Dampfer in dem Hafen von Analabu, und ein Boot des Kriegsschiffes brachte die ganze Reisegesellschaft an das Land. Sofort liess Dr. X. sein Gepäck auf unsern Dampfer bringen. Ich habe selten so ungünstige sanitäre Zustände gesehen als damals zu Analabu. Alle Soldatenfrauen, welche mir entgegenkamen, waren kachektisch mit einem Stich ins gelbliche. Die Soldaten selbst sahen weniger ungünstig aus, wenn auch nur wenige sich einer vollkommenen Gesundheit erfreuten. Der besten Gesundheit erfreute sich — Dr. X. Er theilte mir mit, dass die Fieberanfälle sich jeden Morgen um 6 Uhr einstellen. Bei meiner Untersuchung fand ich eine Körpertemperatur von 37.2; die Leber war nicht ver-

---

¹) Snouck-Hurgronje nennt diesen Küstenplatz Mölaböh.

grössert, die Milz war unter dem Rippenbogen palpabel; aber für ein periculum in mora fand ich kein Symptom. Wir blieben drei Stunden in Analabu, während welcher Zeit in seinem Zustande keine Veränderung eintrat. Meine Instruction lautete, nur im Nothfalle Dr. X. zu evacuiren. Dieser lag nicht vor. Späterhin habe ich mir sehr oft darüber die schwersten Selbstvorwürfe gemacht; wenn durch einen unglücklichen Zufall das Wechselfieber diesen jungen Collegen in Analabu dahingerafft hätte, wäre ich vielleicht zur Verantwortung gezogen worden. Es ist glücklicher Weise anders gekommen: Dr. X. blieb drei Monate in Analabu, und drei Jahre später wurde er nach Tjilatjap, dem grössten Fieberherde Javas, geschickt, um mich zu evacuiren, weil ich nach einem Aufenthalte von einem Jahre der Malaria zu erliegen drohte.

Als ich in Analabu die Garnison so fürchterlich von der Malaria heimgesucht sah, dass mit Ausnahme einiger Soldaten alle übrigen wie Gespenster mir entgegentraten, wandte ich mich an den Commandanten des Forts, der gleichzeitig mit der Leitung der »politischen Agenden« betraut war, mit der Frage, ob es denn gerechtfertigt sei, in eine solche Pesthöhle eine Garnison zu legen und zu erhalten und die Gesundheit und das Leben so vieler Menschen dem Moloch Malaria jährlich zu opfern!

»Ja der Besitz von Colonien heischt Opfer, viele Opfer,« erwiderte mir dieser Hauptmann, der schon vier Jahre, sage vier Jahre hintereinander in dieser Mördergrube gelebt hatte und dabei einer ziemlich guten Gesundheit sich erfreute; »aber sie sind unvermeidlich. Wie lange ist es her, dass in nächster Nähe ein dänischer Schiffscapitän mit seiner Frau von den atjecischen Seeräubern gefangen wurde und ein Lösegeld von 30 000 Dollars bezahlt werden musste. Dieser Betrag soll nun von Bewohnern der betreffenden Küstenplätze zurückerstattet werden; dies muss geschehen, weil sie sonst glauben würden, in Zukunft ungestraft solche Raubzüge ausführen zu können. Um diesen Betrag jedoch erhalten zu können, wurde ein Ausfuhrzoll auf Pfeffer und auf die andern Exportartikel des Landes gelegt. Das Land ist ja reich; die üppige Tropennatur spendet reichlich ihre Gaben; hier an der Küste ist allerdings eine Sumpfvegetation; aber schon wenige Paalen (1 Paal = 1½ km) hinter dem Fort erhebt sich das Terrain zu sanft aufsteigenden Bergen mit einem sanften herrlichen Klima; Pfeffer, Reis, Tabak, Kapok, Kampfer, Guttapercha, reiches Bauholz, Rottang, Betelnuss, Bambus, Seide, Goldstaub, Benzoe, Salz, Schwefel, Damar (Harz), Pferde, Büffel, Ziegen und Fische können unter dem friedlichen

Scepter der holländischen Regierung für die Bewohner des Landes eine ergiebige Quelle zur Schaffung eines nationalen Reichthums werden. Dazu gehört aber in erster Reihe Sicherheit des Lebens und des Eigenthums der Ansiedler und jener Atjeer, welche dem Handel oder dem Ackerbau sich widmen wollen. Dafür ist aber eine bewaffnete Macht unerlässlich. Vorläufig kann diese nur an der Küste ihren Sitz haben; im Laufe einiger Jahrzehnte werden die Bergbewohner und vielleicht sogar die im Innern des Landes hausenden »Gajustämme« den Vortheil erkennen, welchen die holländische Regierung mit Bezug auf Sicherheit des Lebens und Eigenthums schafft; sie werden uns um Schutz und Hülfe bitten, sie werden aus ihrer isolirten Lage herabsteigen, sie werden ihr Land d. h. das Innere Atjehs uns eröffnen, und ich zweifle nicht, dass am Ende des 20. Jahrhunderts Atjeh ebenso blühend, ebenso reich bevölkert und ebenso civilisirt sein wird als irgend eine Residentie der Insel Java oder sogar als irgend eine Provinz des heutigen grossen Moffrika.«[1])

Die Dampfpfeife gab das Signal zur Abreise, und mit den Worten Amin, Amin! besiegelte ich den frommen Wunsch und dankte ihm für die instructiven Mittheilungen und für seine gastfreundschaftliche Bewirthung und bestieg das Boot, welches mich wieder auf den »General Pel« brachte.

Den nächsten Morgen passirten wir die Schweinsinsel (Pulu Babi) und die äusserste Spitze der Westküste von »Atjeh und Vasallenstaaten«[2]) (onderhoorigheden). Diese Provinz ist 9666 ☐Meilen gross und hat ungefähr 540000 Einwohner, worunter sich 328 Europäer und 3933 Chinesen befinden (im Jahre 1897). Das eigentliche Atjeh, oder, wie es officiell genannt wird, »Gross-Atjeh«, hat seine Grenzen in einem Dreiecke (= Tiga Sagi), welches die Atjeer selbst mit einer Futterschwinge vergleichen. Die Basis dieses Dreieckes durchzieht den Norden Sumatras in einer Linie, welche an der Ostküste bei Pedir beginnt und an der Westküste bei 4° 50′ N. B. bei Pulu radja (= Königsinsel) endigt. Die ganze »Residentie Atjeh und Vasallenstaaten« hat ebenfalls eine dreieckige Form, deren Basis von der Mündung des Tamiangflusses an der Ostküste bis zum Vorgebirge Tjalo Batóe in einer krummen Linie zieht. Das Innere dieser Provinz wird von Wilden bewohnt, welche als Bewohner der Gaju-Länder und der Alaï-Länder bis vor kurzem nur dem Namen nach bekannt waren. Von

---

[1]) Mof = Spitzname für Deutsch.
[2]) 2° 55′ N. B.

ihren Sitten und Gebräuchen oder von ihrem socialen und gesellschaftlichen Leben ist bis jetzt so wenig zur Kenntniss der Fachleute gelangt, dass ihr Gebiet noch eine terra incognita genannt werden muss.

»Gross-Atjeh« soll im Jahre 1205 (601 der Hedschra) von einem Araber gegründet worden sein, der nach Sumatra kam, um den Islam zu predigen, in Atjeh heirathete und als Sultan Djohan Schah 30 Jahre über Atjeh regierte. Erst im Jahre 1599 (21. Juni) landeten hier zum ersten Male holländische Kaufleute unter Cornelis und Frederik de Houtman, und schon zwei Jahre später (1601) gingen zwei atjeeische Fürsten nach Holland, um dem Prinzen Mauritz zu huldigen. Im Jahre 1616 zwang der Sultan Iskander (= Alexander) Muda die Holländer, die Factory abzubrechen und vertrieb sie sogar von Padang. Im Jahre 1641 eroberten sie Malacca, und nach dem Tode des Sultans Iskander Tsami kamen vier weibliche Sultane an die Spitze des atjeeischen Reiches, und eine derselben mit dem Namen Tadju-l-alam wollte einen Holländer heirathen und zum Mitregenten annehmen.

Alle seefahrenden Nationen haben seit dem Bestehen des Reiches abwechselnd ihr Glück hier gesucht, bis endlich 1824 England definitiv seinen Besitz an Holland abtrat. Am 30. März 1857 schloss Holland mit dem Sultan von Atjeh einen Vertrag auf dem Fusse der meistbegünstigten Bundesgenossen, und als trotz wiederholter Ermahnungen dieser Vertrag nicht gehalten wurde, erklärte am 26. März 1873 Holland den Krieg an Atjeh, welches, wie wir schon sahen, nominell einen Sultan hatte, der zur Zeit meiner Anwesenheit Sultan Alaédin Muhamat Dawot Tjah hiess und in Kamala als Flüchtling lebte.

10. Capitel.

Auf einem alten Dampfer — Die Insel Nias — Niasser — Niasser und Dajaker — Ein gefährliches Landen — Oel glättet die stürmischen Wogen — Schmutzige Fiaker — Ein Haudegen — Die Engländer in Padang — Vortheile eines hölzernen Hauses — Padang ist ein grosser Garten — Malaiische Silberarbeiten — Das Zodiakallicht — „Der Culturzwang" — „Das Gouvernement der Westküste Sumatras" — Der Padrikrieg.

Auf dem »General Pel« schien so manches nicht in Ordnung zu sein. Schon in der Nähe der Insel Babi[1]) erschien der erste Maschinist so oft auf dem Deck, um dem Schiffscapitain dienstliche Mittheilungen zu machen, dass wir etwas unruhig wurden. Im scherzenden Tone theilte uns dieser mit, dass wir alle Aussicht hätten, wegen eines Defectes der Maschine steuerlos den Wellen uns anvertrauen zu müssen, welche uns sicher und gewiss auf die Insel Nias bringen würden, und dass wir in höchstens 2 Tagen als saftiger Braten dem Radja von Nias vorgesetzt werden würden. Den scherzenden Worten lag aber ein Gran Wahrheit zu Grunde; das Schiff neigte sich immer mehr und mehr auf die Backbordseite. Wir hatten bereits die Grenze Atjehs überschritten und passirten die Provinz Trumon und sahen im Hintergrunde die Spitzen der Berge Trumon und Kokohan und steuerten beinahe in gerader Richtung auf die vor uns liegenden »Zahlreichen Inseln« (Pulu banjak) zu. Hier endlich theilte uns der Schiffscapitain mit, dass in einen der Kessel ein Leck gekommen sei, und dass wir daher mit halber Kraft fahren müssten. Gefahr sei keine vorhanden; er sei jedoch bereit, auf eigene Verantwortung in Singkel zu landen, »wenn die Passagiere Furcht hätten«. Ich wusste natürlich, dass dieser Vorschlag nicht ernst gemeint war, weil jeder Schiffscapitain den Auftrag hat, so schnell als möglich seinem Ziele zuzusteuern; aber als Sprecher aller Passagiere glaubte ich ihm folgende Frage vorlegen zu müssen: »Singkel ist berüchtigt durch seine schweren Sumpffieber. Der

---

[1]) Snouck Hurgronje nennt sie Thimölu-Insel.

Aufenthalt von einigen Stunden in diesem Hafen sei hinreichend, die Malaria zu acquiriren«; ich müsste ihn also fragen, was er für seine Person für bedenklicher halte: Mit der defecten Maschine weiter zu fahren oder einen halben oder einen ganzen Tag in dem Hafen von Singkel vor Anker zu liegen. Er gab uns die Antwort, dass er in diesem Falle unbedingt weiter fahren würde. Auch die anwesenden Damen fühlten sich durch diese Antwort beruhigt, und so fuhren wir auf einem Dampfer, der mit seinem Hauptmaste einen Winkel von beinahe 60° gegen den Horizont einnahm.

Wir waren im Gebiete des »Gouverneurs der Westküste Sumatras«[1], welches in 3 Residentien eingetheilt wird: Tapanuli, Padangs Oberländer und Padangs Tiefland.

Glücklich passirten wir die Inseln Mansalar, Nias und Steininseln (P. Batu) und erreichten endlich den 23. September ohne jedes unangenehme Intermezzo die Residenzstadt Padang.

Eine grosse Inselreihe beschützt die Westküste Sumatras wie ein mächtiger Wall vor den stürmenden und brausenden Wogen der Südsee, und nur diesen Inseln ist es zu danken, dass an zahlreichen Punkten schöne und gute Häfen angelegt werden konnten. Leider gehört keine dieser Inseln zu dem gewinntragenden Besitze Hollands. Selbst die Insel Nias hat bis jetzt der Insel Sumatra und indirect dem holländischen Reiche keinen anderen Nutzen gebracht als den Export seiner schönen Frauen. Schon vor 200 Jahren schloss die ostindische Compagnie mit einigen der zahlreichen Fürsten dieser Insel einen Handelscontract, welcher im Jahre 1756 erneuert wurde, ohne dass die Errichtung einer Factory auch nur die Kosten derselben gedeckt hätte. Die Engländer errichteten (während ihres Interregnums auf Sumatra) auf dem Hügel Sitoli ein kleines Fort, um mit bewaffneter Hand dem Sklavenhandel entgegentreten zu können. Es gelang ihnen ebensowenig als den Holländern, welche im Jahre 1836 dieses Fort aufhoben und einen atjeeischen Häuptling zum politischen Agent von Nias einsetzten. Der »Bock erwies sich als schlechter Gärtner«, und 1840 wurde wieder auf demselben Hügel ein kleines Fort gebaut. Als aber 1846 der Lieutenant Donleben bei der topographischen Aufnahme dieser Insel von den Niassern überfallen wurde, sah sich die holländische Regierung veranlasst, ernste Maassregeln zu treffen, um dem

---

[1] Es hat eine Ausdehnung von 1495.2 ☐Meilen und wird von ungefähr 1400000 Seelen bewohnt.

Räuberwesen auf Niäs ein Ende zu machen. Aber erst der Expedition, welche den 29. December 1855 Padang verliess, und jener vom Jahre 1863 gelang es, die ganze Insel zu unterwerfen und sie dem »Gouvernement der Westküste von Sumatra« einzuverleiben.[1]

Die Niasser sind Heiden und stehen oder sagen wir standen vor 50 Jahren noch auf derselben Stufe der Civilisation als die Dajaker auf Borneo.[2] Thatsächlich sollen sie in ihrer Hautfarbe, in ihrem Körperbau, in ihren Sitten und Gebräuchen, in ihren Wohnungen und in ihrem Gottesdienste so verwandt mit den Dajakern sich zeigen, dass viele Ethnographen sie von Borneo abstammen lassen, während andere in ihnen Abkömmlinge von den Battakern des östlichen Sumatra sehen wollen. Gegen beide Theorien sind die Einwände so zahlreich, dass man wirklich am besten sie über Bord wirft und die genannten drei Volksstämme als Urbewohner ihres Landes betrachtet, welche durch die grosse Völkerwanderung im vierten Jahrhundert mehr oder weniger in ihren Sitten und Gebräuchen beeinflusst wurden. Durch diese Theorie lässt sich viel leichter die Aehnlichkeit der Niasser und Dajaker erklären, als dass Nias von Borneo oder umgekehrt Borneo von Nias bevölkert worden wäre.

Nias, die grösste Insel der miocenen Inselreiche, hat einen Flächenraum von 4500 ☐km, hat keine Vulcane, zahlreiche kleine Flüsse, drei Gebirgsketten mit zahlreichen kleinen Bergen, worunter der Hili Matjua mit 600 Metern die grösste Höhe besitzt, hat keine Seen, einige gepflasterte Wege, sonst zahlreiche Fusspfade, birgt Eisen, Kupfer und Gold in seinen Bergen, den sumatranischen Hirsch, Wildschweine, Rehe (Kidang), den Kees, den fliegenden Maki, den fliegenden Hund, das Schuppenthier, den Musang, die Otter und das Stachelschwein[3] in seinen Wäldern, und seine Flora unterscheidet sich ebenfalls nur wenig von der der Insel Sumatra.

Die Niasser sind im Durchschnitt 160 cm gross, haben eine gelbweisse bis lichtbraune Hautfarbe, schwarze Haare, keine breiten Nasenflügel (wie z. B. der Malaie), und zahlreich sollen unter ihnen die Albinos sein. Die tägliche Kleidung besteht aus einem Gürtel (wie der Djawat bei den Dajakern), Weste und einem Kopftuch bei den Männern; die Frauen tragen einen kurzen Sarong, Armringe, blaue Korallenschnüre, Armringe und Ohrringe aus Kupfer, welche

---

[1] Vide: De Pionniers der Beschaving in N. I. door W. A. van Rees.
[2] Vide: 21 Jahre in Indien von Dr. Breitenstein, Band I.
[3] Nach von Rosenberg.

die Ohrläppchen, wie bei den Frauen auf Borneo, bis auf die Schultern ausdehnen. Die Galakleidung der Häuptlinge ist allerdings sehr reich und soll oft einen Werth von 3—4000 fl. haben; die Krone mit einer hornförmigen, ungefähr einen Meter langen Spitze, der Fächer, ein goldener Halskragen und ein Dolch mit goldenem Griffe sind die theueren Kleidungsstücke eines Häuptlings, welcher sich in seinem ganzen Schmucke den Fremden zeigen will.

Die einzelnen Gebräuche, welche auch bei den Dajakern üblich sind und geradezu herausfordern, einen Vergleich mit diesen beiden räumlich so weit entfernten Volksstämmen zu ziehen, sind folgende:

Bewaffnet sind beide immer und zwar mit Lanze, Schild und Kopfmesser (Fig. 22). Beide tättowiren sich, die Niasser feiern ebenso zahlreiche, viele Tage dauernde Feste wie die Dajaker; beide kennen Kriegstänze der Männer, und der Tanz der Frauen im Reigen ist auf Borneo beinahe ganz derselbe wie auf der Insel Nias. Die Religion beider Stämme ist im Principe nichts anderes als ein Beschwören jener Geister, welche die Menschen mit Unheil und Krankheiten bedrohen. Der gute Geist »Lubu langi« wird von den Niassern ziemlich vernachlässigt, während den Adjus Opfer gebracht werden müssen, um sie für die Menschen günstig zu stimmen. (Der gefährlichste dieser übelwollenden Geister heisst Nadaaja.)

Soweit beide Stämme bereits mit den Europäern in Berührung gekommen sind, gebrauchen sie im Handelsverkehr Münzen; im Uebrigen herrscht der Tauschhandel — mit Gold; für europäisches Papiergeld haben sie noch kein Verständniss.

Warum Nias im indischen Archipel öfters und häufiger genannt wird, als alle übrigen Inseln jener grossen Schutzmauer, welche die Westküste Sumatras gegen die brausenden und stürmenden Wogen der Südsee beschützen, ist mir nicht bekannt; vielleicht ist sie ethnographisch interessanter; vielleicht hat der Sklavenhandel auf dieser Insel die holländische Regierung gezwungen, mit dieser Insel sich stark zu beschäftigen; oder sollten seine schönen Frauen die Ursache ihres Ruhmes sein?

Ohne auch nur die Mentawei-Inseln[1]) zu sehen, welche mit Padang auf derselben geographischen Breite (1° S. B.) liegen, kam also unser

---

[1]) Alfred Maass bringt unter dem Titel: „Bei liebenswürdigen Wilden" eine ausführliche ethnographische Beschreibung der Bewohner dieser Insel, von welchen bereits im Jahre 1561 Ptolomäus Venetia eine Karte herausgegeben haben soll.

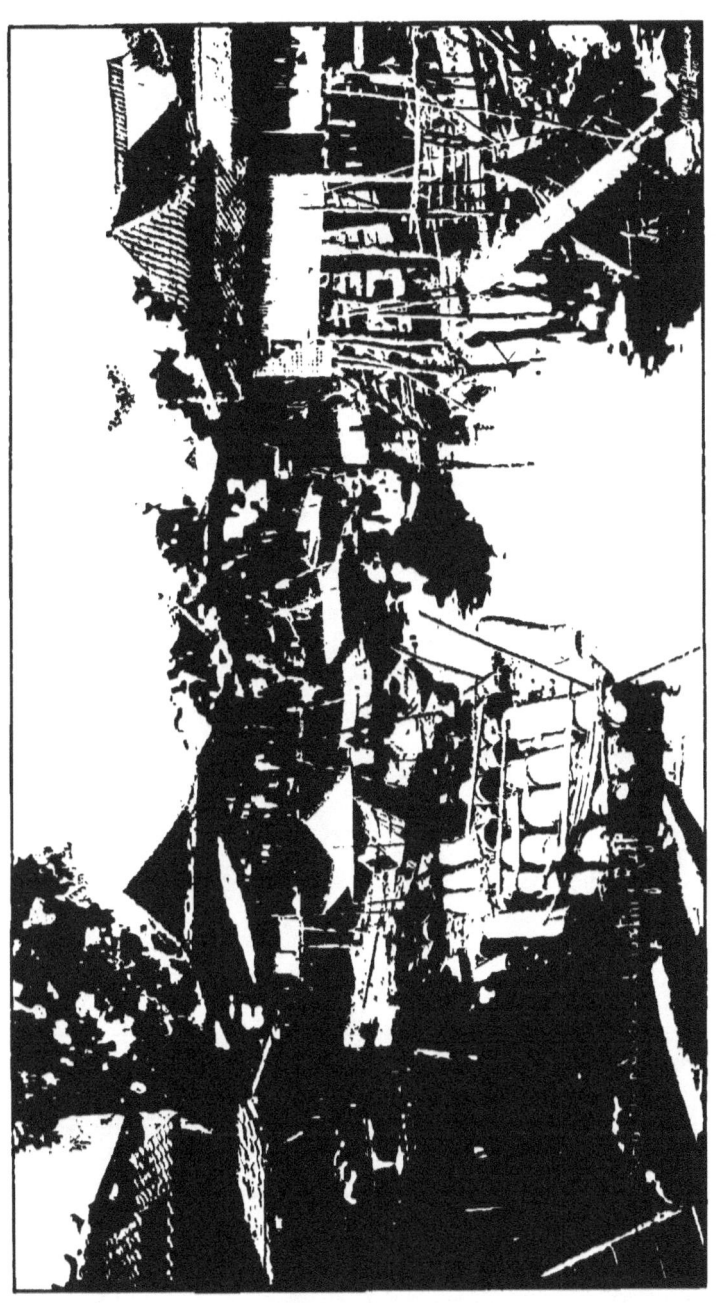

Fig. 23. Ein Kampong (malaiisches Dorf) auf und an den Ufern eines Flusses.
(Vide Seite 161.)

Boot den 23. August zwischen den Walfischklippen und den Pisang-inseln um 9 Uhr Morgens vor Anker. Der Emmahafen, welcher jetzt südlich von dem damaligen Hafen angelegt und mit modernen Einrichtungen für den Transport von Waaren und besonders der Kohlen aus den Ombilienfeldern versehen ist, war im Jahre 1888 erst projectirt. Wer nur einmal in dem alten Hafen landen musste, versteht nicht, dass es erst der jüngsten Zeit vorbehalten bleiben musste, die grosse Handelsstadt Padang auf bequeme und ungefährliche Weise erreichen zu können. Obwohl die vorliegenden Inseln die Gewalt der Wogen des südlichen Oceans brachen, geschah es nur zu oft, dass ein Landen unmöglich war, und dass die blaue Fahne auf dem Walle zum Zeichen wehte, dass wegen schweren Wellenganges der Verkehr mit der Rhede verboten war. Als wir am 23. August 1888 ankamen, bestand officiell kein Hinderniss, sofort an Land zu gehen; der Kahn jedoch, welcher mit der Dampfbarcasse das Ufer verliess, um die Passagiere abzuholen, tanzte auf den Wogen schwindelerregend und schaukelnd auf und ab. Wir standen am Deck, um dem komischen Treiben der Affen (Cercopithecus) zuzusehen, welche bei unserer Ankunft von dem Affenberge herabeilten, um in den durch die Schiffsschraube aufgepeitschten Wellen zu spielen. Meine Frau wandte plötzlich den Blick gegen den Landungsplatz und sah die Dampfbarcasse hinter einer hohen Welle in die Tiefe der See verschwinden. Mit einem Schrei des Entsetzens wies sie nach der Unglücksstätte. Lächelnd beruhigte ich sie mit der Versicherung, im nächsten Momente das kleine Schiff auf der Spitze des Wellenberges erscheinen zu sehen. So geschah es auch; aber meine Frau verweigerte, bei diesem »hohen Stand der See« an's Land zu gehen. Es war wirklich ein gefährlicher Moment, als die Dampfbarcasse vor der Falltreppe lag, um die Passagiere aufzunehmen. Bald hoben die Wogen das kleine Schiff hoch über die Treppe, bald wurde es mit grosser Kraft gegen den Schiffsrumpf geschleudert, bald sank es einen Meter tief unter die Treppe. Mit Stangen und Haken und Tauen in den Händen gelang es den Matrosen, diesen kleinen Dampfer in der Nähe der Treppe zu halten und das Einsteigen der Passagiere zu ermöglichen. Nur eine viertel Stunde dauerte die Fahrt nach der Küste, und auch wir stürzten von einem Wellenberg in's Wellenthal, um im nächsten Augenblicke wie eine Nussschale auf dem folgenden Wellenberg zu schaukeln und zu schwanken.

Schon seit vielen Jahrhunderten ist es bekannt, dass die Wellen des stürmenden Meeres durch etwas auf die Oberfläche gegossenes Oel geglättet werden; bereits Aristoteles, Plutarch und Plinius erwähnen diese Eigenschaft des Oeles [1], und im Jahre 1881 hatte Shields mit gutem Erfolge im Hafen von Peterhead (Schottland) das Oel zur Beruhigung der See angewendet. Ich selbst hatte Gelegenheit, mich von der Richtigkeit dieser Beobachtungen zu überzeugen. Es ist daher unverständlich, dass die holländische Regierung niemals daran gedacht hat, in diesem Hafen und auch auf Java eine ausgedehnte Anwendung des Oeles zur Beruhigung einer grossen Brandung einzuführen.

Der neue Emmahafen bei Padang hat bei ruhiger See allerdings jetzt kein Bedürfniss dafür; die Schiffe ankern direct an dem Wall, und nur für den Fall, dass sie auf eine Landung warten müssen, werfen sie einige hundert Meter vom Lande entfernt die Anker in die See.

Gegen 11 Uhr kamen wir in's Hôtel, und da ich in Uniform gekleidet war, benützte ich diese Gelegenheit mich zu melden und gleichzeitig mit meiner Frau eine Spazierfahrt durch die Stadt zu machen. Die Miethwagen sind in Padang um nichts weniger schmutzig und sehen ebenso verfallen aus als in Batavia, Samarang u. s. w. Die Wagenvermiether kaufen auf Auctionen die ältesten, schmutzigsten und verwahrlostesten Mylords, Landauer u. s. w. und bringen sie sofort in Gebrauch, ohne auch nur einen Cent auf ihre Renovirung zu verwenden.

Speciell in Padang waren diese Ruinen alter Herrlichkeit damals im Localverkehr geradezu eine Sammlung von gefährlichen und antihygienischen Antiquitäten.

Drei bis vier mal im Monate brachte nämlich ein Dampfer von Atjeh jene unglücklichen Patienten, welche in den militärischen Gesundheitsetablissements der »Padangschen Oberländer« Erholung suchten und fanden. Diejenigen Patienten, welche nicht marschiren konnten, wurden in diesen Miethwagen nach dem Spitale gebracht, welches zwei km weit (neben der Caserne) vom Hafen entfernt war. Natürlich befanden sich darunter auch viele Dysenterie-, Malaria- und selbst Cholerapatienten, ohne dass (wenigstens damals) sich jemand mit der Desinfection dieser Wagen bemüht hätte. Seitdem der Emmahafen im Gebrauch ist, haben sich diese Verhältnisse

---

[1] Meyer's Conversationslexikon, Band 17, Seite 647.

bedeutend gebessert. Die Eisenbahn, welche in's Innere des Landes führt, giebt eine Seitenlinie für das Spital ab, und alle Patienten werden per Waggon bis zum Thore des Spitals gebracht. Wir hatten keine Wahl und fuhren also ebenfalls mit einem solchen hässlichen und schmutzigen Fiaker (?) vom Hôtel aus zunächst zum Spitalchef, um meine Ankunft bei meinem Chef und darnach bei dem Platzcommandanten zu melden. (Meine Frau blieb natürlich im Wagen, auf mich wartend.) Letzterer hatte jedoch »keine Zeit« mich zu empfangen; ja noch mehr; um gewiss nicht mit mir zusammenkommen zu müssen, gab er dem Adjutanten den Befehl, meinen Marschbefehl nicht nur für die Ankunft, sondern auch für die Abreise am 26. August sofort zu visiren. Der Anlass zu diesem gespannten Verhältnisse zwischen mir und dem Obersten ist interessant und so charakteristisch für den Haudegen, der »einen einmal gegebenen Befehl nicht zurücknimmt«, dass ich nicht umhin kann, ihn ausführlich mitzutheilen.

Im November 1886 befand ich mich in Kuta-radja in Garnison und bekam den Auftrag, einen Krankentransport nach Padang zu begleiten und mit dem Dampfer, welcher auf seiner Fahrt von Batavia nach Atjeh in Padang anlegen wird, meine Rückreise anzutreten. Als dieser Dampfer in dem Hafen anlegte, hatte er die gelbe Flagge auf dem Topp des grossen Mastbaumes als Signal, dass ansteckende Kranke sich an Bord befanden. Der Platzcommandant gab den Garnisonsbefehl aus, dass niemand an Bord dieses Schiffes gehen und dass überhaupt kein Verkehr mit diesem Schiffe stattfinden dürfe. Da ich und ein Oberarzt, welcher ebenfalls auf diese Gelegenheit wartete, nach Atjeh zurückzukehren, keine Ursache hatten, wegen der Cholera auf dem Schiffe unsere Abreise aufzuschieben, meldeten wir uns den Tag vor der Abreise des Schiffes reglementair bei diesem Platzcommandanten für die Abreise, und ich frug vorsichtshalber, ob das Verbot, mit diesem Schiffe zu reisen, auch auf mich und meinen Collegen Anwendung fände.

»Nein, Sie beide sind als Aerzte natürlich davon ausgeschlossen; es wird ja Ihre Anwesenheit auf dem Schiffe sehr erwünscht, wenn nicht geradezu nöthig sein.«

»Natürlich,« erwiderte ich, »gehen auch die Krankenwärter mit, welchen ebenfalls in ihrem Marschbefehle angeordnet wurde, mit dieser Gelegenheit zurückzukehren.«

»Nein, die Krankenwärter bleiben hier.«

»Aber ich bitte, Herr Oberst! Wir können die Krankenwärter nicht entbehren; wir können die an Bord befindlichen Cholerapatienten wohl behandeln, aber wir können sie nicht verpflegen. Dazu gehören ja die darin geübten Krankenwärter.«

»Nun, dann werden die Kameraden den Patienten die nöthige Pflege zukommen lassen, wenn Sie es nicht thun können oder nicht wollen.«

»Aber Herr Oberst! Wir können uns ja bei einer ansteckenden Krankheit nicht auf die Pflege der Kameraden verlassen.«

»Nun ist es genug, Herr Doctor! Die Krankenwärter bleiben hier, Sie beide reisen morgen ab; einen einmal gegebenen Befehl nehme ich nicht zurück. Guten Morgen!« —

Mit einem militärischen Grusse empfahlen wir uns, und kaum waren wir bei der Thür, als der Oberst X. mich allein zurückrief und mir verwies, dass die Masche der Feldbinde nicht an ihrem Orte, d. h. hinter dem Griffe des Säbels sass. Als wir beide den nächsten Morgen auf's Schiff kamen, waren alle Krankenwärter anwesend, welche mit uns die Reise gemacht hatten. Offenbar hat sich dieser Haudegen genirt, vor mir eingestehen zu müssen, dass jedermann in die Lage kommen könnte, »einen einmal gegebenen Befehl« widerrufen zu müssen.

Nach diesen obligaten Vorstellungen fuhren wir durch die Stadt, um die Zeit vor der »Rysttafel« durchzubringen und gleichzeitig einen Totaleindruck von dieser Stadt zu bekommen.

Padang hatte schon im Jahre 1666 eine holländische Niederlassung; als im Anfange des 19. Jahrhunderts die Insel Sumatra in den Besitz von England kam, übersiedelten viele englische Familien von Singapore, von der Insel Pinang und von Malacca dahin und brachten ein neues Element in diese übrigens gut malaiische Stadt. Das englische Interregnum dauerte nur bis zum Jahre 1824, und die eingewanderten Engländer blieben im Lande, vermehrten sich, ohne jedoch den Charakter der Stadt zu beeinflussen. Im Allgemeinen ist ja der Unterschied der englischen und holländischen Städte in den Colonien geradezu auffallend. Der Engländer behält auch in den Tropen seine heimathlichen Sitten und Gebräuche bei; der Holländer jedoch fügt sich so viel als möglich in die Sitten des Landes.[1]) In Padang ist heute von der Anwesenheit dieses englischen Elementes absolut gar nichts zu merken: es ist eine holländisch-

---

[1]) Vide I, Seite 132.

indische Stadt wie jede andere auf Java oder Borneo oder Sumatra. (Medan auf der Ostküste dieser Insel ist eine Ausnahme.) Die Häuser selbst tragen ausgesprochen den indischen Charakter (Fig. 2 u. Fig. 23). Sie bestehen aus Holz, ruhen auf Pfählen und sind mit Atap gedeckt. Auch steinerne Häuser sah ich in Padang; sie fallen aber geradezu durch ihre Einfachheit und ich möchte sagen auch durch ihre Stillosigkeit auf. Dazu gehören vier Privathäuser, der Justizpalast (?), das Haus des Gouverneurs, das Hauptgebäude des Militär-Spitales, die Wohnungen der Officiere, die Bureaux und Magazine der grossen europäischen Firmen und die meisten chinesischen Wohnungen.

Wir besuchten einen alten Collegen und hatten also gute Gelegenheit, ein malaiisches Haus in allen seinen Theilen besichtigen zu können. Seine Vortheile gegenüber dem steinernen Hause oder dem der Javaner überwiegen die Nachtheile.

Es stand auf ungefähr einen Meter hohen Pfählen, hatte Wände aus Holz, und eine hölzerne Treppe mit Geländer führte in die vordere Veranda. Das Dach war mit Atap, d. i. den getrockneten Blättern der Nipahpalme, gedeckt und überragte das Haus um ungefähr 2 Meter, d. i. die ganze Breite der Veranda. Kaum hatten wir unsern alten Bekannten begrüsst, konnte ich mich der Bemerkung nicht enthalten, wie sie denn in einem solchen einfachen Hause wohnen könnten. Schon der erste Schritt, den wir in der Veranda machten, erschütterte das ganze Haus. Lachend erwiderte er: »Sehen Sie, Herr College: Die Vortheile dieses Schüttelns kennen Sie ja gar nicht. Wenn irgend ein Dieb oder sagen wir ein Liebhaber meiner 56jährigen Frau in der Nacht das Haus betreten wollte, würde das Schütteln mich sofort aus dem Schlafe wecken. Auch die Elefanten, die sich glücklicherweise nicht in unsere Nähe wagen, können sich unmöglich an den Pfeilern dieses Hauses reiben, ohne dass wir es merken. Ein Tiger wagt es nicht einmal, aus einem solchen Hause seine Beute sich zu holen. Kommt aber ein Erdbeben, so werden wir ganz gut durchgeschüttelt, aber wir fürchten uns nicht im geringsten, unter seinen Trümmern getödtet zu werden. Auf Java stehen die meisten Kamponghäuser ohne Pfähle auf dem Boden; Schlangen, Frösche und alles mögliche Ungeziefer kommen leicht in ein javanisches Bauernhaus. Hier werden wir von diesen ungeladenen Gästen nicht heimgesucht. Sehen Sie sich unsere Wohnung näher an. Hier in diesem Zimmer steht mein Pianino und daneben mein

Bücherkasten. Das Pianino hat seinen schönen hellen Klang beibehalten, den es bei seiner Ankunft hatte, und kein einziges Buch in meinem Bücherkasten ist mit Schimmel bedeckt. Gehen Sie hin zum Oberstabsarzt X., welcher in einem steinernen Hause wohnt; er wohnt allerdings standesgemäss, während ich als pensionirter alter Regimentsarzt nur in einem Kamponghause, in einem malaiischen Wohnhaus wohne. Aber schauen Sie sich sein Pianino an; Sie spielen doch Klavier; wenn Sie die Tasten anschlagen, brummen Ihnen die verrosteten Saiten ein Lied vor, dass Sie aus den Nebentönen und von falschen Tönen ein Studium machen können. Uebrigens ist es gar nicht wahr, dass ich, wie die Leute mir vorwerfen, in einem Kamponghause wohne. Die Eingeborenen haben ja gar kein Geld. sie sind zu arm dazu, um ein solch elegantes Haus sich zu bauen. Ihre Häuser haben nur Wände aus Bambusmatten und der Boden ist ebenfalls nur ein Flechtwerk aus Bambus oder aus dünnen Aesten aus weichem Holz. In einem solchen Hause haben es die Herren Mörder und die etwaigen Liebhaber der Hausfrau sehr leicht, den Eigenthümer aus dem Wege zu räumen: sie stecken ganz einfach die Lanze durch die Lücken des Bodens, und der Eigenthümer ist eine Leiche. Dies habe ich natürlich nicht zu fürchten, weil dieses Haus von einem reichen Malaien und zwar einem Nachkommen des Radja von Menangkabau gebaut wurde; es besteht also ganz aus Brettern und nur das Dach verräth den nationalen Ursprung. Dieses primitive Dach hat auch einige Vortheile und nur wenige Nachtheile. Die versengenden Strahlen der Tropensonne sind nicht im Stande, durch dieses Dach ins Haus zu dringen; also zu jener Stunde des Tages, in welcher durch die senkrecht herabfallenden Strahlen die Luft geradezu heiss zu nennen ist, ist das Innere meines Hauses am wenigsten von der Tropenwärme belästigt. Aber auch niemals dringt der Regen in die Wohnung; die ersten Regentropfen befeuchten die Blätter hinreichend, um die ganze Bedeckung zu einer compacten Masse umzuwandeln, welche selbst durch den stärksten Wind nicht gelockert wird. Wenn Sie heute Abend beim Oberstabsarzt X. eine Visite machen werden, wird es keine 10 Minuten dauern, bis seine Frau, eine echte Nonna, das Gespräch auf uns, resp. auf unser Haus leiten wird; sie wird es als eine Schande bezeichnen, dass ich als Arzt in einem »malaiischen Hause« wohne. Wenn dies geschieht, schauen Sie sich sofort die Mauern ihrer Veranda an. Wenn nicht zufällig heute früh der Kebóng (= Gartenknecht) die Mauern mit der Kalkquaste übertüncht hat, werden Sie bis zur Höhe des Tisches die braunen Streifen der Feuchtigkeit sehen, welche aus dem Boden in die Mauern dringt. Noch besser können Sie sich davon überzeugen, wenn in der Frühe des Morgens die Thüren des Hauses geöffnet werden und man aus der frischen Luft in's Haus tritt. Sie haben keine Idee, wie dumpfig die Luft in einem solchen steinernen Hause während der Nacht wird. Schauen Sie sich übrigens meinen Plafond an und den im Hause des Oberstabsarztes. Hier sehen Sie zwischen den Wänden und dem Dache einen freien Raum von ungefähr 20 cm; durch diesen dringt die im Hause durch unsere Ausdünstungen mit Kohlensäure geschwängerte Luft hinaus in's Freie. Dort bleibt sie am Plafond hängen, weil die Fenster weit vom Plafond entfernt sind. Allerdings hat »Mutter die Frau« in meinem Hause grosse Scherereien mit dem Staub, welcher bei Windschlägen vom Plafond in's Innere fällt, und manchmal ist es thatsächlich hier so warm, dass sie bedauert, nicht in einem steinernen Hause zu wohnen. Wenn sie aber dann wiederum hört, mit wie vieler Mühe die Frau Oberstabsarzt den Schimmel von ihren Schuhen und von ihren Kleidern fernhalten kann, dann ist sie wiederum mit ihrem Schicksal versöhnt, in einem »malaiischen Hause« wohnen zu müssen. Beinahe hätte ich noch den bedeutendsten Vortheil eines hölzernen Hauses anzuführen vergessen. Mein Haus steht, wie Sie sehen, auf Pfählen von 1 Meter Höhe; steinerne Häuser müssen auf dem Grunde stehen. Der Boden ist reiner Alluvialboden und geschwängert von pflanzlichen und thierischen Organismen; Korallenkalk mit seinen todten Korallenthieren wurde verwendet, um dem Grunde, auf welchem die Häuser gebaut werden, eine grössere Härte zu geben. Die aus diesem verpesteten Grunde aufsteigenden Miasmen werden in meinem Hause mit jedem Zugwinde in die freie Luft getrieben; bei einem Hause ohne Pfähle bleiben sie in dem Boden, dringen in die Mauern und gelangen von diesen in die Wohnräume. Nein; ich bleibe in meinem Kamponghause wohnen und habe gar kein Verlangen nach einem noblen, steinernen Hause.«

Im Ganzen und Grossen konnte ich diesem Herzensergusse meines alten Collegen meine Zustimmung aus Ueberzeugung geben; ich hatte ja schon damals Gelegenheit gehabt, in allen möglichen Sorten von Häusern zu wohnen, und noch heute würde ich aus denselben Ursachen einem hölzernen Hause unbedingt den Vorzug einräumen.

Es war keine officielle Visitenzeit, da diese in Indien um 7 Uhr beginnt. Wir entfernten uns, nachdem wir noch versprochen hatten, vor unserer Weiterreise noch einmal vorzusprechen und uns für den guten Willen bedankt hatten, als er uns zur »Rysttafel« einladen oder eine Contrevisite machen wollte. Wir fuhren noch eine halbe Stunde in der Stadt herum, sahen zwei Mühlen zur Entpolsterung des Reises, zwei Eisfabriken, zwei Buchdruckereien, eine Mineralwasserfabrik, vierzehn chinesische Mühlen zur Entpolsterung des Reises, fünf chinesische Brodbäckereien, vierzig malaiische Schmiede, fünf chinesische Oelmühlen, einige Ziegelfabriken und zahlreiche Werkstätten von Silber- und Goldschmieden, und zuletzt fuhren wir durch einen Kampong, an dessen Ausgang eine Gruppe malaiischer Frauen (Fig. 24) stand, welche ich, nach ihren Haartrachten zu urtheilen, für Bewohner des nordöstlichen Atjehs gehalten hätte.

Endlich hatten wir nach der Behauptung des Kutschers »ganz Padang« gesehen. Es ist eine echt tropische Stadt; alle Häuser sind mit einem kleinen Garten umgeben — nur nicht das »Officierscampement«, oder es wird besser bezeichnet mit den Worten: Padang ist ein grosser Garten, in welchem hin und wieder ein Haus gesehen wird. Palmen und Bananen, Waringinbäume sind die auffallenden Vertreter der Tropenflora; jedes Haus hat in seiner Veranda eine grössere oder kleinere Zahl Blumentöpfe mit Rosen, Dalias, Pegonias u. s. w. u. s. w. Die lieblichen, duftenden und bunten Kinder der Flora zieren die Häuser, während die Waldriesen in den Gärten unser Staunen erregen und die Obstbäume mit ihren herrlichen, oft riesigen und stark duftenden Früchten unsern Gaumen und nicht weniger unser Geruchsorgan ergötzen.

Um 12 Uhr kamen wir im Hôtel an und wurden von einer Schaar Hausirer empfangen, welche im Allgemeinen in den Häfen der holländischen Colonien lange nicht so lästig sind als jene in Singapore oder in Port Said u. s. w. Zahlreiche Nationen hatten unter ihnen ihre Vertreter; chinesische, javanische, arabische, klingalesische Händler boten die Industrieproducte ihres Landes oder europäische Waaren und malaiische Goldschmiede ihre Silber- und Goldwaaren feil. Es waren darunter wirklich reizende Nippessachen in Filigran gearbeitet. Am häufigsten verkauften sie indische Früchte aus Silber verfertigt, so z. B. Durian, Ananas, Rambutan u. s. w.; ich erstand jedoch eine Möbel-Garnitur en miniature, welche allerliebst aussah; einen Divan, einen Tisch, sechs Sessel und zwei Schemel; auch zwei aus Gold gearbeitete Durians erstand ich um ziemlich niedrigen Preis. Sie hatten dabei einen eigenthümlichen Maassstab im Gebrauch. Sie hatten eine kleine Waage bei sich und gebrauchten statt Gewichte Silbermünzen für die aus Silber verfertigten Nippessachen. Obwohl ich noch bezweifle, dass diese Silberwaaren denselben Feingehalt als die betreffenden Silbermünzen hatten, so gingen sie niemals in ihrer Preisforderung unter dieses Gewicht; immer musste man mehr bezahlen als das Gewicht der betreffenden Münze; anderseits muss ich gestehen, dass sie sich oft mit einem Arbeitslohn als Gewinn begnügten, der für einen europäischen Arbeiter oder Künstler geradezu undenkbar wäre. Auch bieten sie sich zur Anfertigung von Armbändern, Haarnadeln, Gürteln und Ringen nach jeder beliebigen Form an und gebrauchen in gleicher Weise das Gewicht der erhaltenen Silbermünzen zur Controlle des Silbergehaltes. Am häufigsten verfertigen sie für die Frauen der Eingeborenen Platten zu einem silbernen Gürtel und verwenden dazu die silbernen Ryksdaalder (= à $4^1/_4$ Mark) und weisen in der Regel die Münzen anderer Staaten als minderwerthig zurück, so z. B. die auf der Ostküste Sumatras stark circulirenden mexikanischen, japanischen und amerikanischen Dollars. Diese Gürtel haben jedoch nur geringen künstlerischen Werth, weil das zu dünnen Platten geschlagene Metall gepresst wird. Alle anderen Sachen zeigen die Filigranarbeiten geradezu in ihrer Vollkommenheit und können mit den schönsten Erzeugnissen in der Türkei, Schweden, Holland, Ungarn an Feinheit der Arbeit concurriren. Diese Kunst ist so ziemlich beinahe unter allen malaiischen Stämmen dieser Insel verbreitet; die Padangschen Silberarbeiten sind jedoch die schönsten.

Das Hôtelleben in Padang unterscheidet sich nur wenig von dem anderer Städte auf den Inseln des indischen Archipels. Die Hôtels sind primitiv eingerichtet, bieten für den mässigen Preis von 4—6 fl. per Tag oder 90—120 fl. per Monat volle Verpflegung, incl. freies Eiswasser und Genever vor den zwei Hauptmahlzeiten, und gestatten in ziemlich ausgedehnter Weise das freie ungenirte Leben des häuslichen Herdes. Die Damen erscheinen zur Rysttafel (Mittagstisch) auch in Padang in Haustoilette, und in der Veranda, welche die einzelnen Hôtelzimmer begrenzt, sieht man das ganze Familienleben der verheiratheten Gäste coram publico sich abspielen. Bereits im zweiten Band habe ich dieses den Europäern fremd erscheinende sociale Bild ausführlich geschildert, und ich will darum nur noch mittheilen, dass Padang[1]) noch mehr als alle indischen Städte dem Sprüchwort huldigt: Ländlich, sittlich.

Mit dem gewöhnlichen Tagesprogramm schlossen wir diesen ersten Tag unseres Aufenthaltes in Padang. Nach dem Nachtmahl zogen wir die Haustoilette an und setzten uns in die vordere Veranda des Hôtels, um »Klima zu schiessen«.[2]) Wir waren von den eng anschliessenden Kleidern befreit und athmeten und transpirirten also freier und bequemer. Ein leiser Zephyrwind wehte von Osten her über die Stadt. Vor uns lag das Meer, und tosend und brüllend stürzten sich die Wellen zwischen den kleinen Inseln auf das naheliegende Ufer, und tiefe Finsterniss bedeckte den Horizont, und nur selten öffneten sich die Wolken, um irgend einem Stern sein Licht den Weg zu uns zu gestatten. Plötzlich erhellt sich der ganze Horizont in einem lichtblauen Seelicht, und eine feurige Kugel, beinahe so gross als ein Menschenkopf, fiel vor unseren Augen in die Tiefe des westlichen Horizontes. Nach wenigen Secunden war das Meteor spurlos verschwunden, und nur das Zirpen einiger Grillen störte die majestätische Ruhe der Tropennacht. Wir gingen zu Bett. Es war eine warme Nacht, und wir transpirirten so stark, dass wir zweimal aufstehen und die Leibwäsche wechseln mussten. Um $5^{1}/_{4}$ Uhr wurden wir wach und eilten sofort hinaus in die vordere Veranda, um uns an der frischen Morgenluft zu erquicken. Die Sonne stand noch unter dem Horizonte; aber das Zodiacallicht, dieser »beständige Schmuck der Tropennächte«, hatte bereits seine Lichtbündel gegen

---

[1]) Padang hatte im Jahre 1898 32,038 Einwohner, worunter sich 1805 Europäer, 4103 Chinesen, 121 Araber und 615 andere Orientalen befanden, und ist der Stapelplatz für den Ausfuhrhandel der ganzen „Westküste" Sumatras. Die wichtigsten Exportartikel waren im Jahre

	1890	1897	1898	1899	
Kaffee	67 000	72 000	79 000	81 000	Pikols
Rottang	23 300	20 696	12 945	8 356	„
Benzoe	4 513	5 156	3 643	3 213	„
Tabak	5 730	8 467	7 316	7 418	„
Copra	55 615	43 360	89 297	63 141	„
Häute	28 843	43 360	51 985	47 436	Stück.

Ich muss noch bemerken, dass diese Stadt 59′ 30″ unter dem Aequator liegt, ein warmes und feuchtes, aber nicht ungesundes Klima hat und im Jahre 1898 204 Regentage mit 4973 mm Regen hatte. Die Schwankungen der Temperatur betragen im Durchschnitt täglich 13° C.

[2]) Vide II. Band, Seite 248.

den Zenith gesendet, und der Gegenschein fiel trotz seines schwachen Lichtes mir sofort auf, so dass ich meine Frau auf dieses schöne Phänomen aufmerksam machen konnte, welches auch in Europa bekannt ist, aber den Städtebewohnern beinahe niemals auffällt. Wie wenigen selbst sehr intelligenten Männern ist dieser Terminus technicus »Zodiacallicht« geläufig, obschon Fachmänner schon vor mehr als 200 Jahren eine ausführliche Beschreibung dieses oft reizenden Phänomens gebracht haben! Vor uns lag der westliche Horizont; wir haben also des Morgens nur den Gegenschein sehen können. Nachmittags um $^3/_46$ war der Himmel unbedeckt, und ich konnte meiner Frau das Zodiacallicht in seiner ganzen Pracht demonstriren. Es war ein heller kegelförmiger Schein von grösserer Intensität als die Milchstrasse und hatte eine etwas weniger helle Hülle. Auch in Indien ist diese Erscheinung trotz ihrer relativ schönen Pracht der grossen Menge unbekannt. Die Erklärung für diese auffallende Thatsache ist nicht schwer. Die scheidende Sonne erzeugt am westlichen Himmel geradezu ein Feuermeer; das intensivste Gelb spiegelt in den Wolken abwechselnd mit einer tiefen rothen Gluth ein so scharfes, blendendes und reizendes Farbenbild ab, dass das Auge davon gesättigt und selbst ermüdet dem nachfolgenden Zodiacallicht keine Aufmerksamkeit mehr schenkt.

Der Tropen Pracht und Herrlichkeit, die Ueppigkeit ihrer Fauna und Flora vereinigen sich in der westlichen Hälfte Sumatras mit einem sanften herrlichen Klima, das in den höheren Regionen geradezu subtropisch genannt werden kann und jeden Vergleich mit dem des südlichen Italiens erlaubt.

Erst in dem letzten Decennium dachte die holländische Regierung daran, in grösserem Maassstabe den Reichthum des Landes zu heben und legte im Süden der Stadt einen neuen Hafen, den Emmahafen, an und baute eine Eisenbahn, welche vorläufig dem Transporte der Kohlen aus den Ombilienfeldern zu Statten kam.

In früheren[1]) Jahren war der bedeutendste Exportartikel der Caffee, dessen Bau vielen Kampongs, unter dem Namen »Gouvernementscultur«, im Robotdienste auferlegt wurde (neben Reis, Pfeffer, Kokosnüssen, Muskatnüssen, Tabak und Djattiholz (Tectonia grandis); d. h. den Einwohnern der einzelnen Kampongs wurde befohlen,

---

[1]) Für das Jahr 1902 wird von der Lidgerwood Manufacturing Comp. die Ernte des Gouvernementscaffee der ganzen Westküste Sumatras auf 37550 Pikols Javacaffee und 1200 Pikols Liberiacaffee geschätzt.

eine gewisse Anzahl Caffeebäume zu pflanzen und deren Erträgnisse gegen 15 fl. per Pikol (= 62½ Kilo) in die Lagerhäuser der Regierung einzuliefern, welche bei niedriger Schätzung 24 Fl. (= 40 Mark) per Pikol verdiente.

Dieser »Culturzwang« ist schon sehr alt; mir wenigstens ist schon aus dem Jahre 1823 ein derartiger Erlass bekannt. Wie es mit allen Gesetzen und Reglements ergeht, so geschah es damals und so geschieht es auch noch heute, dass die Ausführung des »Culturzwanges« in den einzelnen Bezirken stark variirte. Dieser war, wie der Herr P. J. Kooreman im Jahre 1900 im »Indischen Gids« mittheilte, in der Mitte des vorigen Jahrhunderts ein Zwang stricte dictu.

... »Alles geschah im Robotdienst, und vor Anbruch des Tages kamen hohe und niedrige Beamte mit ihren Knechten in die Kampongs, um die Männer, manchmal selbst handtastlich, aus ihren Häusern in ihre Caffee-, Pfeffer- und Reisfelder oder nach den Wegen, Brücken und Wasserleitungen zu jagen, wo sie unter strenger Aufsicht oft vierzehn Tage hintereinander schwere Arbeit verrichten mussten. Faulheit oder Nachlässigkeit wurden mit Extraarbeit, Geldstrafe, Zwangsarbeit oder mit Blockarrest bestraft. Bis zum Jahre 1852 mussten die Gefangenen für ihre Kost selbst sorgen, und, wurde ihnen von den Verwandten kein Essen gebracht, mussten sie entweder Hunger leiden oder das Essen von den Polizeisoldaten oder von den Gefängniss-Aufsehern um theures Geld erstehen. Kein Gestrafter wurde entlassen, bevor die Geldstrafe und die Auslagen bezahlt waren. Eigensinnige Cultur- und Robotschuldige wurden mit Stockschlägen oder Ohrfeigen zur Gehorsamkeit gebracht, und gelang es nicht mit diesen Zuchtmitteln, dann wurden sie damit bestraft, dass sie einige Stunden mit einem Fuss in einem Block stehen mussten, welcher ungefähr einen Meter hoch war. Manchmal wurden ganze Familien aus ihren Kampongs und ganze Kampongs zur Auswanderung gezwungen.

Wurde nicht genug Caffee gepflanzt und eingeliefert, oder wurden nicht genug Robotdienste geleistet, dann wurden die Häuptlinge dafür angesprochen, und sie wurden mit Extraarbeit, Arrest, Blockarrest, Abschied aus dem Dienste, man behauptet sogar mit Verbannung nach der Insel Nias gestraft. Hin und wieder machte die Garnison einen Marsch in die Kampongs, wo die gegebenen Befehle nicht genau ausgeführt waren, und dann mussten Häuptlinge und Bevölkerung zur Strafe für Logis und Nahrung der Soldaten sorgen.«

Es wird wohl niemanden wundern, dass solche Zustände den holländischen Dichter Douwes Dekker[1]) zu jenem Aufschrei der Entrüstung veranlassten, welcher als Roman unter dem Namen »Max Havelaar« vor 40 Jahren (Mai 1860) nicht nur »Insulinde«,

---

[1]) Vide Band II, Seite 61.

sondern auch ganz Holland aus seinem Indifferentismus herausriss. Wenn aber Douwes Dekker später bei einem Congress in Brüssel Holland darum den »Raubstaat zwischen der Maass und Schelde« nanute, ging er zu weit und charakterisirte sich selbst als das, was er thatsächlich ist, als einen Phantasten.

Sehen wir uns die thatsächlichen Verhältnisse etwas näher an. Wir müssen dabei scharf unterscheiden zwischen dem Malaien der Küste und jenem des Innern des Landes. Der erstere ist durch den Contact mit den seefahrenden Nationen und durch den steten Kampf mit dem Meere ein unternehmender, handeltreibender Seefahrer geworden (in früheren Zeiten war er auch Seeräuber), der bis in die entlegensten Inseln des Archipels mit seiner Paun gelangt. Der Malaie des »Oberlandes« ist jedoch nichts mehr und nichts weniger als ein grosses Kind. Sorglos lebt er in den Tag, so lange die üppige Tropennatur die Mittel für seinen Unterhalt freigebig schafft, und fröhnt seinen Gelüsten: der Liebe, dem Würfelspiel und in einigen Gegenden dem Opium. Er denkt nicht an den morgigen Tag, an etwaige schlechte Ernte, an Wechselfälle des Lebens. Misslingt die Ernte, tritt Hungersnoth ein, überfallen Tiger seine Herde, überströmen die ausgetretenen Wassermassen seine Felder u. s. w., dann ist er Fatalist bis zum Uebermaass. »Tuwan Allah Kassih«[1]) ist sein Loosungswort, und er thut dann nur das Unvermeidliche, um sich aus seinen Nöthen zu retten.

Diesem Volke gegenüber hat Holland als die herrschende Macht die moralische Pflicht der Pädagogik, die Menschen zur Arbeit zu führen und, wenn es nöthig ist, selbst zu zwingen. Die Erfahrung bestätigt die Richtigkeit dieser Pflicht; der Zwang ist nöthig, um »dem grossen Kinde« den Segen der Arbeit zum Bewusstsein zu bringen. Wir sehen ja jetzt z. B. in der Provinz Palembang, dass jener Theil, aber auch nur jener Theil, welcher Decennien lang unter dem »Culturzwang« geseufzt hat, den Nutzen der »Caffeecultur« u. s. w. jetzt erkennt und freiwillig arbeitet. In den anderen Theilen des Landes, d. h. in jenem Gebiete, welches durch seine Unabhängigkeit niemals einen Culturzwang kannte, haben sich die Zustände noch nicht weit über die erste Stufe der Civilisation erhoben und ungeheuere Schätze ruhen ungehoben im Schoosse der Erde.

Der Culturzwang hatte im vorigen Jahrhundert gewiss seine Berechtigung. Wenn aber der Herr Kooreman mittheilt, dass man

---

[1]) = Gott hat es gegeben (M.).

heute überall gegen den jetzt herrschenden »milden Culturzwang« Antipathie habe, dass:

»wo und bei wem wir uns informirten, immer diese Antipathie so gross war, dass ein Wiederaufblühen der Caffeecultur d. h. bloss durch bessere Controlle und bloss durch sanften Zwang oder durch Ueberredung unmöglich sei.

Will die Regierung mehr Caffee haben, dann möge sie die Stockschläge für nachlässige Culturpflichtige wiederum einführen und ebenso streng als früher anwenden: dann allein kann sie ebensoviel, wenn nicht mehr Caffee als früher erhalten. So urtheilen die besten Häuptlinge über das jetzt herrschende Princip und wir sind ganz ihrer Ansicht.« . . .

wenn also ein Beamter, wie der Herr Kooreman, der sieben Jahre lang den »Culturzwang« täglich in seinem ganzen Umfange und in allen seinen Folgen beobachten konnte, der Land und Leute kennt, wenn ein solcher Mann trotz der herrschenden freien Auffassung einen strengen Culturzwang für die Bewohner der Padangschen Niederlande fordert, dann allerdings tritt die Frage an uns: Hat Herr Kooreman in diesem Falle das Interesse der Bevölkerung, das der holländischen Regierung oder vielleicht sogar beide Factoren sich vor Augen gehalten? Im Osten der Insel erhält der Eingeborene von particulieren Unternehmern fl. 50 (= 83 Mk.) für den Pikol und hat davon seine diversen Steuern zu bezahlen; früher zahlte der Staat ihm 15 fl. für den Pikol ohne andere Steuern von ihm zu verlangen. Es würde mich zu weit führen, um auszurechnen, in welchem Falle die holländische Regierung grössere Einnahmen aus dem betreffenden Landstriche zieht und in welchem Falle der Bauer einen reichlicheren Lohn für seine Arbeit findet. Der Herr Kooreman bringt von seinem früheren Amtsbezirke folgende statistische Angaben, welche hinreichend Antwort auf diese Fragen geben.

»In den Jahren 1887—1889 betrug die Ernte der Bezirke Ngalau Gedang, Pantjong Tebal, Muara Ajer und Kota Ranah, zusammen ± 5000 Seelen und 841 Culturpflichtige zählend, 2532, 3324 und 1609 Pikol und von den fünf übrigen Bezirken mit ± 4000 Seelen und 650 Culturpflichtigen nur 73, 114 und 6 Pikols. Von den 841 Culturpflichtigen wurden also in diesen drei Jahren, bei einer Bezahlung von 15 fl. per Pikol, an die Regierung eingeliefert 7272 Pikols Caffee oder durchschnittlich pro Jahr und pro Kopf 2,88 Pikol.

»Bei mässiger Berechnung hat die Regierung während dieser drei Jahre durchschnittlich 25 fl. per Pikol gewonnen, so dass von ihnen während dieser Zeit 171 800 fl. zu den Verwaltungskosten beigetragen wurden, d. h. fl. 204 per Kopf und fl. 68 per Jahr, während sie selbst für ihren Caffee im Durchschnitt jährlich nur fl. 42,20 erhalten haben.

»Die 650 Culturpflichtigen der Bezirke Pulut Pulut, Batang, Tarataq Teling, Tarataq Baru und Tarataq Pisang lieferten in diesen drei Jahren 193 Pikols Caffee, besorgten der Regierung einen Gewinn von fl. 4825 und trugen also fl. 2475 per Jahr und Kopf zu den Verwaltungskosten bei.«

Der »Culturzwang« ist noch heute für einen Theil der Insel Sumatra ein unentbehrlicher Factor zu dem grossen und schönen Ziele, welches die holländische Regierung sich stellen muss: Die grossen Schätze dieser Insel zu heben, die Bevölkerung zu arbeitsamen friedlichen Bürgern des grossen Reiches »Insulinde« zu erziehen und nicht nur Sicherheit des Lebens und des Eigenthums, sondern auch Freude am Leben und Genuss im Leben ihnen zu geben.

Es wird natürlich dem politischen Tacte ein grosses Feld eröffnet für die Erwägung, wo der strenge »Culturzwang«, wo ein milder Druck und wo überhaupt kein Zwang diesbezüglich auszuüben sei. Die Adat, das Gewohnheitsrecht der Eingeborenen, muss dabei ebensoviel respectirt, als der Bodenreichthum, der Charakter des betreffenden Stammes und die vorhandene Industrie berücksichtigt werden müssen. Die zahlreichen Stämme, welche diese Insel bewohnen, zeigen ja grosse Unterschiede in ihren Sitten und Gebräuchen, und die geologische Formation des Landes ist ja beinahe nach allen Richtungen der Windrose eine verschiedene.

Selbst das Gebiet »des Gouvernements der Westküste von Sumatra« ist nach keiner Richtung hin ein einheitliches.

Politisch wird es in drei »Residenties« eingetheilt. Die erste Residentie »Tapanuli«[1]) reicht von der atjeeischen Grenze 0º 15' N. B. nach Süden, wo das Vorgebirge Tua mit dem Berge Bagumba (374 Meter hoch) an der Küste eine natürliche Grenzmauer dieser beiden Provinzen bildet. Die Hauptstadt Siboga liegt in dem schönen Meerbusen von Tapanuli, welcher im Westen von der Insel Mansalar gegen die stürmische Brandung der indischen See geschützt wird. Die zweite Residentie heisst Padaugsche Niederländer[2]) und zieht längs der Küste bis zur Residentie Benkulen (2º 30' S. B.). Ihre Ostgrenze ist der Kamm des grossen Barisangebirges, welches beinahe

---

¹) Tapanulie ist 763,5 ☐M. gross und hatte (im Jahre 1897) ungefähr 300 000 Seelen mit 806 Europäern und 1285 Chinesen.

²) Padangsche Benedenländer sind 322,1 ☐M. gross und haben ungefähr 330 000 Seelen mit 1888 Europäern und 5566 Chinesen.

parallel mit der Küste die Insel in zwei (ungleich grosse) Hälften theilt. Die dritte Provinz (im Osten) heisst Padangsche Oberländer [1]) mit der Hauptstadt Fort de Kock und grenzt an zahlreiche noch unabhängige Stämme, von welchen bereits früher (Seite 68) die Rede war.

Ethnographisch unterscheiden sich die einzelnen Theile der »Westküste Sumatras« so stark, dass es unmöglich ist, in Betreff des »Culturzwanges« eine für alle Stämme — wenn sie auch insgesammt der malaiischen Rasse angehören — geltende Directive zu geben. Ich will nur auf die zwei Extreme hinweisen, zwischen welchen alle Grade der menschlichen Civilisation gerade in diesem Theile Sumatras sich bewegen: Im äussersten Nord-Osten dieser Provinz verkehren die Eingeborenen mit den benachbarten Menschenfressern, und im Hochlande Agam haben die Einwohner eine Sittenreinheit sich bewahrt, welche selbst die civilisirten Länder Europas nicht allgemein kennen. So wie die Pädagogie das Individualisiren zum Axiom ihrer Thätigkeit erklärt hat, ebenso muss die holländische Regierung die verschiedenen Stämme ihres grossen Reiches »Insulinde« nach ihrem jeweiligen Bildungsgrade mit verschiedenen Mitteln in den Kreis der menschlichen Civilisation einführen.

Aber auch die geologische Beschaffenheit dieser Provinz zeigt in ihren einzelnen Theilen so bedeutende Unterschiede, dass die Naturproducte in ihren Sorten stark differiren und darum gewiss keine einheitliche coloniale Politik ermöglichen. In den Niederungen der Küste haben wir ja reine Tropenvegetation; in dem Barisangebirge herrscht subtropisches Klima, und europäisches Gemüse gedeiht dort ebenso gut als auf den Feldern des südlichen Europas. 60 Vulcane besitzt die ganze Insel. Die grosse Erdspalte, welcher das Barisangebirge sein Entstehen verdankt, hat zehn grosse Querspalten. Aus einer derselben entsprangen (nach Carthaus) vielleicht noch in historischer Zeit die drei gewaltigen Vulcane Sago[2]) (12240 Meter hoch), Merapi[2]) (2892 Meter) und der Singalang[2]) (2790

---

[1]) Die „Padangschen Bovenländer" sind 409.6 ☐M. gross und haben ungefähr 737000 Seelen mit 479 Europäern und 1096 Chinesen.

[2]) Der Ingenieur Verbeek entwirft von diesem Theile der Padangschen Oberländer folgendes geologische Schema: Fluss alluvium, Fluss diluvium, See diluvium, Meer diluvium, Eocen, Mergelschiefer, Conglomerate, Kohlen, Kiesel, Alter Schiefer Vulcanenmantel; Augit-Andesit-Basalt; Augit-Andesit-Pechstein; Basalt; Hornblende-Andesit-Pechstein; Diabas, Proterobaas, Gabbro, Quarzporphyr, Syenit, Hornblende-Granit; Syenit-Granit.

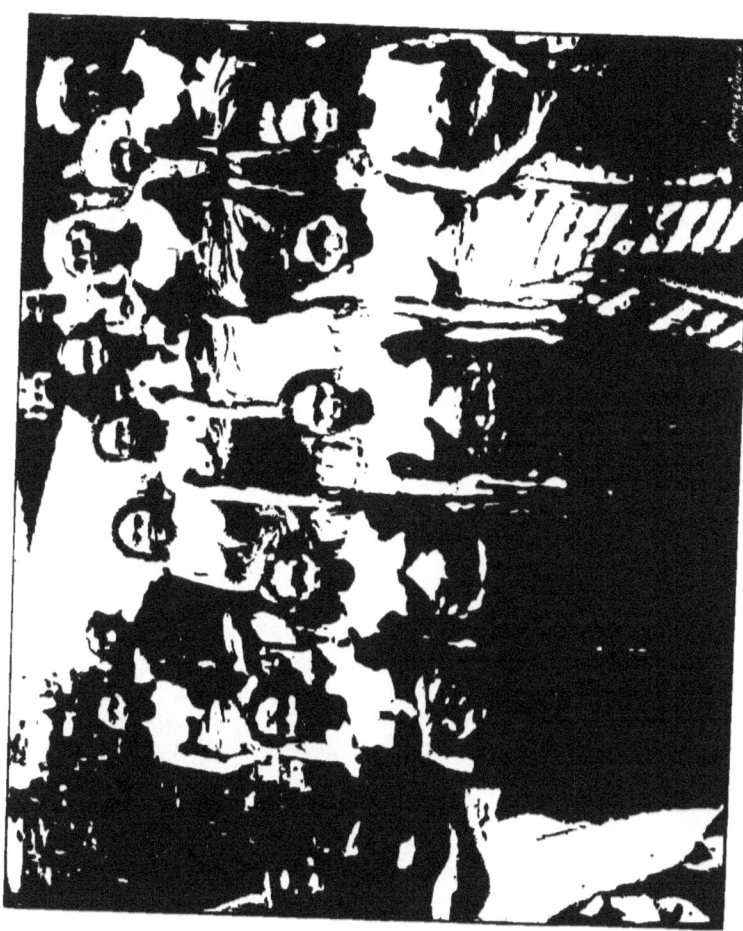

Fig. 24. Eine Gruppe in Pedir gefangener malaiischer Frauen.
(Vide Seite 181.)

Meter). Hier sind grosse Massen des jüngeren vulcanischen Materials aufgehäuft und zwar der Trachyt und Andesit, welche in zerfallenem Zustande eine ausgezeichnete Basis für eine üppige Humusschicht abgeben; und hier wetteifert auch die Tropenvegetation in ihrem ganzen Reichthum mit der Flora der subtropischen Länder. Die grösste Höhe erreicht in dieser Provinz der Berg Ophir oder vielmehr dessen östliche Spitze, der Berg Telaman, 3000 Meter hoch, während unter allen Bergen der ganzen Insel Sumatra in Gross-Atjeh der Luseh oder Sinobong eine Höhe von 3700 Metern erreicht (3° 45′ N. B.). Im Süden liegt der Berg Dempo (4° S. B.) 3170 Meter hoch[1]) und (vide Seite 57) der Indrapura (3690 Meter).

Ob in dieser üppigen Tropenvegetation ein Culturzwang erspriesslich wäre, oder ob auf den kahlen Abhängen einzelner Berge oder im sumpfigen Flachlande die Eingeborenen zur Arbeit gezwungen werden sollen — darüber muss der praktische politische Blick des jeweiligen Regierungsbeamten entscheiden.

Die Sittenreinheit der Bewohner des Padangschen Hochlandes, von dem ich soeben sprach, datirt aus dem Anfange des vorigen Jahrhunderts. Wie bekannt ist, stiftete in Centralarabien ein gewisser Mohamed Abd el Wahhâb am Ende des 18. Jahrhunderts eine neue Secte, welche die Zurückführung des Islamismus auf seine ursprüngliche Reinheit bezweckte. Die Wahhâbiten nahmen an Zahl rasch zu, und ungefähr im Jahre 1801 bemächtigten sie sich Mekkas und zwangen den Sherif dieser Stadt zur Unterwerfung. Damals befanden sich auch drei Malaien aus dem Hochlande Padangs in

---

[1]) Wenn ich oben die höchsten Bergspitzen Sumatras mit ihren Namen anführte, kann ich nicht umhin, mit einigen Worten auch der hydrographischen Verhältnisse dieser Insel zu gedenken, welche ja zum grössten Theile durch die orographische Constellation bedingt sind.

Im allgemeinen zieht auf Sumatra die Wasserscheide von Nord-Westen nach Süd-Osten, d. h. parallel mit der grössten Länge der Insel (1710 Km.). Entsprechend der kleinen Entfernung von der Küste, haben die Flüsse der Westküste ein kleineres Flussgebiet als die der Ostküste, und in Uebereinstimmung mit den geologischen Verhältnissen haben die Flüsse der Ostküste ein stark geschlingertes Flussbett und münden meistens mit mehreren Mündungsarmen in das Meer. Das Deltaland ist auf der Westküste beinahe unbekannt.

Die Insel Sumatra besitzt nur sechs grosse Seen: Den Tawarsee in Gross-Atjeh, den Tobahsee in den Battakländern, den Maninjusee und den Singkarasee im Gouvernement der Westküste, den See von Korinthi und von Bantan im Gebiet der Provinz Palembang.

Mekka und nahmen die Lehren der Wahhâbiten in ihrem ganzen
Umfang an; ja noch mehr; im Jahre 1803 waren sie nach ihrer
Heimath zurückgekehrt und beschlossen, den sittlichen Verfall ihrer
islamitischen Brüder aufzuhalten. Diese drei Hadji (= Mekkapilger)
hiessen Hadji Miskien, Hadji Sumanik und Hadji Piabang. Ihr
erster und bedeutendster Apostel war Tuwanku von Rintjeh, der in
seiner Heimath (Baugsah in Kamang) alle Paughulus (= Priester)
der Umgebung zusammenrief und in leidenschaftlichen Worten die
Fahne des heiligen Krieges entrollte. Er forderte, dass jeder fünf
Mal des Tages seinen Körper reinigen und fünf Mal des Tages sein
Gebet verrichten müsse. Der Genuss von Opium, Tabak. Sirih
und alcoholischen Getränken müsste verpönt sein. Das Abschleifen
der Zähne, Hahnenkämpfe und jedes Würfelspiel müssten verboten
bleiben. Er forderte, dass die Männer einen Bart und weisse
Kleider tragen und den kahlgeschorenen Kopf mit einem schwarzen
Tulband als äusserem Zeichen der neuen Secte bedecken sollten. Die
Frauen sollten ihr Gesicht verhüllen, und niemand dürfe nackt ein
Bad nehmen. Jede dieser Sünden sollte mit dem Tode bestraft
werden.

Seine Tante, die Schwester seiner Mutter, war die erste Märtyrerin
des alten Glaubens; als sie trotz dieser Lehren Tabak kaute, er-
stach er sie mit eigener Hand und überliess ihren Leichnam im Urwalde den wilden Thieren zur Beute. Seine Lehre fand nun mehr
und mehr Anhang, und bald wurde er allein zu schwach, um die
siegreich eroberten Kampongs auch sittenrein zu erhalten; er er-
naunte in jedem dieser neuen Anhänger-Centra zwei Häuptlinge:
den Imam als geistliches Haupt, welcher die neue Lehre predigen,
und den Khalif, welcher jede Uebertretung streng sühnen und
bestrafen sollte. Nach der malaiischen Adat, welche er ebenso
wenig als z. B. die späteren islamitischen Priester in Atjeh aus-
rotten konnte, d. h. nach dem Gewohnheitsrechte der Malaien konnte
jedes Verbrechen durch ein Geldopfer gesühnt werden. Es wurden
also Strafen auferlegt für den Mann, der seinen Bart rasirte, mit
zwei Suku = $^2/_4$ spanische Thaler; wer seine Zähne abfeilte, musste
einen Karbou (Büffel) bezahlen; eine Frau, welche unverschleiert
ging, musste $^3/_4$ Thaler bezahlen u. s. w. u. s. w. Diese Geldstrafen
wurden natürlich eine reichfliessende Quelle für das Einkommen der
Imams; denn der Missbrauch blieb nicht aus, und oft genug geschah
es, dass z. B. Tabak heimlich in die Hütte eines vermögenden

Häuptlings gebracht wurde, und bei gelegener Zeit entdeckt wurde. So wurden die wahhâbitischen strengen Moralitätslehren die Ursachen eines Ausbeutesystems, das zum Aufruhr führen musste. Viele malaiische Häuptlinge flüchteten sich nach Padang und baten um Hülfe gegen den Despotismus der Padri (= Hadji). Sie boten der holländischen Regierung alle Länder an, welche zum früheren Menangkabauischen Reiche gehört hatten — dies geschah den 10. Februar 1821 — und der Padrikrieg nahm seinen Anfang mit der Besetzung von Samawang am östlichen Ufer des Singkarasees. Dieser Krieg dauerte bis zum 14. August 1837, an welchem Tage der Herd der Fanatiker, Bontjol, von den Holländern erobert wurde.

Wenn auch dieser Padrikrieg viele hunderte und tausende Menschenleben gekostet hat, ohne dass die geldgierigen Priester heute um viel besser geworden wären, so haben doch die Lehren dieser Padri in der grossen Menge der Malaien des Padangschen Hochlandes kräftige Wurzeln geschlagen und es ermöglicht, dass an der Grenze der Anthropophagen die Fackel der Civilisation erhoben wurde, so dass diese heute auf eine ganz kleine Strecke an der Küste des Tobasees sich beschränken.

Im Osten der Insel Sumatra haben die Schätze des Bodens und des Urwaldes europäische Pflanzer dahin gelockt, welche mit Hülfe chinesischer, javanischer und anderer malaiischer Kräfte den Reichthum des Landes gehoben haben.

Hier im Westen muss Holland eine andere Colonial-Politik befolgen. Hier müssen europäische Förster und Ingenieure Lehrmeister der Eingeborenen werden; hier muss auch [1]) durch europäische Ackerbaucolonien das reiche Land der weiten Welt eröffnet werden; hier sind Ackerbaucolonien möglich, weil ein italienischer Himmel sich über seinen Feldern und Bergen wölbt und weil ein italienisches Klima die Acclimatisation der Europäer ermöglicht.

Du kannst, denn Du willst.

Also sprach Zarathustra.

---

[1]) und nicht allein durch Handels- und Bergbau-Colonien.

Schluss.

Wieder auf dem alten Dampfer — Die Residentie Benkulen — Katholische Missionäre — Schluss.

Den 26. August 1888 verliessen wir Padang mit demselben Dampfer, dem »General Pel«, welcher uns von Atjeh dahin gebracht hatte. Er hatte im Hafen Zeit und Gelegenheit gehabt, seine Kessel zu repariren, und so vertrauten wir wieder unser Leben und Hab und Gut beruhigt diesem alten Rumpelkasten an. Es sollte anders kommen. Den 27. hatten wir in den ersten Morgenstunden zu unserer Linken die Grenze zwischen dem »Gouvernement der Westküste Sumatras« und der Provinz Benkulen und zu unserer Rechten die Insel Nord Pageh (aus der Gruppe der Nassauinseln), als plötzlich die Schraube ihren Dienst versagte. Ich wachte durch ein ungewöhnliches Geräusch auf dem Schiffe auf und eilte aus der Cajüte, um dessen Ursache zu erfahren. Ein Flügel der Schiffsschraube war gebrochen, und, wie mir der Schiffskapitän mittheilte, musste auf hoher See die Reserve-Schraube in Dienst gebracht werden. Glücklicherweise waren wir von der Küste der Insel Sumatra und den Pageh-Inseln (Fig. 25) weit genug entfernt, um nicht irgendwo zu stranden und eventuell von der grossen Brandung des indischen Meeres auf irgend einen Felsen mit unserem wenig lenkbaren Schiff geschleudert zu werden. Die wenigen Segel, welche das Schiff für einen solchen Nothfall mit sich führte, wurden aufgezogen, und die kleine Brise, welche von Sumatra aus über die Wogen der ruhigen See streifte, gestattete uns, mit der Geschwindigkeit einer alten »Treckschuit«[1]) vorwärts zu kommen. Noch im Laufe desselben Tages war die Reparatur vollendet, und gegen 4 Uhr Nachmittags

---

[1]) Das sind Kähne, welche von Menschen oder Pferden gezogen werden und gegenwärtig nur zum Transport von Waaren in Holland benutzt werden.

konnte der Dampfer uns mit einer Geschwindigkeit von 11 Seemeilen (à 1852—1855 Meter), also circa 20 Km. in der Stunde, längs der Küste der Provinz Benkulen und der Insel Enganon (zu unserer Rechten) unserem Ziele — Batavia nämlich — zuführen.

Während meiner ganzen 21jährigen Dienstzeit wurde in den Zeitungen so selten von der Provinz Benkulen und von ihrer gleichnamigen Hauptstadt gesprochen, dass ich es für ein Eldorado, oder für den Inbegriff eines ruhigen, friedlichen und glücklichen Lebens halten möchte. Im Jahre 1883 wurde allerdings der südliche Theil, und zwar der Bezirk Blimbing, bis zum 5° 40′ S. B. von den stürmischen Wellen der tosenden See bis 2 Km. weit durch den Ausbruch des Vulcans Krakatau schwer heimgesucht.

Die ganze Provinz ist 443,9 ☐M., also beinahe doppelt so gross als das Königreich Württemberg, hat aber nur (im J. 1897) 158824 Einwohner, worunter sich 146 Europäer und 659 Chinesen befinden.

Obschon zahlreiche gute und gutunterhaltene Wege in dieser Provinz sich befinden, und auf der Wasserscheide des Barisangebirges katholische Missionare seit vielen Jahrzehnten[1]) sich angesiedelt haben, so zeigt weder der Import noch der Export irgend welchen Wohlstand an[2]).

Im Jahre 1686 errichteten die Engländer das Fort Malborough, welches in die Hände der Franzosen und später in die der Holländer fiel, um am Ende des 18. Jahrhunderts wieder Eigenthum der Engländer zu werden. Im Vertrage vom 17. März 1824 kam dieses Fort und die ganze Provinz mit den übrigen Besitzungen der Westküste und zwar für immer in den Besitz der holländischen Regierung.

Schon 225 Jahre ist diese Provinz im Besitz europäischer colonialer Mächte, und dennoch deckt sie heute nicht einmal die Kosten der Verwaltung.

Auch in dieser »Residentie« hat die Natur ihren ganzen Reichthum der Flora und Fauna und der Schätze des Erdinnern an indolente, bescheidene und genügsame Malaien verschwendet, ohne

---

[1]) Bis zum Jahre 1893 wurden nur 13 Eingeborene zum Christenthum bekehrt, während die katholische Missionsgesellschaft auf Sumatra 28 und auf der Insel Nias 11 Stationen besitzt.

[2]) Der Import betrug im Jahre 1896 fl. 193000 und der Export fl. 79300.

dass diese selbst oder die grosse weite Welt[1]) die Schätze des Landes nur angefangen hätten zu suchen, zu finden und zu heben. Auch hier ist ein mildes Klima, auch hier wölbt sich ein azurblauer Himmel über fruchtbaren Abhängen mit einem üppigen Boden. Auch hier kann der europäische Bauer, fern von einem mit Miasmen geschwängerten Sumpfboden, den Gefahren des Tropenlebens entrückt, sich acclimatisiren, gedeihen und sich fortpflanzen. Holland muss sich zu dieser That aufraffen; denn:

Du sollst, denn Du musst.

Also sprach Zarathustra.

---

[1]) Seit ein paar Jahren befinden sich an ihrer Ostgrenze zwei neue Gesellschaften zur Gewinnung des dortigen Goldes.

Anhang.

Knöchelfieber — Die Lâtahkrankheit — Indische Spruw — Tropenhygiene.

In allen drei Theilen dieses Werkes hatte ich keine Gelegenheit, mich auch mit dem Knöchelfieber = Denguefever, mit der Lâtahkrankheit und mit der Aphthae tropicae = indischer Spruw zu beschäftigen, obwohl diese Tropenkrankheiten stricte dictu auch auf den Inseln des indischen Archipels vorkommen.

Ich glaube also diese Lücken nachträglich ausfüllen zu müssen und ich lasse daher an dieser Stelle das für Laien Wichtigste und Wissenswertheste aus dem Symptomencomplex dieser Krankheiten folgen und zwar als Auszug aus den in medicinischen Zeitungen von mir veröffentlichten Aufsätzen.

Nebstdem halte ich es für zweckmässig, ein Resumé aller angedeuteten und zerstreut vorkommenden Fragen der Tropenhygiene zu bringen, um dem Touristen einen hygienischen Rathgeber auf seinen Reisen in das Land des ewigen Grüns und des ewigen Sommers mitzugeben.

Ich und viele tausend Andere sind den Gefahren des Tropenklimas entronnen; das gemässigte und das kalte Klima haben wie das tropische und das subtropische Klima ihre Gefahren.

Die moderne Hygiene zeigt uns diese Gefahren und zugleich die Mittel und Wege, um ihnen zu entgehen.

Mögen also noch tausende Andere hinaus in die weite Welt ziehen, wo der Kampf um's Dasein ein leichter ist, und an Ehren und Schätzen reich entweder in ihre Heimath zurückkehren oder weit von ihr entfernt sich der Früchte ihrer Arbeit im Schatten mächtiger Baumriesen bis an die Grenze des menschlichen Lebensalters erfreuen.

I. Eine seit zwei Monaten auf Java herrschende Epidemie von Knöchelfieber = Denguefieber.

Am 12. Januar 1901 brachte die Amsterdamer Zeitung »Het Handelsblad« das Telegramm aus Surabaya, dass dort eine Epidemie von Knöchelfieber wüthe, welche eine bedeutende Störung in dem geschäftlichen Verkehr der Stadt veranlasse, sich nach dem Westen der Insel ausbreite und bereits die Mitte Javas ergriffen habe.

Obwohl die letzte Epidemie von Denguefever, wie sie in Englisch-Indien genannt wird, im Jahre 1872 bis 1873 auf den Inseln des indischen Archipels geherrscht hat, so glaube ich doch einen solchen Fall gesehen zu haben, und zwar in Batavia. Es war im Jahre 1880, als ich im grossen Militärspitale zu Weltevreden als »Doktor der Wacht« (= du jour) einen Patienten mit allen Symptomen des Scharlachs aufnahm.

Ich wusste zwar, dass auf Java Scarlatina nicht vorkomme, aber das Bild dieser Krankheit war mir so geläufig, dass ich dem Spitalchef von dem »Scharlachfalle« Rapport erstattete. Ich war nicht überrascht, als dieser erfahrene Oberstabsarzt rundweg erklärte, dass es auf Java überhaupt keinen Scharlach gäbe, dass aber dieser Fall wahrscheinlich ein isolirter Fall von Knöchelfieber sei, ebenso als von der Cholera hin und wieder einzelne Fälle bekannt werden, welche sich nicht zu einer Epidemie ausbreiten. Der weitere Verlauf dieses Falles sprach auch so wenig für Scarlatina, dass ich noch heute glaube, einen isolirten Fall von demám model baru (Fieber mit einer neuen Form M.) geschen zu haben.

In der »Encyclopädie van Nederlandsch Indië« wird als Verbreitungsbezirk des Knöchelfiebers ein Gürtel angegeben, welcher im Norden von 32º 41' n. B. und im Süden von 23º 23' seine Grenze findet und zwar längs beider Hemigloben. Das Knöchelfieber ist also eine Tropenkrankheit kat' exochen.

In der Regel tritt die »Colorado« — um auch aus den spanischen Colonien ein Synonym für diese Krankheit zu bringen — als gewaltige Panepidemie auf. Tausende und Tausende werden von ihr gleichzeitig erfasst; nicht alt, nicht jung wird von ihr verschont; gut genährte Individuen fallen ihr ebenso zahlreich zum Opfer, als alte, cachektische Menschen; die weisse Rasse zählt wie die braune oder wie die Mischrasse ebensoviel Opfer. Dr. van der Burg sah in der Epidemie von 1872 in Batavia sehr oft ganze Familien mit allen Bedienten von der »Knokkelkoorts« ergriffen.

Der Krankheitserreger des Knöchelfiebers ist zwar ein »strenger Herr, aber er regiert nicht lange« (holländisches Sprichwort), dies ist die Ursache, dass diese Patienten nicht lange leiden und dass nur wenige ihm erliegen.

Die pathologischen Veränderungen an der Leiche sind bis jetzt nur wenig bekannt; mehrere englische Aerzte haben zwar an einigen Leichen Section gehalten, aber bis auf einen schwachen serösen Erguss in einzelnen Gelenken nichts Pathognomisches gefunden. Die Zahl der Todesfälle ist bis jetzt auch auf Java zu klein gewesen, um auch aus dieser Epidemie ein reichlicheres Material für Untersuchungen an der Leiche zu erwarten. In Batavia befindet sich ein bacteriologisches Laboratorium; vielleicht finden die dortigen Aerzte Gelegenheit, Aufklärung zu bringen.

Das Knöchelfieber ist gewiss eine Infectionskrankheit; aber es ist keine Frage, dass sie auch ansteckend ist und dass ihr Contagium in dem Menschen üppig vegetirt. Gerade die oben erwähnte Thatsache, dass jung und alt, Mann und Frau, der cachektische wie der robuste Mensch in gleicher Weise von einer Infection bedroht sind, spricht nicht für eine »Erkältung«; aber auch Thiere werden zur Zeit einer Epidemie des Knöchelfiebers häufig von ihr ergriffen; ja Dr. Vordermann, dem damaligen Inspector des civilärztlichen Dienstes in Batavia, gelang es, wie Dr. van der Burg erzählt, durch Einspritzen von Blut eines solchen Patienten in die Vene eines Affen, diesen schwer krank zu machen. Dies geschah allerdings vor vielen Jahren, also zu einer Zeit, wo die Technik dieser Experimente noch viel zu wünschen übrig liess; da aber auch englische Aerzte Hunde, Katzen, Pferde und Kühe zur Zeit einer herrschenden Epidemie drei bis vier Tage lang an Gelenkkrankheit leiden sahen, so ist dieses Experiment des Dr. Vordermann nicht ganz von der Hand zu weisen. Wenn auch nicht auf bacteriologischer Grundlage basirt, so verdienen dennoch die einzelnen Fälle, in welchen der Import der Krankheit nachgewiesen wurde und noch nachgewiesen wird, volle Berücksichtigung. So kam ein Javane im August 1872 mit dem Knöchelfieber nach Makassar (Celebes), und kurze Zeit nachher war die Epidemie in floribus. Auch diesmal wurden solche Fälle bekannt. Nach dem Ausbruch der Epidemie in Surabaya zogen zwei Javaner nach Djocjakarta (in Mittel-Java), und nach einigen Tagen wurde auch in dieser Stadt diese Krankheit beobachtet.

Die Zeit der Incubation wird von wenigen Stunden bis auf acht Tage angegeben; aus der jetzigen Epidemie sind mir diesbezüglich noch keine Mittheilungen zugekommen; ebenso verschieden waren bis jetzt die Mittheilungen über die Dauer der einzelnen Epidemien. Sie schienen überall so lange zu dauern — bis die ganze Bevölkerung durchseucht war; so erkrankte z. B. im Jahre 1818 von den 70000 Bewohnern von Lima (in Peru) beinahe die ganze Einwohnerzahl. Das einmalige Ueberstehen dieser Krankheit schützt nicht einmal vor einer Recidive in derselben Epidemie.

Bevor ich zur Beschreibung des Krankheitsbildes übergehe, will ich noch bemerken, dass Quarantainemaassregeln wahrscheinlich keinen Erfolg auf die weitere Verbreitung der Krankheit haben werden, obwohl der englische Arzt Sparrow seiner Zeit durch strenge Isolirung der Patienten dieses Ziel erreicht haben will.

Die Symptome jenes, von mir beobachteten Falles von Knöchelfieber stimmen so ziemlich überein mit jenen, welche von anderen Berichterstattern, z. B. Dr. van der Burg, Scheube, Adriani, Dunkley, Rey, Vernani und so weiter mitgetheilt wurden, und ich brauche daher nicht zu zögern, diesen einen Fall zur Basis des jetzt folgenden Krankheitsbildes zu nehmen.

Heftige Schmerzen in den verschiedensten Gelenken leiten die grosse Reihe der Symptome ein; kein einziges Gelenk macht hiervon eine Ausnahme, in den Phalangen, in den Knieen, in den Rückenwirbeln, im Unterkiefergelenke kommen die Schmerzen ebenso häufig vor, als in den Gelenken der Hand, des Fusses, der Hüfte u. s. w. Bald sind die Gelenkkapseln, bald die in der Nähe inserirten Sehnen sehr schmerzhaft, und bald klagen die Patienten über Schmerzen in einzelnen Muskelgruppen, und bald ist die ganze Haut hyperästhetisch, und bald klagen sie über Schmerzen in der Nase, Brust u. s. w. In der Regel sind diese Schmerzen so intensiv, dass der Patient regungslos zu Bette liegt und auch bei der geringsten passiven Bewegung Schmerzensschreie ausstösst. Manchmal, aber nur manchmal, findet man objective Erscheinungen der Arthritis und Tendovaginitis[1]). Schon nach wenigen Stunden stellt sich das Fieber ein, und die Temperatur steigt schnell bis 41 und 42°. In diesem Stadium sind natürlich einige Symptome vorhanden, welche ebenso gut als eine Folge des Fiebers als die der Infection selbst aufgefasst werden können; hierzu gehört die Dyspnoe[2]), der gejagte, harte und volle Puls, die Conjunctivitis[3]) und manchmal Gehirnerscheinung, wie z. B. (bei Kindern) klonische und tonische Krämpfe. Nach 24 bis 36 Stunden sinkt die Temperatur auf das Normale, und häufig stellen sich gleichzeitig Pharyngitis[4]), Angina[5]), Tonsillitis[6]), Asomnie[7]) und manchmal unter heftigen Schmerzen ein juckender Hautausschlag ein, welcher bald stecknadel-, bald handflächengrosse geröthete Hautstellen zeigt. Sie kommen überall vor und sind geradezu polymorph, so dass sie mit jenen von Miliaria[8]), Masern, Scharlach, Pocken und selbst von Urticaria[9]) verwechselt wurden. Das Verschwinden des Hautausschlags wird von einer Desquamation[10]) gefolgt, welche das Chorion blosszulegen scheint; die Patienten sind nämlich, z. B. in den Fusssohlen, nach der Abschuppung so empfindlich, dass sie einige Tage nicht stehen und nicht gehen können, und die Handflächen vertragen kaum eine Berührung mit den eigenen Fingern. Ueber den Befund des Urins liegen einige Untersuchungen vor, welche nichts Specifisches mittheilen; in meinem Falle hatte ich es mit echtem Fieberharn zu thun; wenn einige Aerzte auch etwas Eiweiss gefunden haben, so ist dieses gewiss ein bei anderen Infectionskrankheiten eben so häufig vorkommender Befund.

Nach ungefähr zehn Tagen ist der Patient geheilt, wenn sich keine Recidive oder besser gesagt, keine Exacerbation eingestellt hat, welche gewöhnlich, wenn auch manchmal in milderer Form, geradezu eine Wiederholung der Symptome des ersten Anfalles ist. Dann allerdings dauert die Reconvalescenz sehr lange; das Jucken, die schlaflosen Nächte, Stuhl-

---

[1]) = Sehnenscheidenentzündung; [2]) = Athemnoth; [3]) = Entzündung der Augenschleimhaut; [4]) = Rachenkatarrh; [5]) = Halsentzündung; [6]) = Mandelentzündung; [7]) = Schlaflosigkeit; [8]) = Rötheln; [9]) = Nesselausschlag; [10]) = Abschuppung.

verstopfung, rheumatische Schmerzen u. s. w. verbittern noch wochenlang dem Patienten das Leben.

Ueber die Folgekrankheiten einer solchen Infection habe ich aus eigener Beobachtung gar kein Material mitzutheilen; doch will ich auf die Arbeit von Scheube in seinem Werke: »Krankheiten der warmen Länder« hinweisen, in welchem diese, wie auch zahlreiche »Complicationen« mit dem Knöchelfieber angeführt werden.

Aerztliche Centralzeitung Wien Nr. 14, 1901.

II. Die Lâtah-Krankheit (Sâkit lâtah M.).

Obwohl diese Krankheit auf Java sehr häufig vorkommen soll, und ich auf dieser Insel beinahe zehn Jahre und auf den übrigen Inseln des indischen Archipels ebensolange gelebt habe, war ich trotzdem nur dreimal in der Lage, diese in Europa unbekannte Nervenkrankheit zu beobachten. Das Wort lâtah bedeutet »das von Anderen Gesagte wiederholen«[1]) und charakterisirt das Wesen dieser Krankheit nur theilweise. Die Patientin — in Holländisch-Indien sind es niemals Männer, welche an dieser Krankheit leiden — übt nämlich Zwangsbewegungen bewusst aus, ohne sich der Macht der Suggestion entziehen zu können, und zwar von allen willkürlichen Muskeln und nicht allein von jenen des Sprachorganes, wie es das Wort lâtah andeutet. Es sind unglückliche Geschöpfe, weil sie die Zielscheibe aller schlechten Witze sind und maschinenmässig die Bewegungen eines jeden imitiren, welcher die Absicht zeigt, sie in ihrem Thun und Lassen zu suggeriren. Ein gewöhnliches und häufiges Experiment charakterisirt die Willenlosigkeit dieser Unglücklichen. Die Frau kommt mit einer Platte ins Zimmer, auf welcher ein Glas steht, und irgend einer der Anwesenden macht mit den Händen die Bewegung nach abwärts, und sofort darauf folgt sie diesem Beispiel; das Glas zerbricht, und entrüstet eilt sie von dannen; ein Zweiter macht die Bewegung als ob er den Rock aufheben würde; sie thut es thatsächlich und ebenfalls eilt sie entrüstet und beschämt davon; ein Dritter hustet, ein Vierter kräht und ein Anderer schüttelt unter Gestikulationen den Körper; alles ahmt sie nach, um sofort ihre Zwangsbewegungen zu erkennen und mit deutlichen Zeichen des Unwillens davonzueilen.

Die geographische Verbreitung dieser Psychose ist nach Scheube und nach van der Burg eine sehr grosse; das Mali-mali der malaiischen Bevölkerung auf den Philippinen, das Bah-tschi in Siam, das Miryachit in Sibirien und das Jumping in Nordamerika sollen der Lâtahkrankheit verwandte, wenn nicht identische Erkrankungen sein. Auch bei den Lappen und Japanern wurden ähnliche Neurosen beobachtet.

Wenn Dr. N. in der »Allgemeinen Zeitschrift für Psychiatrie 1895« diese Krankheit eine provocirte imitatorische impulsive Myospasmie nennt,

---

[1]) Badings, malaiisch-holländisches Wörterbuch.

ist er auf einem Irrwege, und wenn er die »Schwächung des Willens mit der mangelhaften Charakterentwicklung der Malaien und ihrem labilen Nervenleben in Zusammenhang bringt, welche man als eine Folge der unterdrückten Stellung, in welcher dieselben stets gehalten worden sind, angesehen hat«, so widerspricht er sich selbst und lässt andererseits seiner lebhaften Phantasie, welche er auch an anderer Stelle[1]) verrathen hat, die Zügel schiessen.

Das Wesen der Erkrankung wird Jeder zweifellos einer centralen Ursache zuschreiben, wenn er jemals eine solche Scene unbefangen beobachtet hat. Die Patientin imitirt heftig erregt die suggerirten Bewegungen, wenn sie gleichzeitig ausgeführt werden; sie muss diese sehen, hören oder fühlen (wie Rasch von den Fällen auf Siam mittheilt); es muss also ein peripherer Reiz vorhanden sein; gleichzeitig muss aber auch Suggestion vorhanden sein, d. h. willkürliche oder unwillkürliche, bewusste oder unbewusste Bewegungen und Aeusserungen der Umgebung werden nicht nachgeahmt, wenn die Patientin sich der Suggestion nicht bewusst ist. Darum sind diese Patientinnen weder gefährlich noch lästig in der Gesellschaft und füllen ihren Beruf vollkommen aus, so lange sie selbst nicht durch Andere belästigt werden; ich hatte fünf Jahre lang eine Köchin, welche gar keinen Schaden anrichtete, obwohl sie die Latahkrankheit hatte. Sobald die Suggestion eintritt, erschrickt die Patientin und stösst ein Schimpf- oder Fluchwort aus und wiederholt die Worte, die Töne und die Bewegungen, welche ihr suggerirt wurden. Der periphere Reiz vermittelt sofort dieselbe Muskelthätigkeit mit unwiderstehlichem Zwange; die Willenskraft ist in einem solchen Moment thatsächlich erloschen, aber eine Myospasmie können diese Reflexbewegungen unmöglich genannt werden. Bis jetzt haben wir es also nur mit Reflexbewegungen durch Suggestion zu thun, und zwar in analoger Weise wie die durch Nachahmung entstandenen epileptischen Anfälle. Das Typische des Krankheitsbildes ist also die unwillkürliche Action willkürlicher Muskeln in dem Banne eines fremden Willens. Die Latahkrankheit ist eine Krankheit, welche nicht so unvermittelt auftritt als Dr. N. annimmt, und ebensowenig steht sie im Zusammenhang mit der »unterdrückten Stellung« der malaiischen Rasse. Diese existirt eben nur in der Phantasie des Dr. N., wenigstens in so hohem Grade, dass sie als ätiologisches Moment im Entstehen irgend einer Nervenkrankheit benützt werden könnte. Eine russische Bäuerin erfreut sich viel geringerer Freiheit als eine javanische Bauersfrau; und wenn ein holländischer Säufer den im Schweisse ihres Antlitzes sauer verdienten Zehrpfennig seiner Frau abnimmt, so veranlassen alle diese Fälle gewiss kein endemisches Auftreten jener Krankheits-

---

[1]) In der medicinischen Zeitung von Batavia brachte er im Jahre 1896 eine ausführliche wissenschaftliche Erklärung des folgenden Märchens: In Celebes sollen Männer leben, bei welcher der Penis sich ganz in das Becken zurückzieht und die, wenn die Reposition nicht gelinge, daran sterben!! Auch der Berichterstatter Dr. X., Regimentsarzt in der indischen Armee, hatte keinen solchen Fall gesehen und glaubte dieses Märchen offenbar nur der Curiosität halber reproduciren zu müssen.

fälle, welche den Menschen zeitweise zum willenlosen Nachbeter jedes beliebigen Spassvogels machen. Es waren bei allen drei Fällen, welche ich zu beobachten Gelegenheit hatte, geistesschwache Individuen; alle drei hatten ein gewisses Lächeln constant um ihre Lippen, welches wir nicht nur bei Schwachsinnigen und Idioten finden, sondern auch häufig bei zahlreichen Frauen, welchen als summum der Lebensweisheit eingeprägt wurde, immer, überall und zu jeder Zeit ein liebenswürdiges Lächeln zu zeigen; ja noch mehr, diese Patienten haben einen eigenthümlichen Gesichtsausdruck, der zweifellos ein vermindertes Seelen- und Geistesleben vermuthen lässt, ohne dass wir sie, ich will es betonen, Idioten im vulgären Sinne des Wortes nennen können. Ich muss noch beifügen, dass bei Einigen verstärkte Sehneureflexe, bei Anderen Paraphasie oder sogar choreatische Paraphasie und in einzelnen Fällen selbst Psychosen gefunden wurden. Sollte es nicht Hysterie sein??

III. Aphthae tropicae.

= Sariawan (M.) = indische Spruw (H.) = Hill diarrhoea (E) = Entero — colique endémique (F.).

Diese Krankheit ist eine reine Tropenkrankheit; denn sie entsteht nur in den Ländern des tropischen Erdgürtels und heilt nur im gemässigten Klima. Sie ist eine zymotische Krankheit, d. h. sie entsteht durch einen leider bis jetzt unbekannten Fermentstoff. Ich kann hier unmöglich alle Entstehungsursachen, wie Erkältung, Unterdrückung von Schweiss und von Hautkrankheiten u. s. w., welche von anderen Berichterstattern angeführt werden, ausführlich besprechen und widerlegen; ich kann diese meine Ansicht über das Entstehen dieser Krankheit hinreichend mit dem Orte und der Art der Krankheit motiviren. Es ist nämlich der ganze Verdauungstractus vom Munde angefangen bis zum Mastdarm erkrankt, und ihr tödtlicher Ablauf ist durch eine Erschöpfung des Organismus in Folge der gestörten Verdauung bedingt. Es ist der Bacteriologie diese dankbare Aufgabe noch vorbehalten, den Krankheitserreger der indischen Spruw zu finden.

Der Jahresbericht von 1895, welchen der Sanitätschef der holländischen Armee veröffentlicht, theilt mit, dass im Quinquennium 1891—1895 34 europäische und ein eingeborener Soldat mit Aphthae tropicae in den Militärspitälern aufgenommen und behandelt wurden. (In demselben Zeitraume wurden 42642 europäische, 147 afrikanische und 31823 eingeborene Soldaten mit Malaria in den Spitälern verpflegt.) Dr. van der Burg war in der Lage, 1420 Europäer und 196 Eingeborene aus diversen statistischen Rapporten zu erhalten, welche an dieser tropischen Krankheit in 34 Jahren gelitten haben. Es ist also zweifellos, dass die Eingeborenen zu dieser Krankheit eine bedeutend kleinere Disposition als die Europäer haben, und es liegt nahe, in der so verschiedenartigen Lebens- oder Ernährungsweise dieser beiden Rassen die Entstehungsursache

dieser Krankheit zu suchen. Es ist sehr modern, den Alcohol so viel
als möglich eine grosse Rolle in der Entstehungsgeschichte der verschiedensten
Krankheiten spielen zu lassen. Aber obige Ziffern schliessen
dies in unserm Falle ganz aus; im Jahre 1895 wurden von 17 216
europäischen Soldaten neun, sage neun Mann wegen indischer Spruw in
allen Militärspitälern aufgenommen; die Soldaten sind im Allgemeinen
nicht durch eine antialcoholische Denkungsweise ausgezeichnet; aber auch
die Thatsache, dass Frauen eine grössere Disposition als die Männer
haben, befreit den Alcohol von dem Vorwurfe, diese Tropenkrankheit zu
veranlassen. Auch das Quecksilber wurde in der Reihe der Schädlichkeiten
genannt, welche diese Krankheit entstehen lassen sollen. Die Chinesen
gebrauchen nämlich viel häufiger bei ihren petites misères de la vie das
Quecksilber als die Europäer: es spielt das Quecksilber in dem Arzneischatz
der chinesischen Doctoren und Apotheker eine bedeutende Rolle
(ich besass vor Kurzem eine grosse chinesische Pille gegen »Erkältungen«,
welche mit Zinnober bestreut war). Thatsächlich leiden auch unsere langgezopften
Mitbürger auf Java ebenso häufig an »Seriavan« als die Europäer
und viel häufiger als die Eingeborenen. Die Erfahrung bestätigt
jedoch diese Vermuthung nicht. Wie oft behandeln europäische Aerzte
Wochen, manchmal Monate lang, mit grösseren oder kleineren Pausen oft
zwei bis drei Jahre lang Patienten mit Quecksilber, ohne dass diese die
Spruw bekommen.

Ich will nicht weitere Theorien in der Aetiologie dieser Krankheit
anführen; wir haben bis jetzt keine allgemein giltige Ursache für ihre
Entstehung. Die Symptome dieser chronischen, oft Jahre lang dauernden,
niemals epidemisch auftretenden nicht contagiösen Krankheit sind
folgende:

Die ersten Erscheinungen sind die der gestörten Magen- und Darmfunctionen:
Abwechselnd ist der Appetit gut und manchmal schlecht; der
Magen ist beinahe stets so stark mit Gasen erfüllt, dass die Kleider ein
lästiges Gefühl erzeugen, und man z. B. die Weste, welche vor dem
Frühstück geschlossen wurde, schon nach ein paar Stunden öffnen
muss. Hin und wieder kommt es zum Erbrechen von saurem Mageninhalt,
manchmal von faden zähen Schleimmassen; der Stuhlgang ist unregelmässig
und variirt zwischen tagelanger Obstipation und dünnen
flüssigen Entleerungen ohne Eiter und ohne Blut. Schon nach wenigen
Monaten zeigen sich am Rande der Zunge kleine rothe Pünktchen, und
bald ist die ganze Oberfläche der Zunge erkrankt, so dass sie wie ein
Stück rauhes Fleisch aussieht, welches mit Firniss überzogen wurde. (Das
Epithel ist verschwunden und die Papillen der Zunge sind atrophisch geworden.)
Oft genug sieht man kleine weisse Bläschen, welche schmerzhaft
sind, und kleine Einrisse (fissuren) auf dem Rande der Zunge; dabei
sind das Sprechen und das Essen und Trinken einzelner Speisen empfindlich.
Bald wird auch die Leber kleiner und die Stuhlgänge werden
arm an Gallenfarbstoff. Man findet entweder kleine harte graue Stücke
(Scyballa) oder eine graue, weissliche, mit Schaum bedeckte breiige Masse und

hin und wieder selbst ganz wässrige Entleerungen, wie man sie bei Cholerapatienten zu sehen gewöhnt ist.

Ich muss mich in der Aufzählung der übrigen Symptome an dieser Stelle einschränken — ich schreibe ja nicht für Aerzte — und will daher nur noch die für diese Krankheit charakteristischen Erscheinungen anführen, welche das traurige Leiden beendigen. Dabei schwebt mir das Bild eines Kaffeepflanzers vor Augen, den ich in Padang, wo diese Krankheit angeblich wegen der grossen Feuchtigkeit des Ortes besonders häufig vorkommen soll (?), untersuchen konnte.

Es war ein kleiner Mann, welcher blass, anämisch und schwach war; seine Zunge war durch Furchen in sechs Lappen getheilt, die Haut trocken und fahl; die Stimme matt; die Leber kaum zwei Finger breit nachzuweisen, der Blick gebrochen. Die meisten Speisen und Getränke verursachten ihm ein brennendes Gefühl im Munde und in der Speiseröhre; er litt an Diarrhoe, und seine Entleerungen glichen schmutziger saurerer Milch. Am meisten klagte er über Aufstossen von heisser stinkender Luft. Der Puls war klein und zählte 120 in der Minute, die Athemfrequenz war gross.

Der Herr X. war auf der Reise nach Europa begriffen, um dort Heilung seines schweren Leidens zu suchen und zu finden; es war zu spät. Der indische Ocean wurde sein Grab.

Vide: Aerztlicher Centralanzeiger Nr. 36, 1899.

IV. Tropenhygiene
nach dem Vortrage, gehalten am 8. März 1902 im naturwissenschaftlichen Verein „Lotos" in Prag.

Wenn also das Tropenklima auf der Insel Java einer starken Bevölkerungszunahme nicht hinderlich war — einerseits — und andererseits die Eingeborenen gegenüber der kaukasischen Rasse keinen grossen Unterschied in der Widerstandskraft gegen die endemischen Krankheiten zeigen, dann glaube ich das Recht zur Behauptung zu besitzen, dass die Acclimatisation der Europäer auf Java auf die Tagesordnung der hygienischen Fragen gesetzt werden kann.

Ich behalte mir vor, diese Frage an anderer Stelle ausführlich zu besprechen und will heute nur ein Schema jener Principien entwerfen, welche in dieser Frage ein entscheidendes Wort sprechen. Landbaucolonien sind möglich, wenn die Lehren der Hygiene ebenso gewissenhaft befolgt werden, als die Gesetze des Rechtes, des Handels und der Politik. Das heisst:

1. Es muss eine verständige, langdauernde Vorbereitung des Organismus zur Gewöhnung an die neuen Verhältnisse stattfinden, so dass man beispielsweise nicht wie jener früher erwähnte englische Naturforscher sofort ganz und gar die Sitten, Gebräuche und Gewohnheiten der Eingeborenen annehme.

2. Man sei vorsichtig in der Wahl des Terrains. Man wird bei der Wahl desselben zuerst mit dem Hochgebirge, und zwar mit dem malariafreien Hochgebirge anfangen, um nach und nach zu den niedrigeren und zu den Strandplätzen zu gelangen.

3. Es muss für gesundes Wasser gesorgt werden (schon im Jahre 1623 erwähnt Bontius in seinem Buche »De Conservanda« die zahlreichen Krankheiten, welche durch den Genuss von schlechtem Wasser entstehen).

Die Versorgung der Fäcalien darf nicht vernachlässigt werden.

Die Regierung sorge für gute Wege und Spitäler, für wissenschaftliche und praktische Entwälderung und für neue Anpflanzungen in sumpfigen Gegenden und für Epidemiegesetze, welche nicht von europäischen Aerzten zusammengestellt werden (wie es bis jetzt der Fall ist), sondern von Aerzten, welche in Indien ihre Erfahrungen gesammelt haben (so dass z. B. nicht von Scharlach gesprochen wird, welcher in Indien überhaupt nicht vorkommt, und von Masern, welche dort so günstig verlaufen, dass ein Sterbefall zur Ausnahme gehört).

4. Die Pflege der Haut werde nicht vernachlässigt, weil durch die starke Transpiration der Feuchtigkeitsverlust des Körpers durch die Haut gross und die Secretion der Nieren gering ist.

5. Die Kleidung muss sich streng nach den jeweiligen Temperaturverhältnissen und denen des jeweiligen Feuchtigkeitsgehaltes der Luft richten.

6. Die Monotonie des geistigen Lebens werde unterbrochen dadurch, dass man neben seinem Berufe andere Liebhabereibeschäftigungen sucht.

7. In allen Genüssen des Lebens gedenke man des lateinischen Sprichwortes »Ne nimis« und, was den Gebrauch des Alcohols angeht, so täusche man weder sich noch Andere mit dessen Nothwendigkeit. Die totale Enthaltung von Alcohol ist in Indien noch immer gesünder, als der übermässige Gebrauch desselben, ja selbst der bescheidene Gebrauch.

8. Die Wohnungen müssen allen Anforderungen der Hygiene entsprechen.

In der darauf folgenden Discussion ergriff Prof. Hueppe das Wort, um zunächst die Thatsache zu constatiren, dass bis jetzt nirgends eine Acclimatisation der Europäer in den Tropen stattgefunden habe; selbst in den spanischen Colonien, welche am längsten diesbezüglich geeignetes Material verwendet haben, hätten sich die Europäer nur bis in die dritte Generation fortgepflanzt.

Hierauf betonte er mit Nachdruck, dass auch seiner Ansicht nach die Europäer in den Tropen ein hohes Alter erreichen können, dass aber diese individuelle, auch von mir mitgetheilte Acclimatisation nichts mit der Acclimatisationsfähigkeit der Europäer als Genus zu thun habe.

Die Motivirung dieser Behauptung brachte jedoch Prof. Hueppe nicht und wies nur darauf hin, dass die Haut der Europäer in den Tropen niemals den veränderten klimatischen Verhältnissen sich angepasst habe.

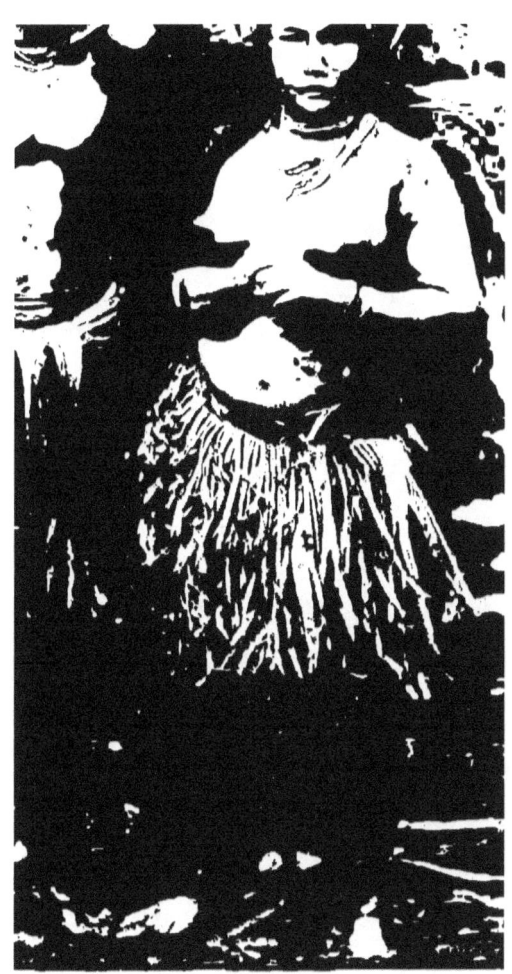

25. Bewohner der Pageh-Inseln.
(Vide Seite 196.)

Die Haut hat, abgesehen von ihrer Bedeutung als äussere Bedeckung, eine dreifache Arbeit zu leisten; sie ist ein Factor in der Athmung, sie sondert Fett auf die Oberfläche des Körpers ab und secernirt den Schweiss.

Ein qualitativer oder principieller Unterschied in diesen Functionen der menschlichen Haut in den Tropen ist mir weder aus eigener noch aus den experimentellen Untersuchungen Anderer bekannt.

Ein quantitativer Unterschied besteht — so weit hat Prof. Hueppe Recht —; aber gerade diese Thatsache ist der beste Beweis, dass auch die Haut sich in die neuen Verhältnisse schickt.

Prof. Hueppe sieht in den von mir oben angeführten Thatsachen nur eine individuelle Acclimatisation der Europäer in den Tropen und behauptet mit Recht, dass durch diese Thatsachen nur bewiesen sei, dass in den Tropen der Europäer alt werden und seine Muskel- und Geistesenergie in denselben biologischen Grenzen als in Europa sich bewegen könne.

Mehr wollte ich ja nicht behaupten, und diese Thatsachen sind ja hinreichend, die Frage der Landbaucolonien in den Tropen anzuregen und zu beeinflussen.

Die Acclimatisation der Europäer als Genus kann empirisch und theoretisch geleugnet oder behauptet werden.

Wenn Herr Prof. Hueppe diese bestreitet, weil sie bis jetzt nicht vorgekommen wäre, obzwar schon seit ungefähr 400 Jahren Europäer in den Tropen gelebt hätten, so muss ich auf Grund meiner Erfahrungen in den holländischen Colonien einfach sagen: Ein negativer Beweis — beweist nichts. Denn z. B. auf den Inseln des indischen Archipels fehlte das Material dazu. Vor der Einführung der Dampfschifffahrt und noch mehr vor der Eröffnung des Suezkanals (16. November 1864) war die Zahl der europäischen Frauen, welche nach »dem Osten« gingen, so klein, dass die meisten europäischen Männer nur mit eingeborenen oder halbeuropäischen Frauen für die Fortpflanzung sorgen konnten. Empirisch lässt sich also diese Frage heute noch nicht beantworten.

Wenn jedoch theoretisch die Fortpflanzungsfähigkeit der Europäer in den Tropen besprochen werden soll, müssen meiner Ansicht nach in erster Reihe die Fortpflanzungsorgane die Basis der Untersuchung sein. Dies hat Herr Prof. Hueppe nicht gethan. Es ist aber auch über die Veränderung dieser Organe durch den Aufenthalt in den Tropen gar nichts bekannt, weil das einzige diesbezügliche Axioma, dass alle europäischen Frauen an Fluor albus leiden sollten, sich als unrichtig erwiesen hat (vide Dr. Stratz, Die Frauen auf Java).

Wenn aber in dieser Frage der Zustand der Fortpflanzungsorgane unter dem Einflusse des Tropenklimas nicht in Betracht gezogen wird, dann kommen wir in das Gebiet der speculativen Philosophie, für welche die moderne Hygiene ebenso wenig als Prof. Hueppe bei der Beantwortung medicinischer Fragen schwärmen wird.

In Nummer 31 (1902) der Prager Med. Wochenschrift glaubte dieser berühmte Hygieniker von Prag diesen Ansichten entgegentreten zu müssen und zwar auf Grund »von einer Erfahrung von 5000 Jahren«. In meiner Erwiderung betonte ich den Werth meiner langjährigen Beobachtungen an Ort und Stelle, während Prof. Hueppe nur die Mittheilungen Anderer benutzen konnte, und theilte noch Folgendes mit:

Nur die langjährige Beobachtung an Ort und Stelle ermöglichte mir die Behauptung, dass wir empirisch über die Fortpflanzungsfähigkeit der Europäer in den tropischen Colonien Hollands heute nichts Bestimmtes wissen können, und wenn mir Herr Prof. Hueppe die Beobachtungen aus den spanischen Colonien als Gegenbeweis bringt, werde ich zwar sofort einen (scheinbar) vollgiltigen positiven Fall erzählen; ich kann mich aber nicht einmal auf einen Einwand der Richtigkeit der spanischen Mittheilungen einlassen, weil selbst der grosse, kritische Scharfsinn dieses Hygienikers unmöglich einen Ersatz für die langjährige Beobachtung an Ort und Stelle bieten kann.

Was den sachlichen Theil der Gegenschrift des Herrn Prof. Hueppe betrifft, will ich ihren Widerspruch mit meinen Behauptungen in wenigen Worten skizziren.

Breitenstein	Prof. Hueppe
1. behauptet, dass die Europäer in den Tropen ebensoviel Arbeit leisten können als im gemässigten und subtropischen Klima;	1. bestätigt diese Erfahrung;
2. behauptet, dass jede a prioristische Negirung der Acclimatisationsfähigkeit der Europäer in den Tropen vor diesen Thatsachen die Waffen strecken müsse.	2. behauptet, dass die Erfahrungen, die auf ungefähr 5000 Jahre zurückgehen, einfach ignorirt werden, weil einige Colonisationsschwärmer aus Freude über die doch wesentlichen individuellen Erfolge der Tropenhygiene auch dem deutschen Bauer eine ideale Zukunft versprechen.

Herr Prof. Hueppe beruft sich also auf die Geschichte, um meine Behauptung von der Acclimatisationsfähigkeit der Europäer zu widerlegen, während ich nur der a prioristischen Negirung derselben jede Existenzberechtigung abspreche. Nun! die Geschichte giebt mir Recht. Am Ende des 17. Jahrhunderts, also vor 200 (!!) Jahren, haben sich auf der Insel Kisser [1]) zahlreiche europäische Familien angesiedelt, welche „ohne mit den Eingeborenen sich zu vermengen, sich fortgepflanzt haben". (Dr. A. B. Meyer in Petermann's Mittheilungen.) Im Jahre 1880 ging der damalige Stabsarzt L. C. A. Rombach auf Befehl des Sanitätschefs D. J. de Leeuw dahin, einen Bericht über die europäischen Bewohner zu erstatten, und er schreibt Folgendes:

... Ihre Nachkommen wohnen noch auf der Insel (Kisser) und haben sich nicht mit der ursprünglichen Bevölkerung vermischt ...

---

[1]) 8° s. B. u. 127° ö. L.

... Die holländischen Nachkommen tragen holländische Namen: Bakker, Joosten, Lertes u. s. w. ...

... Es war ein eigenthümlicher Anblick für uns, die wir wochenlang überall Wilden begegnet hatten, so plötzlich in diese Colonien versetzt, Menschen zu sehen, unter welchen sich viele mit blonden Haaren und blauen Augen befanden und einen gewissen Grad von Civilisation zeigten ...

Zu diesen Mittheilungen bemerkt Dr. van der Burg in seinem Buche „de Geneesheer van Nederlandsch Indië", I. Theil, Seite 324: Diese interessante Insel bringt in einem Theile seiner Bewohner also den unwiderlegbaren Beweis, dass die Fortpflanzung von Europäern im heissen Klima möglich ist. Ich will sehr gerne diesen einen Fall als Ausnahme von der Regel und daher als gar nichts beweisend erklären; aber Herr Prof. Hueppe hat für jeden Fall die Geschichte der letzten 5000 Jahre ohne Erfolg zur Stütze seiner Behauptungen angerufen.

Breitenstein	Professor Hueppe
3. behauptet, dass die Acclimatisation der Europäer auf Java auf die Tagesordnung der hygienischen Fragen gesetzt werden kann.	3. behauptet, dass wirkliche Acclimatisation nur in ganz beschränkten Massen in den Höhen der Gebirge und auf gut isolirten gebirgigen Inseln möglich sei.

Es fällt mir wirklich schwer, zu constatiren, wer von uns beiden vorsichtiger die Möglichkeit einer Acclimatisation der Europäer in den Tropen behaupten will; wenn ich nebstdem an anderer Stelle sage: „Man wird bei der Wahl des Terrains zuerst mit dem Hochgebirge und zwar mit dem malariafreien Hochgebirge anfangen, um nach und nach zu den niedrigeren und zu den Strandplätzen zu gelangen" — dann allerdings entferne ich mich nur theilweise von der diesbezüglichen Ansicht meines berühmten Gegners, und ich constatire gerne zum Schluss dieser kleinen Streitschrift, dass die Behauptung des Herrn Professor Hueppe: „Ackerbaucolonien von genügendem Umfange sind in den Tropen für den Europäer undenkbar", von vielen Hygienikern getheilt wird. —

Ich aber bin genug sanguinisch, um zu behaupten: Unter dem Einfluss der modernen Hygiene haben die Mortalität und Morbidität der Europäer in den Tropen bis jetzt sich so gebessert, dass diese, hier wie dort, beinahe in allen Fächern der Industrie, des Handels, der Kunst und Wissenschaft die gleiche Arbeit des Körpers und des Geistes leisten können und thatsächlich auch schon leisten, und dass ein gewissenhaftes Befolgen der Gesetze der „individuellen" wie der staatlichen Tropenhygiene auch europäischen Ackerbaucolonien in den Tropen einen Erfolg sichern kann und sichern wird.

II. Anhang.

Das Lied, von welchem ich auf Seite 164 sprach, erhielt ich durch die freundliche Hülfe des Herrn Otto Knaap in europäische Noten gesetzt. Da die malaiische Scala nur fünf Töne besitzt, welche mit keiner der europäischen Tonleitern identisch sind, so hat im Allgemeinen eine solche Arbeit grosse Schwierigkeiten zu überwinden, und wie wir weiter unten sehen werden, soll die Arie des Gamelan, welche ebenfalls der Herr Knaap mir zur Verfügung stellte, nicht ganz einwandfrei in Noten gesetzt sein (?).

Dieses Lied ist aber kein rein malaiisches; seine Wiege stand in Portugal und hat sich mehr als drei Jahrhunderte [1]) auf Java erhalten und fortgepflanzt. Die Tradition allein und keine Noten vermittelten bis jetzt die allgemeine Verbreitung auf Java. [Auf der Insel Bali, im Osten von Java, wurde vor einigen Jahren etwas entdeckt, das man mit unseren Noten vergleichen könnte. Auf Lontar-Blättern, d. h. auf den jungen, weisslichen Blättern der Palmyrapalme (Borassus flabelliformis L.), welche bis vor kurzem an Stelle des Papieres zum Briefschreiben und selbst zum Anfertigen von Büchern[2]) verwendet wurden, befand sich ein Liebeslied mit einer Nadel geschrieben; die Schrift war mit Oel und Kohle lesbarer gemacht. Unter jedem Worte waren die Vocale aus der javanischen Schrift dong, deng, dung, dang, ding als Töne und der kleine dong und der kleine dang als Nebentöne angeführt.] Auch auf den übrigen Inseln werden die zahlreichen Instrumente nur aus dem Gedächtnisse gespielt; es ist daher, ich möchte sagen, selbstverständlich, dass dieses portugiesische Lied theilweise den malaiischen Charakter angenommen hat und dass nur der Fachmann im Stande ist, die ursprüngliche Arie aus dem vorliegenden Liede herauszufinden.

1. Lied (= Lagu) aus der „Komedie Stambul"
(= Theater von Constantinopel).

Otto Knaap und Constant van de Wall.

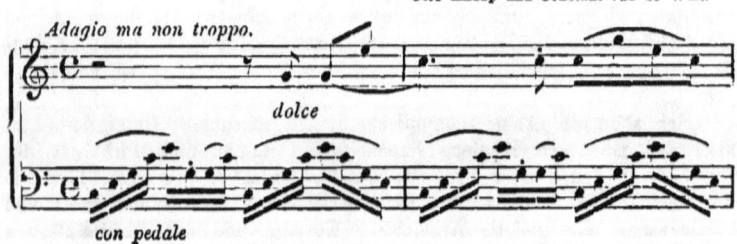

---

[1]) Vide II, Seite 21.
[2]) Noch im Jahre 1894 erhielt ich von der Insel Lombok ein Buch, welches nur aus Lontarblättern bestand.

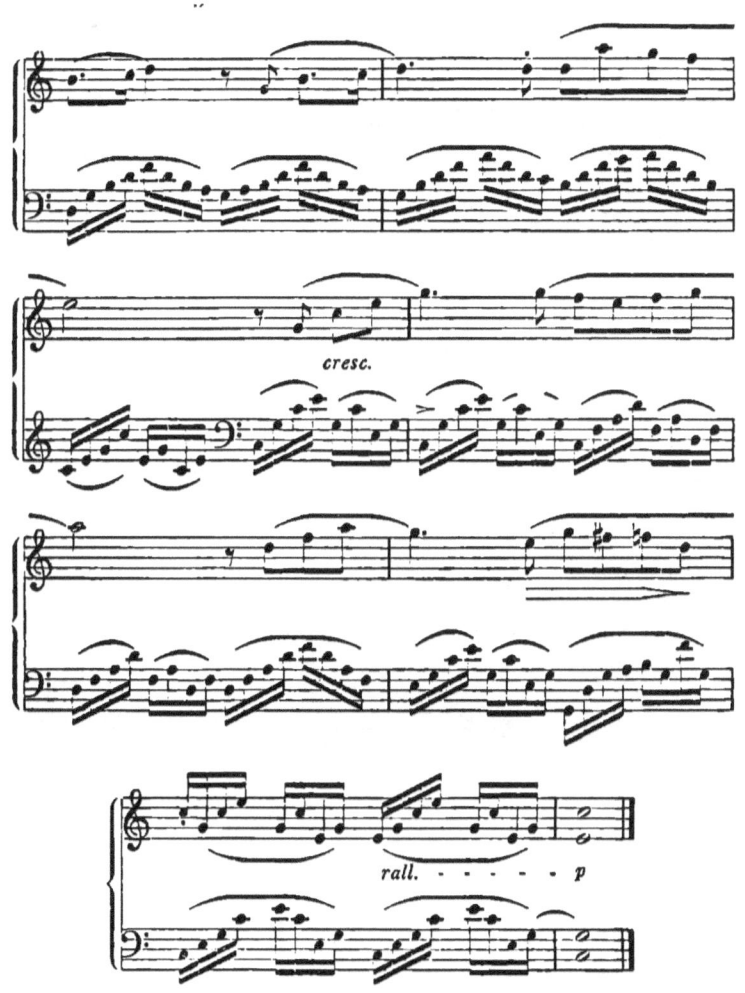

2. Lied aus der „Komedie Stambul".

Otto Knaap und Constant van de Wall.

Diese zwei Lieder hörte ich auf Java (in Magelang) in dem Schauspiele »Ali Baba«, welches, wenn ich nicht irre, aus Tausend und Eine Nacht ins Malaiische übersetzt und dramatisirt wurde. Der Verfasser war ein gewisser Tardieu, welcher das Verdienst hatte, auf Java eine nach europäischen Begriffen rein dramatische Kunst so zu sagen über Nacht geschaffen zu haben.

Wenn der Herr O. Knaap in überschwenglichen Worten[1]) die Energie bewundert, mit welcher Tardieu ein malaiisches Schauspiel gegründet und in kürzester Zeit malaiische Schauspieler geschaffen hat, so kann ich nur theilweise seinem Lobliede beistimmen.

Tardieu war 18 Jahre alt, als er sein Werk begann; er hatte kein Vermögen, sprach als »Sinjo« nur das sogenannte »Kasernenmalaiisch«; nirgends war eine Theaterschule; es gab keine Schauspieler von Beruf; nicht einmal geschriebene oder gedruckte Dramen fand er in der malaiischen Literatur, und die javanische Musik kannte er nicht mehr und nicht besser, als jeder andere Europäer oder »Sinjo« (= Halbeuropäer), welcher hin und wieder die Gamelan spielen hörte oder einer Wajong-Vorstellung[2]) hin und wieder beiwohnte.

Was er geschaffen hat, war keine »Schmiere«. Es war ein Kunsttempel, dessen Pforten nicht nur den Europäern, sondern gleichzeitig auch den Chinesen, den Kindern des Landes und den »fremden Orientalen« (Arabern, Klingalesen u. s. w.) geöffnet werden sollte. Die Sprache des Dramas und der Operette, welche aufgeführt werden sollten, musste für Alle verständlich sein; er wählte daher die lingua franca des ostindischen Archipels, die malaiische Sprache; nebstdem mussten auch das ganze Ensemble, die Decoration, die Mimik, die Geste, die Gesticulation u. s. w. einen ausgesprochen malaiischen Charakter haben und tragen; Tardieu hielt sich also an die Wajong-Vorstellungen an den kaiserlichen Höfen zu Solo und Djocja.

Nur bis hierher und nicht weiter konnte ich dem Herrn Knaap in seiner Hymne für die Erfolge des Impresario Tardieu folgen. Wenn er jedoch behauptet, dass Tardieu mit der Gründung dieses Theaters ein Stück der socialen Frage gelöst habe, dann beneide ich ihn ob seines Sanguinismus. Tardieu war ein »Pauper«; die jungen Leute, welche er zu Schauspielern erzogen hat, waren ebenfalls „Paupers"; das ist richtig; aber wie gross war ihre Zahl, wie viele sind jetzt Vertreter dieser Kunst und wie viele werden in Zukunft in der Lage sein, auf diese Weise ihr „ehrliches Brot" zu verdienen? Dazu kommt noch ein Factor, welcher mit Recht in früheren Jahrzehnten der Gilde der Schauspieler eine beschränkte Stellung in der Gesellschaft einräumte; diese Kinderkrankheit der jungen Schauspielertruppe hat auch in Java schon manches traurige Opfer gefordert; diese jungen Leute haben in ihrem freien Verkehr der Leidenschaft keine Zügel angelegt; die Liebe und die Eifersucht haben bereits so manches ihrer Mitglieder vor den Richter und — in's Spital

---

[1]) Vide Allgemeen. Handelsblad vom 3. und 4. März 1902.
[2]) Vide II. Theil, Seite 118—120.

gebracht. Wir wollen hoffen, dass die Kinderkrankheit dieses jungen Unternehmens bald überstanden sein wird, dass solide und tüchtige Elemente der indischen Paupers in die Hallen der Thalia einziehen werden, und dass auch in Indien der Schauspieler jene geachtete Stellung in der Gesellschaft sich erringen wird, welche in Europa in der Gegenwart schon den Mitgliedern dieser Künstlerschaar entgegengebracht wird.

Warum hat Tardieu in sein Orchester nicht eine complete Gamelan aufgenommen?

Die Gamelan, das javanische Orchester, besteht aus Streich-, Blas-, Schlag- und Trommel-Instrumenten, und nur in dem Complex aller dieser Instrumente ist der Begriff Gamelan enthalten. Eine complete Gamelan erfordert 24 Instrumente; diese kosten Geld, welches bei Tardieu die schwächste Seite war. Vielleicht hielt er für seine Opern (?) und für seine Operetten (?) nur ein kleines Gamelan hinreichend; vielleicht hat er entsprechend dem Charakter jeder einzelnen Scenen auch eine grössere und eine kleinere Gamelan bestimmt, gerade wie im alltäglichen Leben sich traditionell der Gebrauch entwickelt hat, für die einzelnen Festlichkeiten eine bestimmte Anzahl von Instrumenten für die Gamelan zu wählen; z. B. beim Empfang des Kaisers von Djocja am Neujahrstage muss der Resident eine complete Gamelan spielen lassen, während zur Begleitung einer kleinen Wajong-Vorstellung 6—8 Instrumente für genügend gehalten werden u. s. w.

Von den zahlreichen Instrumenten, aus welchen die Gamelan besteht, geben einige die Melodie an und die andern begleiten diese. Zu den ersteren gehört die Rebáb, welche nur zwei Saiten hat und die „mehr wie ein Cello" gespielt wird; eine häufig auf diesem Instrumente gespielte Melodie ist folgende:

Gamelan-Musik.

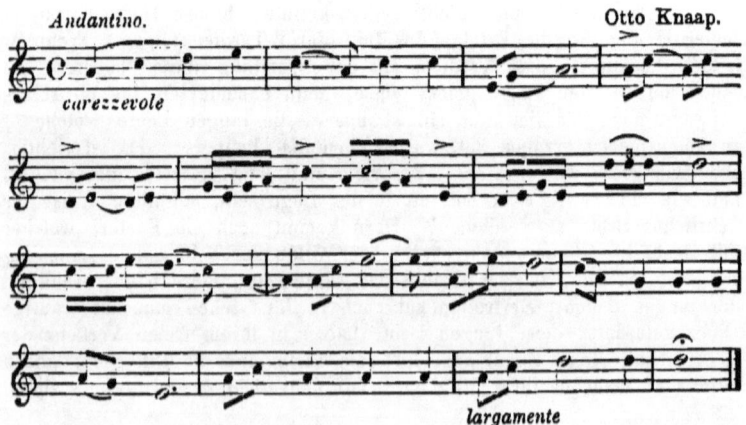

II. Anhang. 217

Nebstdem geben die Melodie an: die Suling (= Flöte), die Selómpret (= Trompete), die Kendang und die Ketipung, das sind kegelförmige Trommeln, welche mit den Händen geschlagen werden, während auf der Bonang (metallene Kessel) mit Trommelschlägern gespielt wird.

Auch die Saron, die Gambang, die Gender und die Angklung geben im Allgemeinen die Melodie an, während die Gong (metallene Becken, welche aufgehängt werden), die Kenong und Ketuk (welche auf zwei Bändern ruhen), die Rodjeh, Ketjer und Tjeluring (welche an dem Halse des Spielers hängen), die Bedug (eine grosse hängende Trommel), die Kemjang (Kessel), die Bendé und die Béri (hängende Becken) nur die Melodie begleiten.

Die Gender, welche von den meisten Europäern als specifisch javanisches Musikinstrument angesehen und darum häufig mit „Gamelan" bezeichnet wird, hat platte Klangstäbe, welche auf einem hölzernen Rahmen mit Stricken ruhen, und unter jedem Klangstab befindet sich als Resonanzkasten ein Bambusrohr. Eine sehr häufig auf diesem Instrument gespielte Melodie theilte mir der Herr Knaap mit:

Gamelan-Musik.

Eine Melodie, gespielt auf der „Gender", welche aus Klangstäben besteht.

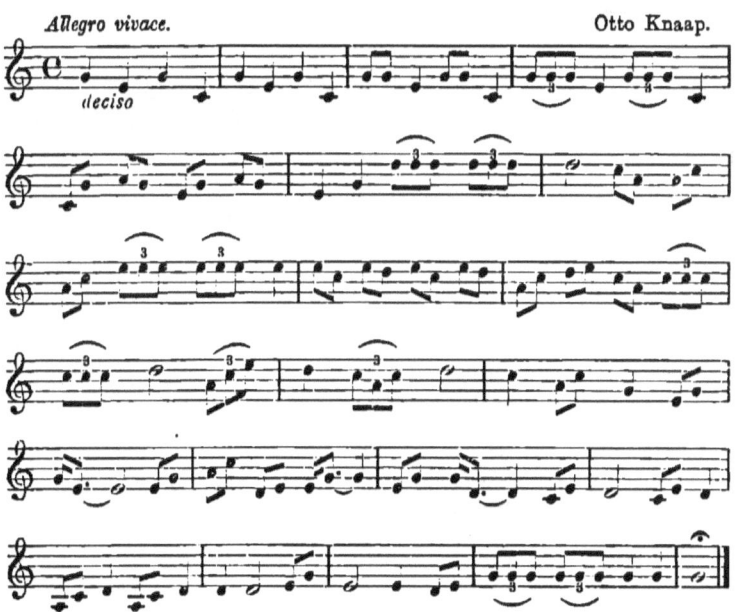

218 II. Anhang.

Zum Schlusse will ich nur noch eine Melodie mittheilen, welche das harmonische (?) Spiel von drei Schlagiustrumenten der Gamelan uns demonstriren soll.

Gamelan-Musik.
Leitmotiv, gespielt auf 3 Schlaginstrumenten.

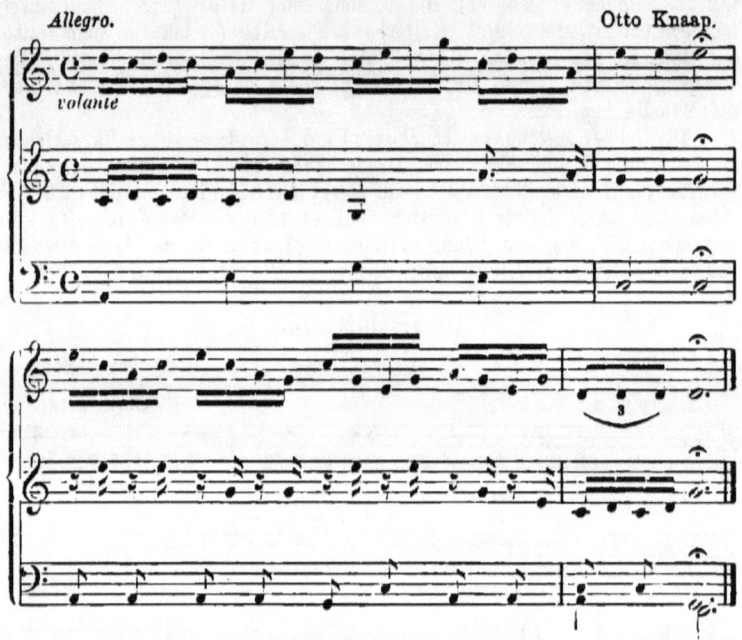

Die Angklung (Fig. 26.), welche in der Gamelan ebenfalls eine führende Rolle spielt, ist schon seit einigen Jahrhunderten auf der Insel Java bekannt; während meines Aufenthaltes in der Provinz Bantam, aber auch in Buitenzorg habe ich sie sehr oft spielen gehört; es überrascht mich immer, Töne von metallener Klangfarbe diesem eigenthümlichen Musikinstrument, welches nur aus Bambusrohren besteht, entströmen zu hören; selten wird nur eine Angklung gespielt; gewöhnlich werden 5—10 Angklungs auf einen Bambusstock aufgehängt und von 2—3 Männern geschüttelt.

Bei der Beurtheilung der indischen Musik darf man nicht an eine Sonate von Beethoven denken oder wähnen, einen weihevollen Choral in der Peterskirche zu Rom zu hören, oder in der grossen Oper in Mailand zu sitzen. Man muss die Gamelan in einem Kampong (= Dorf) Javas hören, wenn die Venus hoch im Zenith steht, wenn ein sanftes Zephyrwehen unsere glühenden Wangen streichelt, wenn die majestätische Ruhe

II. Anhang. 219

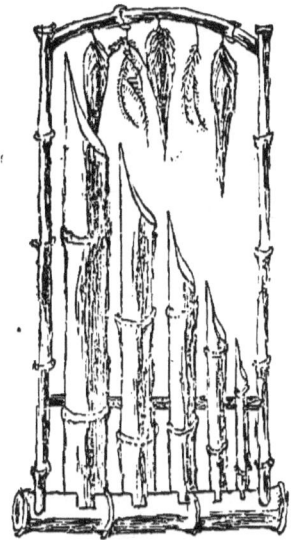

Fig. 26. Die Angklung
(ein malaiisches Musikinstrument.)

der Tropennacht kaum für einige Secunden von dem lauten Rufe eines Affen oder dem Brüllen der wilden Büffel gestört wird, wenn das südliche Kreuz in seiner ganzen Herrlichkeit über unserm Kopfe schillert und glänzt. Wenn Ruhe und Frieden unsere Nerven beseelen, dann lauscht auch der Europäer mit Andacht den Tönen der Gamelan, bei welchen die malaiischen Liebeslieder (= Pantons) im Wechselgesange erschallen. Die zahlreichen Wiederholungen von demselben Thema, die Harmonien, welche sonst unser Ohr beleidigen würden, die starken dissonirenden Accorde, das Forte, welches zu dem Sturm eines Wagnerischen Finale anschwillt, vereinigen sich mit sanft schmeichelnden, lieblichen, sanften Melodien der Rebáb zu einem Liede, das uns in hohe und schöne Sphären geleitet. Vergessen werden des Tages Mühe und Sorgen, vergessen sind die versengenden Strahlen der Tropensonne, vergessen werden die Verderben drohenden Miasmen der nahen Sümpfe; die süssen, klagenden und schmeichelnden Weisen der Gamelan wiegen uns in das beseligende Gefühl des absoluten Nichts, des berauschenden Nirvana, der „Befreiung von den Schmerzen der Existenz".

Sach- und Namen-Register.

A.

Abdul Karim 165
Abenteurer 75
Abschleifen der Zähne 194
Abstammung der Atjeer 161
   „   „ Niasser 162
   „ des Namens Sumatra 1
Abtrennung von Java 1
Acclimatisation der Europäer 207
Adat 191, 194
Adel in Lampong 23
Adelstand in Lampong 23
Aden 8
Adenanthea pavonia L. 107
Adinandra dumosa 107
Adju 176
Adler 55
Adriani (Dr.) 201
Aetiologie der Beri-Beri 126
   „   „ Krankheiten bei den Atjeern 155
Affen 40
Affenberg 177
Affen in Sumatra 40
Agam 69, 192
Aglaia 106
Ajam Beruga 52
   „ rimbu 52
   „ utan 52
Alai-Länder 78, 171
Alang-Alang 51, 82
Albinos 175
Alcedo 38
Alcohol-Teufel 146, 194
Aleurites triloba 110
Ali Baba 215
Ali Moghâjut Sjâh 160
Allée aus Bambus 9
Alphabet in Lampong 23
   „ der Battaker 77
Alpinia 107
Alsophila 106
Alstonia scholaris 105
Altheer 46

Ambon 6
Ambonese 97
Ameisen 51, 81
Amersfort 147
Amok 95
   „ -Läufer 95
Amoy 8
Ampalo-Baum 104
Ana-coromandiliana 55
Anagalong 141, 145
Anambas-Insel 68
Analabu 133, 169
Analphabeten 23
Ananas 46, 81, 110
Anaesthesia ascendens 127
Andesit 192
Angelesia splendens 108
Anggin 23
Angklung 219
Anjer 3
Anthropophagen 77
Aphthae tropicae 34, 205
Aporosa microcalyx 108
Apothecary 64
Araber 7, 66, 161
Arbeitsleistung der Europäer 210
Archytaea Vahlii 107
Ardia typhon 55
Ardisia 109
Arenga-Palme 106
Aristoteles 177
Aroëhusen 79
Arsenkies 73
Arthocarpus 105, 110
Arthrophyllum diversifolium 106
Arzt in den Colonien 45
Assahan 75
Assaut 130
Astraea pallida 4
Atap 181
Atavistische Schwänze 163
Atjeh 5, 111 ff.
Atjehfluss 111
Atjeesche Aufwiegler 93
   „ Monate 156
   „ Rasse 101

Auction 100, 139
Aufhebung der Caution 121
Augit 56, 192
Ausbruch des Krakatau 2, 46, 48, 91, 113

B.

Badje 154
Bagumba (Berg) 191
Bah-tschi 203
Bai von Lampong 3
   „ Kaiser- 3
   „ von Semangka 3
Bakterien 52, 84
Balé Balé 157
Bali 1
Bambus 170
   „ Allée 9
   „ Duri 38
Bandjermasing 58
Bandjir 134
Bandong 67
Bangka 75
Bangsa 194
Bangsi 157
Banju Assim 50
Bantan-See 103
Barisangebirge 50, 57, 191
Barren (Insel) 2
Barringtonia spicata 108
Baros 77, 183
Bartels (Dr.) 163
Barthelemy 131
Basalt 192
Batang 191
   „ Ajer 107
   „ Hari 56
Bataten 81, 110
Battaker 77, 162
Batu-Djadjar 62
   „ Insel 113
Bauholz 170
Bauhygiene 181
Baumfarren 106, 109
Baumknolle 69
Bebek 52
Bedug 217

Sach- und Namen-Register.

Beláwan 76
Bende 217
Bengkalis (Insel) 74
„ Stadt 74
Benkulen 2, 58, 113, 196
Bentley, Dr. 64
Benzoë 170, 186
Beo 52, 55
Beofürst 165
Berg Bagumba 181
„ Baros 77
„ Bempatasan 56
„ Danan 3
„ Dempo 193
„ Dolok 77
„ Gerdang 83
„ Gold 114
„ Hili Matjua 175
„ Indrapura 57, 193
„ Kokohan 173
„ Korintji 57
„ Krakatau 3, 91
„ Luseh 57, 193
„ Merapi 192
„ Ophir 193
„ Perbuwatan 3
„ Radja Basa 16
„ Rakata 3
„ Sago 192
„ Sebajak 77
„ Semilir 77
„ Seraga 77
„ Singalang 192
„ Sinobong 193
„ Sugi 16
„ Suligi 75
„ Telaman 193
„ Temangu 77
„ Tenaro 77
„ Timah 67
„ Trumon 173
Berhalastrasse 56
Beri 217
Beri-Beri 33, 124
„ „ kring 127
Betelnuss 170
Billiton 73
Bimsstein 113
Bintang (Insel) 69
Bisitan-Bucht 80
Blaue Flagge 177
Blecker (Dr.) 35
Blei 56
Bleiglanz 73
Blimbing 197
Blockhaus 140
Blutarmuth bei Beri-Beri 127

Boerlage (Dr.) 103
Bonang 217
Boutius 208
Bontjol 195
Borassus flabelliformis 212
Borneo 3, 175
Bostok'scher Katarrh 70
Botanischer Garten 67
Brand 95
Brandals 156
Bras 6
„ (Insel) 113
Brenner, Freiherr von 77, 159
Brennholz 147
Brillen, rauchgraue 36
Brouwer-Strasse 74
Brummeisel 157
Bubo minor 55
Bücherschrank 33
Büffel 51, 170
Bufo melonastricus 55
Buginesen 162
Buitenzorg 165
Bukit kramat 80
Bungkoëh ranub 154
Burg, van der (Dr.) 200, 203
Burung kaléng 52

C.

Cachexie bei Beri-Beri 127
Cahib 160
Callophylum 108
„ rhizoforum 108
Campierpfähle 144
Canarium 106, 109
„ hispidum 106
„ rostriferum 106
Canis sumatranis 41
Cap Bon 56
„ Diamant 16
„ Tamiang 83
„ Tjalo Batoe 171
Carallia lanceaefolia 107
Carchargas macrorhynchus 54
Carcinoma 98
Carthaus 26, 55, 56, 159, 192
Cassave 81, 110
Cassia florida 105
Catechu 95
Cedrela serrulata 105
Ceinturebahn 138
Cercopithecus cynomolgus 40
„ nemestrinus 35

Cervus muntjac 55
„ russa 55
Ceylon 2, 68
Charakter der Atjeer 153
Chicanen 38, 141
China 76
Chinesen 8, 152, 162
Chisocheter 109
Chodja Naçr-ad-din 165
Cholera 12, 178
„ -Baracke 94
„ phobie 13
„ -Saal 94
Cocosmilch 116
„ nucifera 114
„ nuss 6, 110, 187
Cognac 14
Colonialarzt 45
Colonisation 133
Colorado 200
Commersonia platyphylla 82, 107
Conglomerate 192
Conjunctivitis granulosa 9
Contagiosität der Beri-Beri 124
Copra 186
Cornu cutaneum 163
Cricket-Club 67
Culturzwang 188
Curiosum 92
Cyperngras 107

D.

Dach aus Atap 181
Daendels 23, 52
Dajaker 175
Dalam 123
Dalem 23
Damar 165, 170
Dänen in Atjeh 111
Dapur 5
Decke aus Barchent 144
Dedág 6
Degeneration der Nerven 127
Deli 75, 132
„ -Tabak 76
„ -Maatschappy 76
Delphin 54
Demám model baru 200
Demáng 24
Demmeni, General 124, 129
Dempo (Berg) 193
Denguefieber 200
Derwische 166
Desertion 99, 145
Desinfection gegen Beri-Beri 124

Desinfection gegen Infectionskrankheit 136
Deutsche Soldaten 25
Diabas 192
Diamantencap 161
Dichtkunst 165
Diemenia racemosa 108
Dillenia eximia 108
„ sumatrana 104
Dipterocarpus 104
Divide et impera 132
Djambi 56
„ fluss 56
Djambu-Ajer 1
Djattiholz 187
Djohor 67, 75, 132
Djuwar-Baum 105
Doctor Djawa 48
Dollar 185
Dolok = Berg 77
Doma 154
Don Juan, arabischer 8
Donleben 174
Douwes Dekker 188
Drama 166
Dukun 155
Dunkley 201
Durio Zibethinus 105
Dwars door Sumatra 103
„ over den weg (Insel) 2
Dysenterie 34, 178

E.

Echinus esculentus 5
Edi 133
Eichhörnchen 55
Eidechsen 50, 55
Eier 52, 90
Eintagsfliege 51
Eintheilung des Jahres 156
Einwohnerzahl der Insel Sumatra 49
„ der Insel Wè 113
„ der Residentie Atjeh 171
„ „ „ Benkulen 197
„ „ „ Lampong 9
„ „ „ Ostküste von Sumatra 100
„ „ „ Padangsche Oberländer 191
„ „ „ Padangsche Tiefländer 191

Einwohnerzahl der Residentie Palembang 61
„ „ „ Tapanuli 191
„ „ „ Riauw 68
„ „ „ Westküste von Sumatra 174
„ „ Stadt Kuta-radja 117
„ „ „ Padang 186
„ „ „ TelókBetóng 5
Eis 82
Eisen 56, 73
Eisenbahn 76, 187
Eisvogel 55
Elaeocarpus tormentosus 108
„ panniculatus 108
Elektricität 33, 63
Elektrische Diagnose 33
Elephant 21, 40
Elephantiasis 95
Emmahafen 177
Emoy 8
Euganon-Insel 197
Englisches Interregnum 180
Ente 40, 52
Enteneier 52, 90
Entero-colite-endémique 205
Enthaltung von Alcohol 208
Entstehungsweise der Beri-Beri 125
Entwaldung 81
Eoceen 192
Epidemie von Denguefieber 200
Epitheliom 98
Erbfolge 68
Erdbeben 3, 35
„ messer 35
Erde rothe 69
„ spalte 192
Eremit 30
Eriachne gracilis 107
Eriocaulon sexangulare 107
Erkältung 70
Ernährungsstörung 126
Eroberung von Malacca 165
Ethnographie Atjehs 161
Eugenia sp. 105
Eulen 55
Eulenspiegel 165
Euplocamus sumatrensis 40
Eurya acuminata 107
Evodia Roxburghiana 108

Evonymus 108
Examen 44
Export in Benkulen 197
„ „ Padang 186
„ „ Telók-Betóng 8

F.

Fächer 6
Facies 93
Factory der Dänen 71
Fagraea fragrans 108
„ racemosus 108
Falken 55
Fantsoër 1
Farbe der Pflanze 105
„ „ Fische 54
Farrenstrauch 82
Fasane 40
Fatihah 166
Fauna von Sumatra 2, 50
„ „ Bioum 50
Febris perniciosa cholerica 13
Federpalme 106
Feldbinde der Aerzte 150
Fenster 118
Feuchtigkeit der Luft 60
Fez 154
Ficus 106
Filigranarbeiten 184
Filtrirstein 41
Finder 55
Fische 54, 170
„ fliegende 54
Fisolen 97
Flache Ecke 113
Flagellaria indica 108
Flagge, blaue 177
„ gelbe 179
Fledermaus 53
Fleischmann 163
Fliegender Fisch 54
„ Fuchs 54
„ Hund 54
„ Maki 54
Flöte der Atjeer 157
Flora von Sumatra 3, 103 ff.
Fluss Assahan 76
„ Atjeh 117
„ Barito 104
„ Djambi 56
„ Djambu Ajer 1
„ Gasip 75
„ Hari 56
„ Kampar 74
„ Kwantan 104
„ Menggala 16
„ Musi 50, 57
„ Palembang 50

Sach- und Namen-Register. 223

Fluss Salahadji 80
„ Siak 75
„ Signti 108
„ Simpang 83
„ Tamiang 83
„ -Alluvium 192
„ -Diluvium 192
„ -Fische 54
Frambosia 94
Fortpflanzung der Europäer 119 ff.
Frauen im Lager 122
Freigebigkeit 146
Freihafen 74
Freimaurer 129
Fremdenlegion 24
Friedensgarnison 138
Frösche 51, 55
Functionen der Haut 209
Fruchtbäume 69
Fürst Beo 165
Füsse der Frauen 38
Fusssohle 37

G.

Gabah 6
Gabbo 192
Gaju-Länder 78, 171
Galearia aristifera 108
Gallopithecus volans 55
Galvanometer 34
Gambang 217
Gamelan 218
Gangraena nosocomialis 94
Gänse 40
Garneelen 8, 55
Gasip 75
Gedáh 118, 131
Gedang 190
Gehege aus Stacheldraht 118
Gelbe Flagge 12, 179
Gelder, van (Dr.) 38
Geldwechsler 66
Gemeindehaus 24
Gender 217
General Pel 168, 196
Generalspital 64
Genggong 157
Geologie von Sumatra 10
Geologisches Curiosum 92
Gerdang (Berg) 83
Geringschätzung der Militärärzte 150
Gerlach 163
Geschichte von Benkulen 197
„ „ Gross-Atjeh 172

Geschichte von Lampong 21
„ „ Nias 174
„ „ Siak 75
Gespaltener Stein 165
Gespensteraffe 54
Gesundheitsetablissement 178
Getáh 69
Gewohnheitsrecht 140
Ghetto 152
Gibbon 10, 40
Gladakker 41
Glagah 82
Glaser 7
Gleichenia Nepenthes 107
Glochidion 107
Glutah 104, 108
Gödumba 157
Gold 55, 69, 73, 170
„ berg 114
„ minen 55
„ schmiede 69
Goldschmied (Dr.) 70
Göndrang 157
Gong 157
Gouverneur von Atjeh 122
Gouvernementscultur 187
„ der Westküste Sumatra 191
Grabmäler in Atjeh
„ „ Palembang 59
Grabsteine 164
Gracula javanensis 55
Grande Duchesse 130
Granit 55, 192
Greenia Jackiana 108
Grewia omphacarpa 109
„ subcordola 108
Grille 186
Grisée 41
Grobak 135
Gross-Atjeh 132, 171
Grösse der Insel Nias 175
„ „ „ Singapore 67
„ „ „ Sumatra 49
„ „ „ Wò 113
„ „ Residentie Atjeh 171
„ „ „ Benkulen 197
„ „ „ Lampong 9
„ „ „ Ostküste von Sumatra 100
„ „ „ Padangs Oberländer 191

Grösse der Residentie Padangs Tiefländer 191
„ „ „ Palembang 61
„ „ „ Riauw 68
„ „ „ Tapanuli 191
„ „ Termiten 52
„ „ Westküste von Sumatra 174
Grünzeug 90
Guerillakrieg 128, 160
Gunung = Berg
Gurami 54
Gure 166
Gurken 110
Guttapercha 170
Guttmann 68

H.

Habab 165
Hadat 191
„ Kamanakan 68
Harderwijk 25
Hadji Miskien 194
„ Piambang 194
„ Sumanik 194
„ Wacha 75
Hafen von Sabang 113
Hahnenkämpfe 194
Haifische 54
Halbinsel Kadimbang 15
Haliastur indicus 55
„ leucogaster 55
Hammerfisch 54
Harifluss 56
Haröbab 157, 164
Harz 170
Haudegen 179
Haus des Teufels 129
Haushälterin 7
Hausirer 184
Haut der Europäer 209
Hauthorn 163
Häute 186
Hautkrankheiten 94, 126
Hedyotis hispida Reitz 107
Heilige Krieg 159
„ Kriegskasse 160
Heimweh 126
Henning 163
Heufieber 70
Heyden, van der 152
Hikajat 165
„ guda 165
„ Prang Kompöni 165

Hili Matjua (Berg) 175
Hill Diarrhoea 205
Himbeerwarzensucht 94
Hindu 161
Hirsche 55
„ der Kleine 165
Hiwang 23
Hochland von Agam 192
Hoffmann 111
Hohes Schilderhaus 142
Höhe der Bäume 105
Holländer in Padang 180
Holz 69, 147
„ -Sägerei 53
„ -Schnitzereien 56
Homalanthus 106
Homalum 109
Hormat 11
Hornblende 56, 192
Hose der Atjeer 153
Hospitalbrand 94
Hôtel de l'Europe 64
„ leben 185
Houtmen, de 172
Hueppe (Prof.) 208
Hügel Sitoli 174
Hühner 52
„ -Eier 52, 90
Hülsen 146
„ -Früchte 110
Hunde 35, 41, 151
„ -Hai 54
Hydrographie von Sumatra 193
Hygiene der schwimmenden Häuser 60
„ „ Tropen 207
„ „ Wohnungen 182
Hylobates concolor 10
„ lar 40
„ leuciscus 40
„ syndactylus 40
„ variegatus 40

I.

Idja pinggang 153
Ikan gurami 54
Imam 194
Imperata Konigii 82
Impfung 17
Import in Benkulen 197
Incubation bei Denguefieber 201
Indigo 69, 82, 110
Indische Elster 165
„ Gids 188
„ Katze 32

Indische Küche 3
„ Spruw 205
„Indisch taub" 87
Indragiri 68
Indrapura (Berg) 193
Insel Ambon 7
„ Anambas 68
„ Babi 171
„ Bali 2, 212
„ Bangka 73
„ Banjak 173
„ Barren 2
„ Batu 113
„ Bengkalis 74
„ Billiton 73
„ Bintang 68
„ Borneo 175
„ Bras 113
„ die lange 2
„ die verlassene 2
„ Duperre 68
„ Enganon 113, 197
„ Kisser 210
,, Konig 171
,, Krakatau 2
,, Lange 2
,, Laut 68
„ Lingga 73
,, Lombok 212
,, Madura 2, 127
,, Manilla 2
,, Mansalar 113, 174, 191
,, Mentawei 113, 176
,, Merbouw 74
,, Molukken 86
,, Nassau 113, 196
,, Nassi 113
,, Natuna 68
,, Nias 113, 133, 174
,, Nord-Pageh 196
,, Padang 74
,, Pinang 180
,, Pisang 176
,, Polnischer Hut 2
,, Quer über den Weg 2
,, Radja 171
,, Rangsang 74
,, Reis 113
,, Riouw 73
,, Rupat 75
,. Schweins 171
,, Seeräuber 68
,, Singapore 68
,, Stein 113. 174
,, Tambelan 68
,, Tebing Tinggi 74
,, Thimolu 173
,, Watas 68

Insel Wè 113
„ Zahlreiche 173
„ Zutphen 16
Inspectionsreise 14
Interregnum 131
Inuus nemestrinus 40
Islam in Atjeh 160
Ismail 51
Itik laut 55

Jahreszeiten der Atjeer 156
Janipha Manihot 74
Japan 76
Japaner 203
Java 76
Javaner 162
Jumping 203
Jury in Atjeh 122

K.

Kafer 38
Kaffee 69, 82, 110, 186
Kafir 160
Kaisersbai 3
Kalk 104
Kamala 172
Kamanakan 68
Kamang 194
Kampar 74
,. -Fluss 74
Kampher 170
Kamponghaus 182
Kamtschatka 55
Kantjil 54
Kaphe 160
Kâpir 131
Kapok 69, 110, 170
Karpfen 54
Kasernenmalaiisch 215
Kasehbaum 104
Kassave 74
Katak 55
Katimbang 16
Katze 32
Kees 175
Kemiri 110
Kemjang 217
Kendang 217
Kenong 217
Kenteringe
Kepahiang 58
Kermis in Atjeh 147
Ketipung 217
Ketjer 217
Ketuk 217
Keuschheitsgesetze 153
Khalif 194
Kibenia tuberculata 108
Kidung 175

Sach- und Namen-Register. 225

Kiesel 192
„ sand 107
Kisser 210
Kjokkenmodding 93
Klagelieder 23
Klapperbaum 115
Klarinette der Atjeer 157
Kleider „ „ 153
„ „ Mulis 19
„ in den Tropen 208
Kleine Stab 139
Kleinhandel 152
Klewang 121, 132, 153
„ -Anfall 148
Klima schiessen 186
Klingalesen 162
Knaap, Otto 212
Knöchelfieber 200
Knokkelkoorts 200
Kobler, Dr. 124
Köcher für Nägel 18
Kochlöffel 6
Kodok 55
Kohle 56, 103, 192
„ station 113, 177
Kokohan (Berg) 173
Kollok 76
Komedie Stamboul 212
Königspunkt 113
„ stadt 122
„ tiger 40
Könongs der Atjeer 156
Koorders 82, 103
Kooreman 188
Kopfhaare 154
„ messer 176
„ tuch 153
Korallen 4, 183
Korintji 57
„ see 193
Kosakenwacht 142
Kota alam 117, 131, 136
„ radja 72, 116
„ „ bedil 130
„ Ranah 190
Krähe 55
Krakatau 2, 46, 91, 117
Krankheitsursache der Beri-Beri 125
Krateseen 113
Kraton 123
„ -Allee 122
Krebs 55, 96
Kriegsgericht 58
„ rath 89
„ tänze 176
Kroë 113
Krokodile 50, 55, 80

Kromo 87
Kropf 23
Krygsraad 85
Kubang 55
Kubu 75
Küche 5
Kuckuk 52
Kugeln 142
Kugelfisch 54
Kuh 201
„ milch 90
Kukang 54
Kukusan 6
Kulturzwang 189
Kunstberg 118
„ sinn der Atjeer 163
Kupfer 73, 175
Kupiah 154
Kurang adjar 158
Kuta-radja vide Kota-radja
Kwala Sinpang 83
Kwantam 68
„ fluss 64

L.

Labu 81, 110
Labuan Deli 76
Labyrinth-Koralle 4
Ladang 69, 81
Lagerstroemia speciosa 107
Lambaro 139, 148
Lampong-Affe 15, 54
„ -Alphabet 23
„ -Bai 3
„ -Cultur My 7
„ -Distrikt 1
„ -Häuser 21
„ -Liebeslieder 21
„ -Literatur 21
„ -Sprache 22
Lampörömey 143
Lamröëng 143
Landak 54
Landbaucolonien 207
Landfische 38
Landwind 60
Lange Insel 2
Länge von Sumatra 193
Langkat 76, 93
Lanze 176
Lappen 203
Larong 51
Látah-Krankheit 203
Laufgraben 141
Lawang Kori 23
Leent, van (Dr.) 126
Lecuw, de (Dr.) 210

Legen 116
Leguane 55, 80
Leitje 12, 31
Lembong salit 56
Lemur 54
Lendentuch 153
Lepong 114
Leprabacillen 70
Lepröse 70
Lerche 52
Leuchtkäfer 50
Lianen 40, 104
Liberiakaffee 187
Liebeslieder 23, 165
Lilah 144
Lima 201
Lindsacae 107
Lingga-Archipel 68
„ -Insel 68
Lingua franca 215
„Linie" 130
Lochkoralle 4
Literatur der Atjeer 166
Lock-Spital 64
Löffler, Prof. 96, 98
Loge Prinz Federik 129
Logei 107
Loginaceae 108
Lombok 82, 110
Lontarblätter 23, 212
„ -Zucker 116
Lontong 77
Lorantursorten 108
Löwenstadt 64
Lubu Langi 176
Lubuk-Ambatjang 104
Lumpang 6
Luseh (Berg) 193
Lusthof 164
Lutong 54
Luwak 55
Lycopodium 107

M.

Maas, Alfred 176
Macaranga hypoleuca 106
„ trichocarpa 107
Madjopahit 78
Madrepora verrucosa 4
Madura 2, 127
Maduresen 85
Maeandrina 4
Magelang 115
Magneteisenerz 73
Mais 69, 110
Mak-Was 28
Maki, fliegende 127
Makrele 54

Breitenstein, 21 Jahre in Indien. III. 15

Malacca 3, 69, 110, 180
,, passage 78
,, strasse 56
Malaria 13, 170, 178
Malborough 197
Malem dagang 165
Malaiischer Baustyl 14
,, Goldschmied 184
,, Herd 135
,, Haus 181
,, Küche 5
,, Malerei 120
,, Scala 162
,, Schauspieler 163
,, Silberarbeiter 185
,, Sprache 68
Mali-Mali 203
Mallotus cochinchinensis 105
,, floribundus 105
Mamak 68
Manda 68
Mangga 34, 46
Manganerz 73
Mangistan 46
Manilaente 52
,, cigarre 7
Maningu-See 193
Maniok-Baum 74
Manis javanica 55
Mansalar-Insel 113, 174, 191
Mantri Djadjar 17
Marabu 40, 137
Marco Polo 160, 161
Mariäm 144
Marodenzimmer 87
Marodeure 112
Marsdenia tinctoria 69
,, indigofera 69
Mas Inten 23
Masern 116
Matriarchat 68
Maulesel 73
Mayer 43
Max Havelaar 189
Medan 78, 93, 100
Medusen 92
Meerbusen von Bengalen 2, 55
,, ,, Tapanuli 191
Meer Diluvium 192
Mekka 162, 193
Meliaceae 106
Melochia indica 105
Melostoma polyantha 82
Menangkabu 68, 75
Mendawei-Insel 113, 176

Menggala 20
Menschenfresser 77
Merapi-Berg 192
Merbouw-Insel 74
Mergelschiffe 192
Michalsky 72
Miethwagen in Padang 178
Milch 90
Militärärzte 150
,, -Hygiene 151
Minnelieder 165
Miryachit 203
Missionäre 197
Möbel von Palembang 56
Mohamed-Abd-el-Wahhâb 193
Modjopahit 78, 94
Mökipaih Tjina 154
Mokko-Mokko 104
Mölaböh 169
Molukken 97
Monate der Atjeer 156
Mönatah 157
Monotonie des Lebens 208
Moos 66
Morbidität der Europäer 211
Morphine 92
Mortalität der Europäer 211
Mosquitos 50
Monsune auf Sumatra 60
Muara Ajar 190
,, Enim 58
,, Kompeh 56
Muböh guda 154
Muli 19
Müller, Salomon 1, 161
Musang 55, 175
Muscheln 92
Musi-Fluss 50, 57
Musik 164
,, instrumente der Atjeer 155
Muskatnüsse 187
Muth 151
Myristica iseophylla 108
Myrtaceae 106

N.

Nachtigall 52
Nadaaja 176
Nagelköcher 18
Nangka-Frucht 110
Nashornvogel 55
Nasib 166
Nassau-Insel 196

Nebeneinkünfte der Soldaten 147
Neesia altissima 105
Nepenthes
Nesuh 123
Neu-Guinea 68
Ngabéhi 23
Ngalau-Gedang 190
Nias-Insel 162, 174
Niasser 174
Nierenkrebs 97
Nieskrampf 70
Nietzsche 84
Nipahpalme 50
Nirvana 219
Nonne 11
Nord-Amerika 157

O.

Obi 69
Oel gegen Wellengang 177
Ombilienfelder 103, 177
,, -Kohlen 103
Oosterhout 167
Ophir-Berg 193
Opium 161, 194
Orang banda 153
,, baròh 153
,, baru 70
,, Kubu 57
,, Lubu 57
,, Rawa 57
,, Semang 69
,, tunong 153
,, -Utan 3, 40, 57, 80
,, ,, Riese 53
Orchester der Atjeer 166
Orchideen 108
Orgelkoralle 4
Oroxylon indicum 106
Otitis media 62
Otter 127

P.

Paal 31, 170
Padang 5, 180
,, -Insel 50
,, -Panjang 103
,, -Oberländer 41
,, -Tiefländer 191
Padri 69, 77, 195
,, -Krieg 193
Päderastie 153
Pajung 24
Pakan Krung-Tjut 117
Pak-Pak 77
Palembang 2, 24, 50, 57
,, -Industrie 56

Palmen 69, 114
Palmyrapalme 212
Pandan 75
Pandani 109
Pandanus furcata 106
Pangeren 23
Panghulu 14, 194
Pangium edule 105
Pangkat 23
Pangkalan Dolei 109
„ Siatas 79, 82
Pantej Perak 116, 135
Panton 165
Pantjong Tebal 190
Papadun 23
Papageien 67
„Papiere" 27
„ geld 176
Paprika 82
Paradoxurus 55
Parkia intermedia 105
Paroshorea lucida 105
Pasaruan 2
Pasir 133
Pasumahländer 58
Patjol 81
Pauperhospital 64
Pavette 105
Paya Combo 129
Pechstein 192
Pedir 133, 171
„ damm 131
Pekelharing (Prof.) 125
Pelikan 40, 55
Penajong 123
Pengailan 75
Pendecti 122
Perbuwatan (Berg) 3
Perlak-Petroleum Mp. 76
Perlhübner 40
Peronama canescens 104
Perser 162
Peterhead 178
Petjut 118
Petroleum 76
Pfahlbauten 23, 181
Pfauen 40, 53
Pfarre 117
Pfeffer 8, 170, 187
Pfeiffer, Ida 77
Pferde 170,
„ -Sage 165
Pflanzendune 69
Pflege der Haut 280
Pflichtgefühl 149
Phyllite 55
Piet van Vliet 52
Pik von Indrapura 56

Pilze 36
Pinang 100, 110, 180
Pib pib 157
Pisang 81, 110
„ -Insel 176
Pithecolobium lobatum 108
Plinius 177
Plutarch 177
Pocock 63
Poffertjes 147
Polnische Hut (Insel) 2
Polonia 65, 72
Pometia tomentosa 104
Pompe von Meerdervoort 132, 145, 150
Pönáb Tjöt Uröë 156
Porites furcatus 4
Portionsätze 146
Portugal 162
Pesewitz, Dr. 73
Präcordialangst 13
Priesterherrschaft 116
Prochnik, Dr. 97
Proterobaas 192
Provinz vide Residentie
Pruys van der Hoeven 152
Ptarmus 70
Pternandra capitellata 108
Pteropus edulis 55
Pterospernum 105
Ptolomaeus Venetia 176
Pukang 54
Pulu = Insel
„ babi 171
„ banjak 126
„ radja 171
Pulut-Pulut 191
Punt-Manilla 8
Punka 39
Putroe 156
Pythecus satyrus 40

Q.

Quallen 21
Quarantaine 12
Quartiergeld 116, 120, 168
Quarzporphyr 192
Quecksilber 56
Quellen 73
Quer durch Sumatra 3, 82, 108
„ über den Weg (Insel) 3
Quercus sp. 107
Querspalten 192

R.

Râbab 157, 164
Raden Inten 23

Radja Basa (Berg) 16
„ von Gasip 75
„ Ketjil 75
Raffel's Monument 67
Rákit 58
Rambutan 46
Rana tigrina 55
Ranggung 55
Rangsong (Insel) 74
Rapai 166
Rapasi 157
Rasch 204
Rasse der Atjeer 162
Ratéb 166
„ sadatti 166
Ratten 87
Raubbau 81
Räuber 163
Rebáb 216
Redjang Lembong 56
Rees, W. A. van 175
Regen in Padang 186
Rehe 55, 175
Reis 81, 109, 170, 187
Reisdiebe 52
Reisinsel 113
Religion der Niasser 176
Rengas 104
Residentie Atjeh 111 ff.
„ Benkulen 58, 68
„ Ostküste von Sumatra 71, 196
„ Padangs Oberländer 174
„ „ Tiefländer 174
„ Palembang 50 ff.
„ Riouw und Vasallenstaaten 54, 68
„ Tapanuli 174
Réteh 68
Rey 201
Rhaden Salem 165
Rheinische Missionsgesellschaft 197
Rheumatismus 62
Rhinoceros 51, 80
Rhizoforen 108
Rhodamnia cinerea 108
„ trinervia 107
Rhodomyrtus tomentosa 107
Riauw 68
Riemenfisch 54
Riesenhaifisch 54
Riffkoralle 4
Rinder 55
Rintje 194
Riouw 73
Robotdienste 187

15*

Roche 54
Rodjeh 217
Rombach (Dr.) 210
Röntjong 153, 164
Rosenberg 175
Rottang 104, 109, 170, 186
„ palme 82, 105
Röwell (Dr.) 64
Rubiaceae 105
Rumah séthan 129
Rupat (Insel) 75
Rüsselkäfer 81
Rustkammer 87

S.

Sabajak (Berg) 77
Sabang 114
Sabilgeld 160
Saccharum spontaneum 82
Sacktuch der Atjeer 154
Sago 69
Sagower 116
Sakit látah 203
Salahadji (Fluss) 80
Salisbury 63
Salomon 166
Salvadori 52
Salz 170
Samalangan 133
Samarang 6
Samawang 195
Samudra 161
Sandalen 32, 37
Sarambay 23
Sariawan 205
Sarong 56
„ der Atjeer 164
Scarlatina 200
Schäfer (Dr.) 63, 163
Schamatra 1, 161
Scharlach 200
Scheube (Dr.) 201
Schielstra (Dr.) 149
Schiefer 104, 192
Schiefer — alter 192
Schild 176
Schilderhaus 142
Schildkröte 55
Schilfrohr 107
Schimmel 81
Schinder 55
Schlammbeisser 54
Schlangen 55, 80, 136
Schlingpflanzen 107
Schmetterling 55
Schmuck der Atjeer 153
Schmuggelhandel 152
Schnecke 55

Schneider (Major) 168
Schnupfen 70
Schuhe 38
Schulen 7
Schuppenthier 175
Schutzbrillen 36
Schwalben 55
Schwammkoralle 4
Schwanzmenschen 163
Schwefel 114, 170
„ -Kies 73
Schwein 35, 54
Schweinsecke 3
„ -Insel 171
„ -Affe 40
Schweissfüsse 38
Schweizer 25
Schwesterlogen 129
Schwielen 37
Schwimmende Häuser 59
Schwitzen 186
Scirrhus-Krebs 98
Scleria Sumatrana 107
Scorpionen 55
Scyllium manilatum 54
Sebajak 77
Sectionen 98
See Bantam 103
„ Diluvium 192
„ Korintji 193
„ Maningu 193
„ Singkara 193
„ Tawar 193
„ Tobah 77, 193
„ beben 3
„ fische 54
„ igel 5, 22
„ kuh 54
„ pferd 54
„ quallen 22
„ räuber 128, 133
„ sterne 5, 22
„ wind 60
Seen von Sumatra 193
Segli 133
Seide 170
Seismometer 35
Secte der Padri 77
Selbstmord 96
Selompret 217
Semangka (Bai) 3
Semarang 165
Semilir (Berg) 77
Seraga (Berg) 77
Semnopithecus 50
Seputi 20
Serat 21
Serdang 76

Seruway 78, 161
Sesako 23
Sesat 24
Shields 178
Siak 75, 104, 132
„ fluss 75
Siam 203
Siamang 9, 21, 35, 40
Sibirien 203
Siboga 191
Sideroxylon ferruginosus 108
Sigatifluss 108
Silber 56
„ -Ufer 135
„ häutchen 126
Simaung-Baum 105
Simia fascicularis 54
Simon, Dr. 64
Simpangfluss 83
Simpei 40
Singapore 64, 162, 180
Singalang (Berg) 141
Singarasee 193
Singkel 133, 173
Singodjojo 105
Singvögel 52, 55
Sinobong (Berg) 193
Siri-Kauen 194
Sirun 142, 148
Sitoli-Berg 174
Sklavenhandel 133, 174
Sklavinnen 162
Slametan 115
Slendang 154
Sloetia sideroxylon 105
Snouck Hurgronje 159, 163, 166, 167
Sohle 37
Solanum melongena 110
Soldatenmenage 102
Soldateska 48
Solo 67
Sommerkatarrh 70
Sonnenschirm 24
Sophienhügel 67
Spanische Colonien 210
Sparrow 201
Spatzen 52, 55
Spionendienste 152
Spitäler in Singapore 65
Splieth, W. 93
Sprei 144
Spruw 34
Sruné 157
Stachelbambus 38
„ draht 112
„ schwein 54, 175

Standard der Aerzte 64
Steinhauerei 164
„ -Insel 113, 174
Steinzeit 93
„ der gespaltene 165
Steculia 105
„ spectabilis 105
Sterculiacea Kleinh. 105
Sterlett 54
Stermutatio convulsiva 70
Sthenops tardigradus 54
Stiftsdamen 24
Straits Settlements 64
Strandpalme 114
Strasse von Malacca 72, 128
Strategie der Atjeer 160
Stratz (Dr.) 20, 97
Strümpfe 38
Suggestion 95
Sugi (Berg) 16
Suku 75, 194
Suléng 157
Suligi (Berg) 75
Suling 217
Sultan Alaid in Muhamat Dawoh Tjah 172
„ Alexander 172
„ Djohan Schah 172
„ Iskander 172
„ Iskander Tsami 172
„ von Atjeh 132
„ „ Bantan 23
„ „ Djambi 56
„ „ Kamala 133
„ „ Siak 75
„ gräber von Atjeh 131
„ „ von Palembang 59
Sumatra, Ursprung des Namens 1
Sumpffieber 98
„ vegetation 109
Sundastrasse 1, 36, 113
Sundel bolong 155
Sungei Durian 76
Sungke 104
Surattepassage 113
Sutan 23
Syenit 55, 192
Symplocus ferrugineus 108
Symptome der Beri-Beri 127
„ des Denguefiebers 201

T.

Tabak 69, 76, 82, 110, 170, 186
„ kauen 194

Tabioca 74
Tadju-l-alam 172
Tageszeiten der Atjeer 156
Tagverbleib 140
Tambora 102
Taloë Kiieng 155
Tambu 157
Tamburin 157, 166
Tamiang 76, 83
„ -Fluss 83
Tamtam der Atjeer 157
Tan Tok Seng 64
Tanah Datar 69, 75
„ Puti 75
Tanam 164
Tandjong Sleman 113
Tanggiling 55
Tangkuh 154
Tanjong Karang 9, 25
Tanam 164
Tantam 157
Tapanuli 141
Tapiokafabrik 74
Taratag Baru 191
„ Pisang 191
„ Teling 191
Tardieux 215
Tarif der Dampfschiffahrtsgesellschaft 111
Tättowiren 176
Tauben 40, 55
Tauschhandel 176
Tausend Inseln 1
„ füssler 55
Tawar-See 193
Tebing-Tinggi 58
Tectonia grandis 187
Telaman (Berg) 193
Telegraph 43, 100
Telephon 148
Telók Betóng 4, 27
Temanggung 23
Temangu (Berg) 77
Temperatur 90, 186
Tenaro (Berg) 77
Tenom 133
Termiten 51
Terong 110
Tetramerista glabra 108
Tetrodon 54
Teufelshaus 129
Thermometer der Engländer 65
Thimolu 173
Thierfabeln 166
„ garten 67
Thalojman 166
Tiga Sagi 171

Tiger 51, 53, 80
Timah (Berg) 67
Timbalum-Baum 105
Tingel-Tangel 129
Titi Haki 23
Tjalo Batoé 171
Tjanang 157
Tjeluring 217
Tjot-Iri 143
Tobah-See 77, 193
Tod durch Schlangenbisse 136
Todtengräber 81
Toko 58, 118, 129
Tongku Ismael 75
„ Putra Maugkubumi 75
„ Sjarif Kasim 75
Trachit 193
Trauerloge 129
Trekschuit 196
Trinkwasser, reines 41
Tristania Sumatrana 108
Trommel der Atjeer 157
Tropenhygiene 161, 207
„ klima 199
„ krankheit 199
Trumon 133, 173
Tua 16
Tubipora musica 4
Tuku-Umar 72, 153
„ -Baid 154
Tulang Bawang 14
Tumbug 6
Turdus mindanensis 55
Turnix pugnax 41
Tuwak 116
Tuwanku von Rintjeh 194

U.

Ueberhebung der jungen Beamten 20
Ueberströmung 135
Ulama 159
Uléëbalang 160
Uléë lhöë 114
Unabhängige Stämme 68
Urbewohner 57, 161
Urlaub 102
Urwald 79, 103, 107
„ secundärer

V.

Vaccinateur 17
Vaccinestoff 18
Varkenshoek 8
Vater der Compagnie 146
Vaterunser der Mohamedaner 166

Vendutie 100
Ventilation 40
Verbannung 188
Verbeek 1, 192
Verbreitung des Knöchelfiebers 149
Verlassene Insel 2
Vernani 201
Veth 12
Violine der Atjeer 157, 164
Virchow 163
Vitex pteropoda 108
„ pubescens 107
Viverra tangalunga 40
Vögel von Sumatra 52
Vordermann (Dr.) 201
Vorgebirge Tjalo Batóe 171
„ Tua 16, 191
Vulcane 134, 192
Vulkanmantel 141

W.

Wâ 157
Wachtel 41
Wachs 69
Wachstube 87
Waffeln 147

Waffen 164
Wahhabiten 193
Wajak 23
Wajong 163
Walang-sangit 50
Waldriesen 103
Walfischklippe 176
Warme Quelle 73
Wasser, reines 41
„ reservoir in Singapore 67
„ scheide 193
„ sucht 127
Wau-Wau 40
Wechselfieber 123
Weltevreden 2
Welthafen 76
Werbedepot 25
Werber 27
Westküste von Sumatra 174
Wetselaer 97
Wildschwein 54
Wilhelmsorden 167
Windrichtung 60
Winkler (Prof.) 127
Wilson 75
Wismuth 73

Wohnhäuser, transportable 58
Wongso 87
Wormia excelsa 105
Würfelspiel 194

Y.

Yzerman 3, 82, 103.

Z.

Zahlreich-Insel 273
Zalacca 109
Zernoff (Dr.) 163
Zibethkatze 40
Ziegen 170
Ziehbrunnen 41
Ziekenzaal 87
Zigarren 7
Zinn 56, 73
Zinninseln 73
Zodiakallicht 186
Zuckerkandl (Prof.) 163
Zuckerrohr 69, 81, 110
Zugluft 39
Zutphen (Insel) 16
Zygaena malleus 54

Inhaltsverzeichniss

des 1. Bandes »Borneo« von Breitenstein, 21 Jahre in Indien.
Mit 9 Illustrationen. Preis: brosch. 5 Mk. 50 Pfg., geb. 6 Mk. 50 Pfg.

1. Capitel. Rassen auf Borneo: Olo-Ott, Dajaker u. s. w. — Reise von Surabaya nach Bandjermasing — Insel Madura und Bawean — Dussonfluss — Mosquitos — Oedipussage auf Borneo — Danaus = Seen — Antassan — Rother Hund (eine Hautkrankheit).
2. Capitel. Pesanggrāhan = Passantenhaus — Ausflug nach der Affeninsel — Aberglaube der Eingeborenen — Reise nach Teweh — Ein chinesisches Schiff im Innern Borneos — Trinkwasser in Indien — Eis — Mineralwässer.
3. Capitel. Amethysten-Verein — Alcohol — Gandruwo, eine Spukgeschichte — Polypragmasie der jungen Aerzte — Verpflegung in einem Fort — Unselbständigkeit der Militärärzte — Malaiische Sprache — Vergiftung mit Chloralhydrat und Arsenik — Krankenwärter und Sträflinge — Amoklaufen — Erste Praxis unter den Dajakern — Schwanzmenschen.
4. Capitel. Fischschuppen-Krankheit — Tigerschlange — Schlangenbeschwörer — Gibbon — Kentering — Beri-Beri — Simulanten beim Militär — Mohamedanisches Neujahr — Tochter von Mangkosari — Kopfjagd — Pfeilgift — Genesungsfest — Gesundes Essen — Früchte — Indische Haustoilette — Wüthende Haushälterin — Dysenterie — Gewissenlose Beamte — Missionäre.
5. Capitel. Fort Buntok — Orang-Utan — Operationen — Prostitué bei den Affen — Darwinisten — Indische Häuser — Möbelfabrikanten — Fran-

zösische Mode — Gefährliche Obstbäume — Einrichtung der Häuser — Dajakische Häuser — Götzenbilder — Tuwak oder Palmwein — Wittwenstand der Dajaker — Opfern der Sclaven — Todtenfest.
6. Capitel. Ameisen und Termiten in den Wohnungen — Verderben der Speisevorräthe — Milch-Ernährung der Säuglinge — Aborte — Tjebok — Transpiration in den Tropen — Baden — Siram = Schiffsbad — Antimilitärischer Geist der Holländer — Das Ausmorden der Bemannung des Kriegsschiffes „Onrust", von den Dajakern erzählt.
7. Capitel. Acclimatisation — Sport in Indien — Sonnenstich — Prophylaxis gegen Sonnenstich — Alcoholica — Bier — Schwarzer Hund — Mortalität beim Militär im Gebirge und in der Ebene — Klima — Statistik — Erröthen der Eingeborenen — Geringschätzung der „Indischen" — Fluor albus, Menstruation — Gesundheitslappen — Erziehung der Mädchen — Indische Venus — Indischer Don Juan.
8. Capitel. Urbewohner von Borneo — Eisengewinnung bei den Dajakern — Eisenbahn auf Borneo — Landbaucolonien — Jagd in Borneo — Im Urwalde verirrt — Wilde Büffel — Medicin auf Borneo — Aetiologie bei den Dajakern — Taufe bei den Dajakern — Dukun — Doctor djawa.
9. Capitel. Kriegsspiele der Dajaker — Angriff auf einen Dampfer — Hebammen — Frauen-Doctor — Europäische Aerzte — Gerichtsärzte — Stadtärzte — Civilärzte — Furunculosis — Aerztliche Commissionen — Vaccinateurs.
10. Capitel. Geographie von Borneo — Reise des dänischen Gelehrten Dr. Bock — Besteigung des Berges Kinibalu — Die Syphilis in Indien — Beschneidung.
11. Capitel. Das „Liebesleben" bei den Waldmenschen, Dajakern, Malayen und Europäern — Aphrodisiaca.
12. Capitel. Abreise von Borneo — Tod meiner zwei Hausfreunde durch Leberabscesse — Bandjermasing nach 100 Jahren.
Anhang. Geschichte des Süd-Ostens von Borneo.
Sach- und Namen-Register.

Inhaltsverzeichniss
des 2. Bandes „Java" von Breitenstein, 21 Jahre in Indien.
Mit 30 Illustrationen. Preis: brosch. 8 Mk. 50 Pfg., geb. 10 Mk.

1. Capitel. Meine erste Seereise — Meeresleuchten — Seekrankheit — Amor auf dem Schiffe — Gepäcktag — Serenade auf dem Schiffe — Deckpassagiere — Die „tausend Inseln" — Ankunft im alten Batavia — „Mutter" Spandermann — Indische Hôtels.
2. Capitel. Weltevreden — Empfang beim Armee-Commandanten — Ein Corso auf dem Waterlooplatze — Gigerl und Modedame in Weltevreden — Der grösste Platz der Welt (?) — Malayisches Winken — Ein Handkuss — Ein Abenteuer auf hoher See — Dos-à-dos und Decleman — Altstadt — Kunst und Wissenschaft in Indien — Wissenschaftliche Vereine in Batavia — Indische Hansirer — Jagd auf Rhinozerosse — Indische Masseuse.
3. Capitel. Häufige Transferirungen — Die Vorstadt Simpang — Die ersten eingeborenen Patienten — Ein Danaergeschenk — Die „Stadt" Surabaya — Das Mittagsschläfchen — Eine Nonna — Eine Abendunterhaltung — Die Beri-Beri-Krankheit — Indische Militärärzte — Die Insel Bavean und Madura — Residenties Madura und Surabaya.
4. Capitel. Reise nach Bantam — Malayischer Kutscher — Max Havelaar — Fieberepidemie in der Provinz Bantam — Krankenwärter mit einem Taggeld von 20 fl. (!) — Eine Stute als Reitpferd — Der Königstyp — Javanische Pferde — Elend während einer Fieberepidemie — Auf dem Kreuzwege — Heiden auf Java — Begegnung mit einem Königstiger — Behandlung der Fuss-

geschwüre durch die Eingeborenen — Drohende Hungersnoth in Bantam — Aussterben der Büffel — Dreimal in Lebensgefahr — Ein ungefährlicher Spaziergang im Regen.
  5. **Capitel.** Fleischspeisen auf Java — Deng-deng — Vergiftungsfälle — Bediente — Malaria — Geographie von Bantam.
  6. **Capitel.** Nach Buitenzorg — Der Berg Salak — Das Schloss des Gouverneur-General — Ein weltberühmter botanischer Garten — Batu-tulis = beschriebener Stein — Ein gefährlicher Kutscher — Die Preanger-Provinz — Warme Quellen — Sanatorien — Indische Gewürze — Ein reicher Beamter — Das Tanzen (Tandak) der Javanen — Wâjang orang = Theater — Wâjang tjina = Chinesisches Theater — Wâjang Kulit = Schattenbilder — Spiele der Javanen — Eine Theeplantage — Bambus-Wunden — Eine langweilige, aber einträgliche Garnison — Einfluss der „reinen Bergluft" — Europäische Gemüse auf Java — Ein javanischer Fürst verheirathet mit einer europäischen Dame — Malayische Gedichte (Panton) — Mischrassen — Ein ausgestorbener Krater.
  7. **Capitel.** Museum und botanischer Garten in Batavia — Reise nach Ngawie — Sandhose — „Kykdag" einer Auction — Auction — Venduaccepte — Geographie der Provinz Madiun — Vier Chefs — Stockschläge in der Armee — Lepra auf den Inseln des indischen Archipels — Prophylaxis der Lepra — Eine Sylvesternacht auf Java — Eine unangenehme Fahrt — Ein Neujahrstag in Solo — Eine Deputation am Hofe zu Djocja — Die Stadt Solo — Der Aufschwung der Insel Java — Das Militärspital in Ngawie — Ein Spital ohne Apotheker — Choleraphobie — Meine Conduiteliste — Cholera in Indien — Entstehungsursache der Cholera in Indien — Prophylaxis der Cholera in Indien — Reisfelder.
  8. **Capitel.** Die Schiefertafel („Leitje") — Die Wege der Fama — Lesegesellschaft — Ein humoristischer Landesgerichtsrath — Abreise von Ngawie — Ambarawa — Nepotismus in der Armee — In drei Tagen zweimal transferirt — Vorschuss auf den Gehalt — Die Provinz Bageléen — Essbare Vogelnester — In Tjilatjap — Polizeisoldaten — Beamte — Sehenswürdigkeiten von Tjilatjap — Officiere in Civilkleidung — Eingeborene Beamte — Gehalt eines Regimentsarztes — An Malaria erkrankt — Djocja — Der Tempel Brambánan — Die „Tausend Tempel" — Wieder nach Ngawie — Spitalbehandlung der Officiere — Reibereien in kleinen Städten — Die Provinz Surakarta — Der Kaffeebaum — Ein Roman auf dem Vulcane „Lawu".
  9. **Capitel.** Die Provinz Kedú — Der Berg Tidar — In Magelang — Auf dem Pâsar (= Markt) — Javanische Schönheitsmittel — Haustoilette der europäischen Damen — Mein „Haus" — Empfangsabende — Magelang — Opiumrauchen — Die Chinesen auf Java — Die gerichtliche Medicin der Chinesen — Ein zu grosses Militärspital — Die Königin von Siam in Magelang — Ein Oberstabsarzt „gestellt" — Nachtheile der Pavillons aus Bambus — Organisation des Rechtswesens — Zum Theaterdirector gewählt — Die Journalistik Indiens.
  10. **Capitel.** Der Buru Budur — Magelang während des Krieges mit Lombok — Soldatenfreunde — Die Religionen auf Java — Schulen für die Javanen — Die Dysenterie — Leberabscesse — Eine Expedition in den Tropen — Nochmals von Dienstboten — „Der Garten von Java".
  Schluss. Abreise von Magelang — Semárang — „Schuttery" — Die chinesische Behandlung der Diphtheritis — Das ewige Feuer — Salatiga — Abschied von Semárang.
  Anhang. Die Ansiedelungen der Europäer auf der Insel Java.
  Sach- und Namen-Register.

www.ingramcontent.com/pod-product-compliance
Lightning Source LLC
Chambersburg PA
CBHW031337230426
43670CB00006B/359